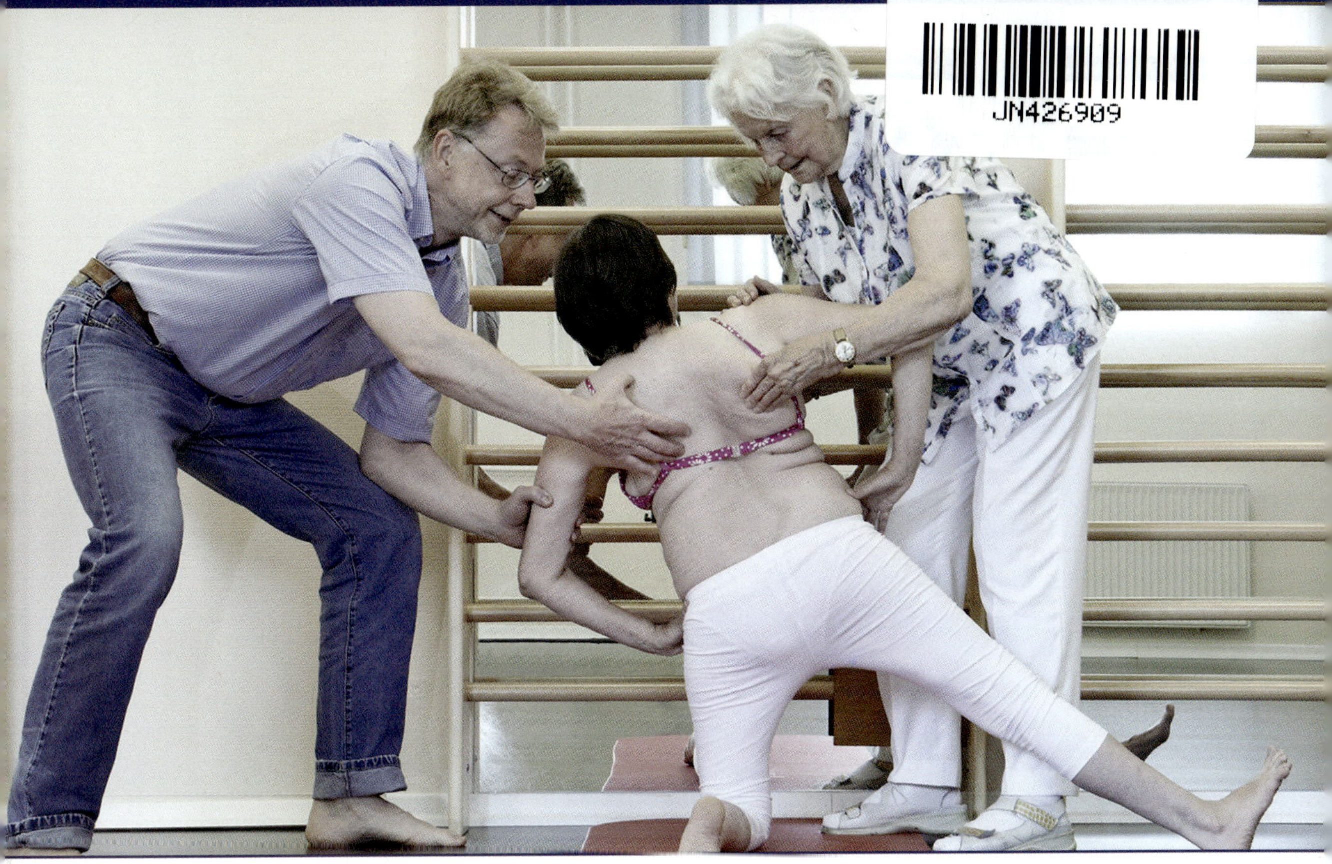

척추측만증 치료를 위한

슈로스 테라피

Schroth Therapy

Advancements in Conservative Scoliosis Treatment: Second Edition

Hans-Rudolf Weiss, Christa Lehnert-Schroth
Marc Moramarco, Kathryn Moramarco

이 상 길 옮김

신흥메드싸이언스

Schroth Therapy 2nd edition

Advancements in Conservative Scoliosis Treatment

Hans-Rudolf Weiss
Christa Lehnert-Schroth
Marc Moramarco
Kathryn Moramarco

척추측만증 치료를 위한 슈로스 테라피

발　　행　2019년 4월 10일
지 은 이　Hans-Rudolf Weiss, Christa Lehnert-Schroth
Marc Moramarco, Kathryn Moramarco
옮 긴 이　이 상 길
발 행 인　홍 성 혁
발 행 처　**신흥메드싸이언스**
디 자 인　박 은 경
주　　소　서울시 영등포구 양산로 53, 501호
(양평동 3가, 월드메르디앙비즈센터)
등록번호　제318-2007-000077호
전　　화　02-2165-8670
팩　　스　02-2165-8675
홈페이지　www.shmed.co.kr
I S B N　978-89-6498-067-5 93510
정　　가　34,000원

옮긴이 소개

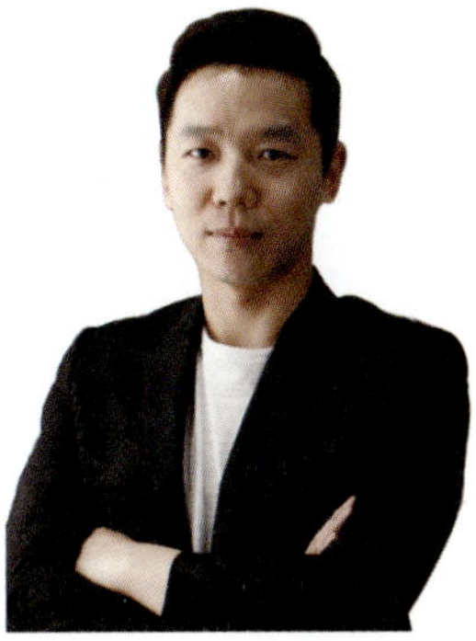

이 상 길

◆ **학력 사항**

- 한국체육대학교 건강관리 학사
- 한국체육대학교 건강관리 석사
- 한국체육대학교 스포츠의학 박사수료

◆ **경력 사항**

- 강남세란의원, 라 끄리닉드 파리, 바르고든의원, 슈로스 교정운동 센터, 이체과학운동 센터
- 성신여자대학교, 단국대학교 스포츠의학 대학원 외래 교수
- 현) 케이 슈로스, 케이 겐징겐 대표

◆ **자격 사항**

- Schroth Best Practice Academy board(슈로스 국제 강사)
- 대한 스포츠 의학회 정회원
- 한국 사회체육학회 정회원
- 한국스포츠 인재 개발원 전임강사
- 대한청소년 골프협회 자문위원
- 아산시 장애인 체육회 이사
- 강원도 장애인 연맹 자문위원

◆ **연구 이력**

- 특발성 척추측만증 청소년의 체질량 지수와 신체 균형 능력
- 슈로스 운동법을 이용한 청소년 특발성 척추측만증 환자의 운동 사례
- The Effect of Scoliosis Angle on Center of Gravity sway
- The correlation between calcanea values angle and asymmetrical thoracic-lumbar rotation angles in patients with adolescent scoliosis
- 청소년 특발성 척추측만증 환자의 폐기능과 신체적 비대칭 변인, 신체질량지수의 관계
- Improvement of curvature and deformity in a sample of patients with Idiopathic Scoliosis with specific exercise
- 특발성 척추측만증 환자의 방사선적 지표와 폐기능, 흡기능력의 관계
- Postural Rehabilitation for Adolescent Idiopathic Scoliosis during Growth, 2015
- Postural Re-Education of Scoliosis - state of the Art, 2016
- The Role of correction in the Conservative Treatment of Adolescent Idiopathic Scoliosis, 2017
- EFFECT OF A 3-DIMENTIONAL COMBINED EXERCISE INTERVENTION PROGRAM FOR THE REDUCTION OF SCOLIOSIS ANGLE IN PATIENTS WITH ADOLESCENT IDIOPATHIC SCOLIOSIS, 2019

저자 소개

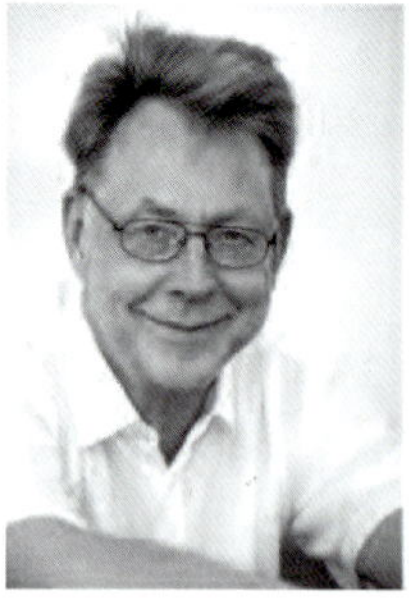

Dr. Hans-Rudolf Weiss
Orthopedic Surgeon, Physical Medicine and Rehabilitation Specialist, Chiropractor
Gesundheitsforum Nahetal
Alzeyer Str. 23
D-55457 Gensingen, Germany
Tel.: ++49 (0)67 27 89 40 40 Fax: ++49 (0)67 27 89 40 429
hr.weiss@skoliose-dr-weiss.com
www.scoliosis-dr-weiss.com

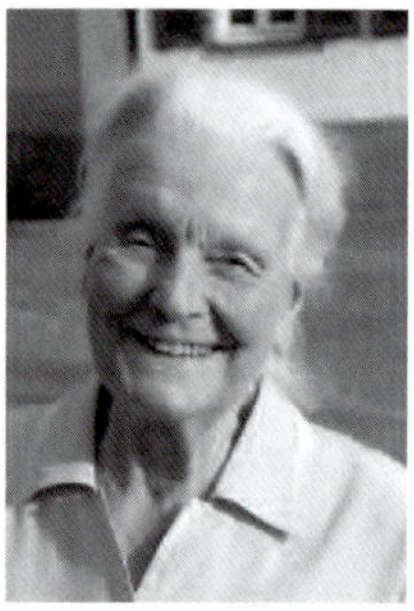

Christa Lehnert-Schroth, P.T.
Physiotherapist
Staudernheimer Straße 60
D-55566 Bad Sobernheim, Germany
www.schroth-skoliosebehandlung.de

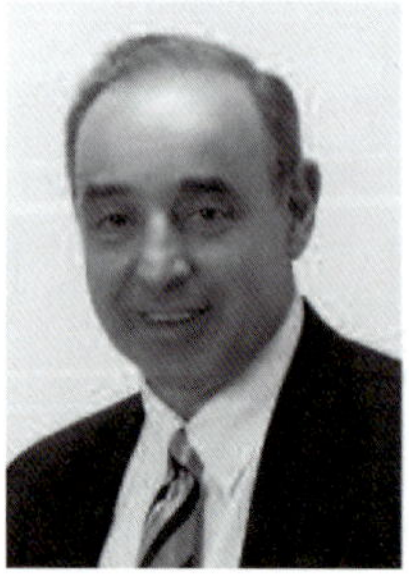

Dr. Marc Moramarco
Chiropractor, Schroth Method Certified, Schroth Best-Practice Advanced Instructor
3 Baldwin Green Common
Suite 204
Woburn, MA 01801
781-938-8558
info@scoliosis3dc.com
www.scoliosis3dc.com

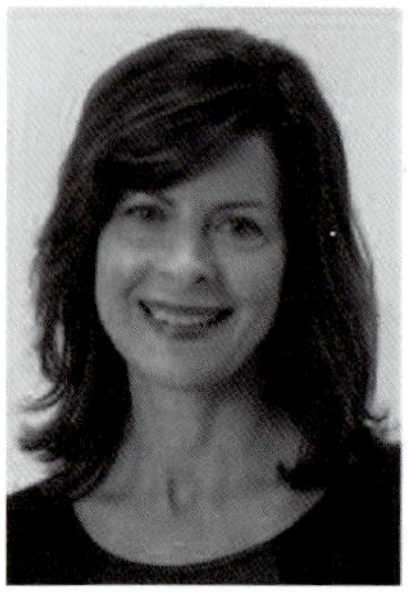

With participation of:
Kathryn Moramarco
3 Baldwin Green Common
Suite 204
Woburn, MA 01801
781-938-8558
info@scoliosis3dc.com
www.scoliosis3dc.com

옮긴이 서문

먼저 좋은 책을 번역할 수 있는 기회를 준 나의 슈로스 스승 Dr. Hans Rudolf Weiss에게 깊은 감사의 인사를 드립니다. 2011년 “슈로스 관점에서 본 보존적 척추측만증 치료”, 2015년 “난 척추측만증이 있어요” 그리고 이번에 “슈로스 테라피” 까지, Dr. Weiss의 책들을 번역해 가는 작업은 제게 여러 가지의 의미가 있었습니다. 2010년 무작정 독일로 가서 슈로스 코스를 들은 뒤 궁금증은 더 커져만 갔습니다. 그 후 슈로스 관련 논문들을 보며 그리고 매해 Dr. Weiss의 교육 과정을 듣고 교류를 통하며 슈로스를 배워 갈수록 그 매력에 빠지지 않을 수 없었습니다. 그 과정 속에서 국내에 슈로스를 정확히 알리고자 번역 작업을 시작하게 되었습니다.

첫 번째 번역서인 “슈로스 관점에서 본 척추측만증”은 척추측만증에 대한 여러 내용들을 습득할 수 있는 내용들로 구성되어 있으며, 두 번째 번역서인 “난 척추측만증이 있어요”는 척추측만증 환자의 입장에서의 여러 내용들로 구성되어 있습니다. 이번 번역서인 “슈로스 테라피”는 슈로스의 역사에서부터 척추측만증의 여러 치료적 접근 방법 나아가 슈로스의 원리 및 운동 방법들 그리고 최신 척추측만증의 치료 내용에 대해 설명되어 있습니다.

현재 Katharina Schroth의 손자, Dr. Hans Rudolf Weiss의 슈로스인 SBP(Schroht Best Practice)는 전 세계 19명의 Academy Board로 구성되어 있으며 이들은 두 가지 방법을 통하여 척추측만증의 치료에 힘쓰고 있습니다.

첫째, 슈로스 메소드 입니다. 척추측만증 특화 운동 중 하나인 슈로스는 3차원 운동입니다. RAB(회전호흡)를 기반으로 하여 척추측만증 특유의 호흡 패턴을 바로 잡는 것과 동시에 척추측만 각각의 분류법(3CH, 3CTL, 3CN, 3CL, 4C, 4CTL, 4CL)에 맞는 슈로스 동작을 통하여 3차원(body block & body circle)틀어짐을 바로 잡게 하는 것입니다.

둘째, 슈로스 보조기(Gensingen brace)입니다. 슈로스 보조기는 Dr. Weiss가 Bad

Sobernheim의 대표 원장이던 때에 Dr. Cheneau와 함께 슈로스 메소드의 원리를 기반으로 하여 만든 3차원 보조기로써 관상면, 시상면, 횡단면 3가지 면에서 각각 다른 자극을 주어 척추 교정을 가능하게 하는 3차원 보조기입니다. 현재에는 이 보조기가 더 발전이 되어 GWB(Gensingen brace according to Dr.Weiss)라는 이름으로 전세계 40개국에서 그 효과가 입증되고 있습니다.

이 책이 나오기까지 많은 도움을 주신 신흥메드싸이언스 출판사 분들과 저와 함께 슈로스를 지도하고 있는 케이슈로스 모든 선생님들에게 감사의 인사를 드리며, 제게 더 큰 시야를 보게끔 큰 가르침을 주신 저의 지도 교수님이신 한국체육대학교 오재근 교수님께도 감사의 인사를 드립니다. 마지막으로 저를 항상 응원해주고 믿어주는, 사랑하는 가족들 그리고 하느님께 감사를 드립니다.

2019년 3월

국내 유일 슈로스 교육 지도자 이 상 길

저자 서문

Schroth Therapy: Advancements in Conservative Scoliosis Treatment
Preface to the second revised and amended edition

이 책의 첫 번째 영문판은 2015년 3월 20일에 출판되었습니다. 이 책은 2000년에 처음 발간된 "Befundgerechte Physiotherapie bei Skoliose"라는 책을 기반으로 2010년 뮌헨 Pflaum 출판사에 의해 최근 제3판이 출판되었습니다.

슬프게도 저의 어머니와 공저자인 Christa Lehnert-Schroth는 이 책의 초판 발행을 보지 못했습니다. 그녀는 출판일인 3월 20일에 90세의 나이로 돌아가셨습니다. 감사한 마음으로 저와 공저자들은 Katharina Schroth에 이어 3차원적 측만증 치료를 더 발전시킨 저의 어머니에게 이 책을 바치고 싶습니다. 그리고 그것은 이제 전문가들에 의해 국제적으로 대중들에게 쉽게 접근할 수 있게 되었습니다.

불과 2년 만에 이 개정판의 출간은 과학 지식의 현재 흐름을 파악하고, 비수술적 척추측만증 치료영역에서 가장 최근의 발전을 제공하는데 필요하게 되었습니다.

척추측만증 운동치료는 여러 무작위 임상시험에 의해 과학적으로 입증되었습니다. 이 연구들 중 한 사람의 저작자인 이스탄불 출신의 Tugba Kuru 박사는 저의 수업 중에 하나를 교육받았습니다(Istanbul 2009). 그녀는 슈로스 방법의 가장 최근 발전을 이 책에서 설명한 대로 연구하여 여기에 제시된 치료방법의 효과를 확인할 수 있었습니다.

최신의 과학 지식을 바탕으로 새로 추가된 운동이 척추관에 연결된 신경구조물의 de-tethering운동을 목적으로 개발되었습니다. 척수와 덮개를 de-tethering 함으로써 크고, 단단한 만곡의 특정 만곡 교정이 훨씬 더 좋은 결과를 얻을 수 있습니다. 추가된 장에서는 이 새로운 프로그램에 대해 다룹니다.

Schroth Best Practice® 프로그램에 대한 수요는 지난 2년 동안 전 세계적으로 크게 증가했습니다. 동시에 Weiss® 박사에 의해 겐징겐 보조기(GBW)를 권하는 수많은 센터가 전 세계적으로 설립되었습니다. 이 성공은 단순히 기뻐할 일이 아니라 더욱 효과적이고, 덜 부담스러운 치료법을 발견한다는 목적으로 더욱더 발전하고 있습니다.

Schroth Best Practice® 프로그램을 사용하여 척추측만증 환자를 치료하기 위해 전 세계에 센터들을 설립하고, Dr. Weiss®에 따라 겐징겐 보조기를 제공하는 숙련된 전문가들에게 진심으로 감사드립니다. 그들의 개인적인 발의와 위대한 신념, 그리고 결단이 있었기에 가능했습니다.

특히, 함께한 공저자인 Marc와 Kathryn Moramarco가 보여준 이 책에 대한 그들의 헌신과 지속적인 지지에 감사드립니다. 또한, 많은 환자들에게 그들이 저에게 보여준 신뢰와 그들로부터 배울 수 있는 기회와 함께 할 수 있었던 시간 그리고 그렇게 함으로써 이 책에 제시된 방법을 발전시킬 수 있게 해준 것에 감사드립니다.

2018년 봄, 겐징겐에서
Dr. med. Hans-Rudolf Weiss

추천사

슈로스 테리피를 접하시는 한국의 독자들에게..

보존적 척추측만증 관리 및 치료에 대해 가장 최신의 정보를 포함하는 저희 책 '슈로스테라피'를 한국어로 옮겨주신 이상길 박사님께 깊은 감사를 드리고 싶습니다.

이 책은 물리치료사, 작업치료사, 카이로프렉터, 의사, 물리치료사 등 척추측만증 치료에 힘쓰는 모든 분들을 위한 척추측만증 특화운동 중 하나인 Schroth Best Practice 아카데미가 진행하는 코스의 내용을 포함하고 있는 책입니다. 한국에서 척추측만증을 앓고 있는 환자들을 위하여 SBP의 최첨단 프로그램을 올바르게 한국에 소개해준 이상길 박사님이 아주 훌륭하다고 여깁니다

또한 SBP Academy Board로서 한국에서 Schroth Best Practice 코스를 지도해주시는 이상길 박사님께 제 온 마음으로 감사드리며. 이 책에 포함된 내용을 한국의 구독자분들이 잘 받아주시길 진심으로 바랍니다.

2019년 3월

Dr. Hans-Rudolf Weiss

추천사

누구든 아무도 가보지 않은 길을 가겠다는 결심을 할 때 알 수 없는 미래에 대한 두려움이 많을 것입니다. 10년 전 이 책의 역자는 척추측만의 운동 치료에 대한 길로만 가보라는 지도교수인 저의 권면을 아무런 토를 달지 않고 하겠다고 결정했습니다. 오늘날 이 분야에서 최고의 대가가 된 결과를 보면 참 잘한 일이었지만 지금 생각해보면 저 자신도 해 보지 않은 길을 어찌 그리 과감하게 권했을까 싶어 아찔합니다.

어쨌든 역자는 슈로스(Schroth)라는 새로운 척추측만 운동 치료법을 직접 발상지인 독일로 가서 창시자의 자녀에게 배우고 한국에 최초로 도입하고 보급하며 누구보다 열심히 그리고 묵묵히 한 길로만 걸어왔습니다. 이 번역서도 그런 끈질긴 작업의 연장 선상으로 역자는 슈로스 운동 치료법에 대한 새로운 책이 나올 때마다 쉬지 않고 국내에 소개해 오고 있습니다. 제가 지도교수이자 인생의 선배이지만 저도 못한 일을 해낸 역자에게 찬사와 존경의 마음을 이 글에 담아 보냅니다.

척추측만의 운동 치료 분야는 제 전공 영역에서 보면 가장 운동이 효과적으로 프로그래밍되고 운동 방법을 제대로 아는 전문가에 의해 지도되어야 할 분야입니다. 그래서 운동을 할 줄 안다고 해서 아무나 프로그래밍하거나 가르칠 수 없는 분야가 척추측만입니다. 특히 슈로스 운동 치료법은 근육 운동만을 위주로 한 기존의 측만운동방법과 달리 호흡과 체조가 결합한 새로운 방식으로 올바른 호흡에 대한 지식은 물론 운동을 병행했을 때의 변화에 대한 이해가 없이는 시도하기 힘든 운동 치료법입니다.

이제 슈로스 운동 치료법은 초창기 치료법으로부터 점차 발전되고 있고 최근에는 특화된 운동요법이 소개되고 있어서 이 책의 번역은 매우 시의적절한 작업이라 생각됩니다. 특히 최근에 척추측만 환자들이 점차 증가하고 있어서 의학적 지식을 갖추고 수련 과정을 거친 의사, 물리치료사, 간호사들은 물론 운동과 건강 관련 학과를 졸업한 운동치료사들이 이 책에서 소개하는 운동 치료법의 개념을 잘 이해한다면 척추측만으로 고통 받고 있는 사람들에게 매우 효과적인 치료 결과를 제공해 줄 수 있는 유익한 교재가 될 것이라고 믿어 의심치 않습니다.

앞으로 역자의 지속적인 노력으로 슈로스 운동 치료법의 개념을 응용하여 기존의 효과적인 운동 방법 또는 새로운 운동기구나 보조기구 및 다른 수기 치료기술들을 결합하여 시도함으로써 더 발전된 슈로스 운동치료법이 한국에서도 개발될 수 있기를 고대해 봅니다.

2019년 3월

한국체육대학교 스포츠의과학연구실에서 교수 오재근 씀

차 례

척추측만증 치료를 위한

슈로스 테라피

Schroth Therapy

Advancements in Conservative Scoliosis Treatment:
Second Edition

Chapter

01 서론

Introduction

과거의 척추측만증은 구조적 측면 왜곡으로 정의되어 척추를 완전하게 펼 수 없었다(Heine and Meister 1972, Meister 1980, Asher and Burton 2006, Weiss and Moramarco 2013). 이미 알려진 병인을 갖고 있는 측만증들(유전적 측만증, 신경성 측만증, 근위축성 측만증, 대사성 질환 또는 신체적 질환으로 인한 측만증)과는 달리, 특발성 측만증(그림 1.1)은 골격이 성숙하기 전에 뚜렷한 원인이 없이 나타난다(Heine 1980, Perdriolle and Vidal 1985, Weiss and Moramarco 2013).

특발성 척추측만증은 전체 케이스의 80-90%로 간주된다. 서 있을 때 몸통의 비대칭적인 실루엣이 척추측만증의 증거로 볼 수 있다. 전방 굴곡 검사에서 측만증의 구조적 요소를 가장 잘 볼 수 있다. 그 이유는 이 자세에서 나타나는 늑골 돌출 또는 요추 돌출 때문이다. 또한 복부 방향으로 뒤틀린 흉부의 오목한 늑골 때문에 '복부 늑골 돌출'이 발생한다.

척추측만증 진단은 선 자세에서 척추 전체 x-ray로 확인한다(그림 1.2).

디지털 x-ray 시대에는 작은 사진으로도 충분하도록 설정을 최적화하여 방사선 노출 시간을 줄일 수 있다(one-plate technique, Weiss and Seibel 2013, 그림 1.3). 일반적으로, 키 170cm 이상의 환자에게는 두 장의 부분 사진을 찍어서 결합하는 것이 필요하다.

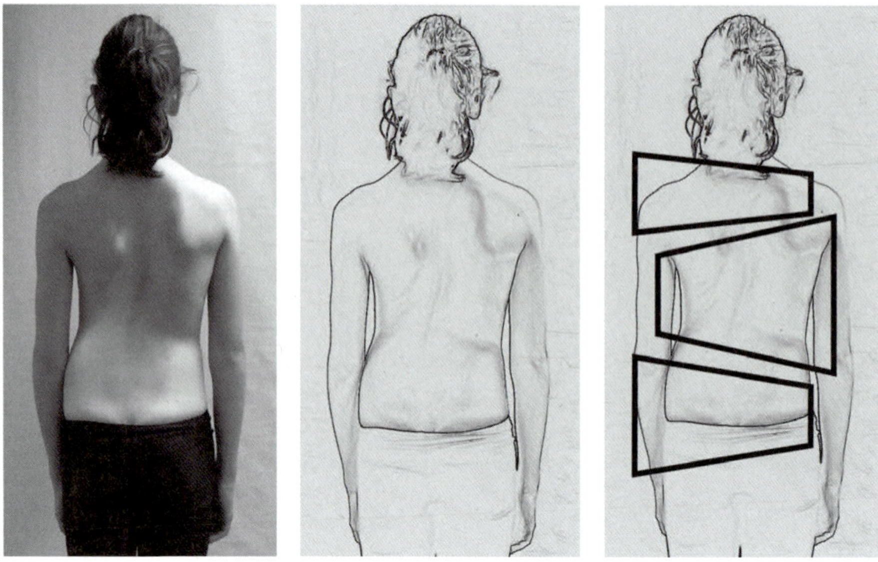

그림 1.1 13세 환자에게 뚜렷이 보이는 척추측만증. 척추측만증의 모든 특성들을 확인할 수 있다. (1) 수직선에서의 편위, (2) 늑골 돌출로 표현된 서로 반대로 뒤틀린 몸통의 단면, 그리고 (3) 흉추 후만이 뚜렷하게 감소한 편평등. 중간 사진에서는 척추의 왼쪽 편위가 분명히 보이고 오른쪽엔 몸통 부위가 서로 반대로 밀린 모습을 볼 수 있다.

X-ray 사진을 평가하는 것은 콥 각도(1948, 그림 1.4)를 이용한 만곡의 측정, 정추(apical vertebra)의 회전각 측정, 골성숙도 검사(그림 1.5)로 이루어진다. 10도 이하의 만곡은 콥(1948)에 의한 측만증으로 정의되지 않는다.

여성들에게서 대략 4배 정도 특발성 척추측만증이 더 많이 발생한다. 만곡 10도 이하의 빈도는 남성과 여성에서 같다. 그러나 만곡이 뚜렷할수록, 여성의 비율이 더 크다(Weinstein 1985 and 1986, Asher and Burton 2006).

우리는 아직 치료되지 않은 특발성 척추측만증의 자연적 경과에 대한 신뢰할만한 정보를 가지고 있지 않다. 특히, 최근 연구에서 개별 연구 조건이 표본에 따라 다르기 때문에 측만증 진행에 대한 다양한 관찰들을 볼 수 있다. '진행' 이라는 개념 또한 여러 가지 다른 방식으로 정의되어 왔다. 그러나, 심각하지 않은 척추 변형은 비교적 양호한 전개 과정을 수반하는 경향이 있다고 할 수 있다(Brooks et al 1975, Rogala et al 1978, Asher and Burton 2006). 반대로, Sahlstrand와 Lidstrom(1980) 그리고 Lonstein과 Carlson(1984)은 통계적 용어로 더 큰 각도의 만곡은 훨씬 더 자주 진행의 과정을 겪는다는데 동의한다. 비슷한 만곡을 가진 여성은 남성보다 4배에서 10배 정도 콥 각도가 더 많이 진행됨을 경험하는 것 같다(Weinstein 1985, Asher and Burton 2006). 비록, 더 심각한 만곡의 경우에, 골성숙에도 불구하고 악화되는 중요한 경향이 존재하지만, 골성숙도가 커질수록 진행의 위험은 낮아진다.

골성숙에 이르면, 만곡의 증가 경향은 현저히 낮아진다. Duriez(1967)와 Collis 그리고 Ponseti(1969)와 Weinstein(1986)은 기본적으로 만곡은 평생 증가한다는 것을 발견했다. 그러나, 이러한 사실은 골성숙의 시기에 30도 이상의 만곡, 즉 50도와 75도 사이의 가장 심각한 경우에만 관련이 있을 뿐이다. 이러한 만곡은 매년 0.5-1도로 계속 커진다(Weinstein, 1986). Caillens et al. (1991)는 나이 50에서 70세 사이의 심각한 요추 측만증의 경우에, 매년 2도 이상 진행이 된다고 보고한다. 이 연구에 따르면 65세와 80세 사이의 환자는 매년 5도 이상의 만곡 증가가 가능하였다, 그러나, 이러한 만곡의 증가가 의학적으로 중요성을 가지는지는 명확하지 않다.

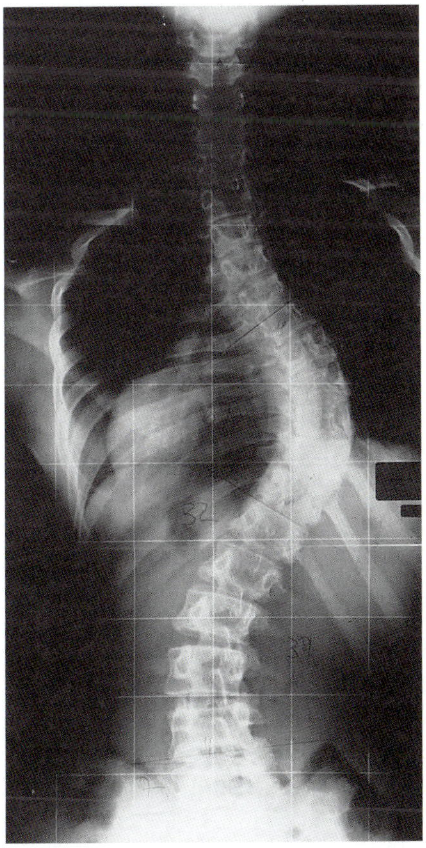

그림 1.2 선 자세에서의 전체 척추 사진. 디지털 x-ray는 직접적인 방사선 촬영을 통하여, 청소년과 성인을 위해 필요한 부위(관심 부위)를 DR 판의 셋팅을 최적화하여 거의 대부분 맞출 수 있다.

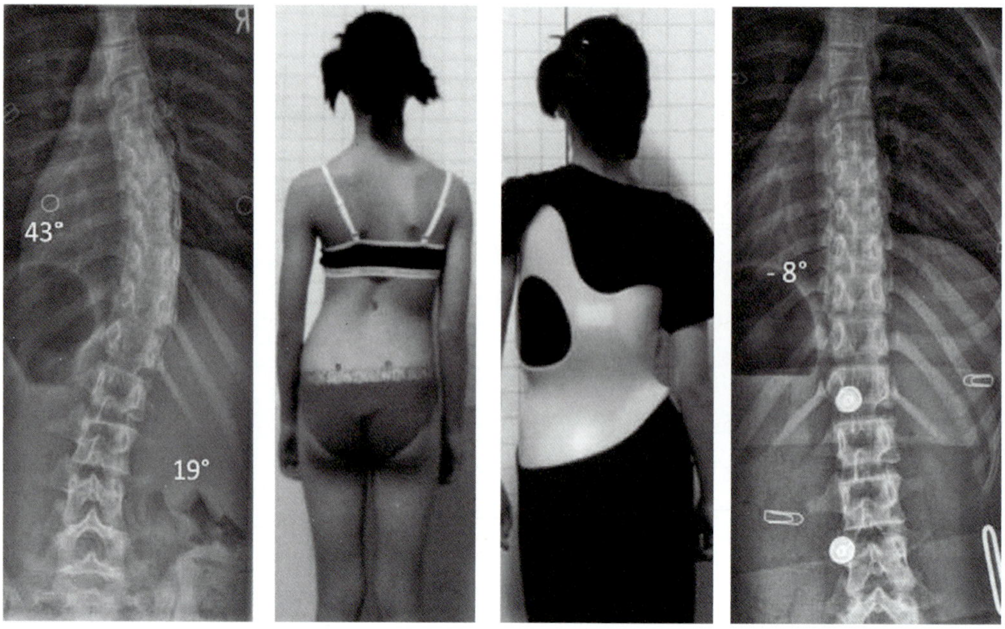

그림 1.3 직접 방사선 촬영(DR)을 통한 디지털 x-ray에서 소아와 청소년을 위해 필요 부위(관심 부위, ROI)를 DR판에 최적화하여 대부분 맞출 수 있다. 이렇게 함으로써 관심 부위 이외의 방사선 노출이 제거된다. 왼쪽 사진은 임상적으로 그리고 방사선학적으로 43도의 만곡이 있는 보조기 비착용의 환자이다. 오른쪽 사진은 만곡을 완전히 교정한 보조기를 착용한 환자이다. 진단 부위를 작게 한다고 해서 필요한 정보가 감소되는 건 아니다.

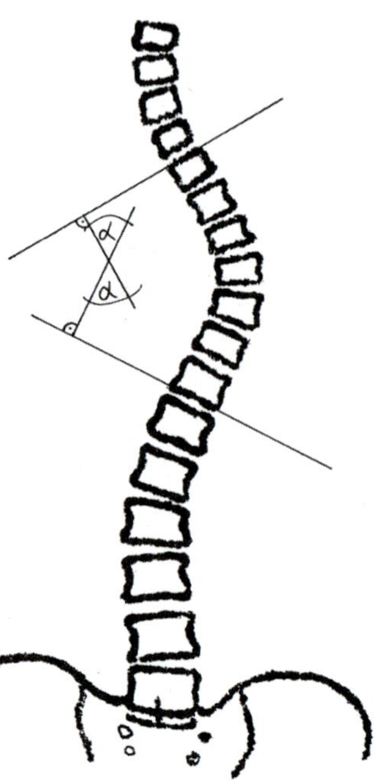

그림 1.4 만곡 각도 형성을 설명한 도식. 일반적으로 가장 많이 기울어진 상위 중립 척추를 덮고 있는 플레이트(상연)와 하위 중립 척추의 끝 플레이트(하연)는 직선으로 표시되어 있다. 콥 각도에 따라, 수직선들은 이 직선들과 정렬 및 교차하여 만곡 각도를 형성한다(여기서 각도 표시로 나타냄).

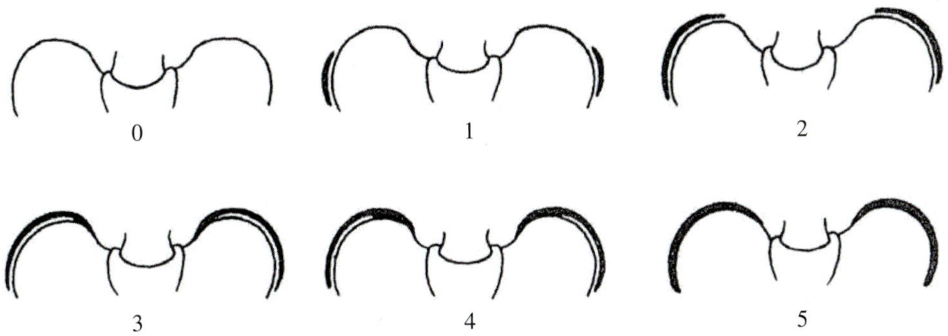

그림 1.5 Henke(1982) 스타일의 Risser에 의한 골성숙도 표현. Risser는 성숙도의 측정치로서 골반의 장골능(iliac crest)이 석회화된 양을 나타낸다. Risser 0은 사춘기 성장인자가 곧 발생할 예정이거나, 막 시작하는 단계이다(성숙의 첫 번째 징조가 보일 때). Risser 3부터는 사춘기의 성장인자가 거의 완성되는 시기이다. 완전히 완성된 성장인자는 Risser 5로 보여지지만, 어떤 경우에는 Risser 4가 성인에 다가왔음을 의미하기도 한다.

그러므로 재활의 주 목표는 기능상의 보존 혹은 개선뿐만 아니라, 만곡의 증가를 예방(안정화)하는 데 있다. 두 번째 목표는 근골격 혹은 심폐 기능 면에서 차후에 나타날 수 있는 기능적 중단의 예방을 포함한다.

Collis와 Ponseti(1969)의 연구에 의하면, 척추측만증 환자들이 비척추측만증 사람들보다 척추 통증이 많은 것은 아니었다. 후속연구(Weiss 1993a, Weiss et al. 1999, Asher and Burton 2006)에 의하면, 만곡의 각도와 통증은 상관관계가 없었다. 흥미롭게도, 측만증 환자들은 통증이 있으면 있는 만큼, 만곡의 정점 부근에서 통증의 민감도를 더 크게 경험한다(Weiss 1993a). 통증이 만곡의 크기와 상관관계가 없다고 하더라도, 집중적인 물리치료를 통해 이를 효과적으로 줄일 수 있다(Weiss 1993a, Weiss et al. 1999, Weiss, Moramarco, Moramarco 2016).

일반적으로 척추측만증 환자들의 건강상의 문제는 심장과 폐의 압박과 관련이 있다. 그러나 대부분의 경우에 이러한 걱정은 근거가 없다. Pehrsson et al. (1992)에 따르면, 성장이 끝난 후 100도 이하의 만곡은 수명을 감소시키는 심폐 압박에 이르지 않는다. 그러므로 성장이 끝난 후 100도 이하의 만곡은 심폐 압박에 따른 질환을 걱정하지 않아도 된다. 또한 100도를 훨씬 넘는 만곡을 가진 환자들이 80세까지 살 수 없다는 암시도 없을 뿐더러, 그들이 반드시 질적으로 더 못한 삶으로 고통을 받을 거라는 암시도 없다. 그러나 아주 작은 만곡의 경우에도 호흡기관과 일반적인 신체기능의 장애가 존재할 수 있다는 것으로 알려져 있다(DiRocco and Vaccaro 1988, Weber et al. 1975). 이러한 이유로, 측만증 환자의 호흡 패턴을 교정할 뿐만 아니라 호흡 기능을 개선시키고 나아가 환자들의 일반적인 신체기능을 개선시키기 위해, 호흡의 재활훈련이 척추측만증 치료에 있어서 한 몫을 담당하고 있다.

척추측만증의 물리치료와 운동요법은 유럽 특히 독일에서는 긴 역사를 갖고 있다. 유럽에는 척추측만증 환자를 위한 물리치료와 운동요법과 관련하여 특화된 센터들이 많이 있다. 20년 동안 척추측만증의 물리치료와 운동요법을 위한 유럽의 한 단체(Groupe Européen Kinésithérapie Travail sur la Scoliose, GEKTS)가 있었는데, 그 회원들은 매년 물리치료적, 운동요법적 방법의 발전을 위해 학술 회의에서 정보와 의견을 교환했다. 이 단체는, 비록 척추측만증 치료가 여전히 주요한 관심 주제로 남아 있지만, SIRER(Société Internationale de Recherches et d'Etudes sur le Rachis)이라는 조직의 일부분이 되었다. 언어의 장벽 때문에 원래 불어가 통용되는 이 단체와 독어와 영어를 사용하는 전문가들 사이에는 제한된 접촉만이 있어 왔다. 오늘날에는 Weiss와 Moramarco가 설립 회원인 국제적인 단체 SOSORT(Society of Scoliosis orthopaedic and Rehabilitation Treatment)가 있다. SOSORT은 국제적인 수준에서의 보존적 치료 기준을 발전시키기 위해서 설립되었지만, 해가 감에 따라 의사들이 더 큰 역할을 해주고 있고, 그 관심 주제는 다소 변화된 것 같다.

수년 동안 독일에서는 치료에 사용되는 여러가지 물리치료적 접근방법이 있어 왔다. 궁극적으로 인정받는 방법들은 척추측만증의 조기 치료를 위한 발달 관련 운동요법의 기초(Vojta and E-technique [E-Technik])에 근간을 둔 기술들과 카타리나 슈로스의 3차원적 척추측만증 이 책에 설명된 PEP 기술(주변부에 나타나는 자세 반응)도 오늘날 대개 10세 미만의 아이들에게 이용된다.

척추측만증이 교정될 수 있는 가능성과 관련된 새로운 발견들(van Loon et al. 2008)은 척추의 측면 뒤틀림과 척추 회전은 단순한 교정운동으로 최소화할 수 있다는 것을 알아냈다. 하부 흉곽에서 후만의 증가와 관련하여, 단지 요추 2번 높이에서 요추 전만을 증가시킴으로써, 측면 뒤틀림을 감소시킬 수 있다. 결과적으로, 시상면 교정과 관련된 최근의 더 많은 운동들이 슈로스 개념으로 통합되고 있다. 이러한 physio-logic® 운동들은 재활치료(Weiss and Klein 2006)에 통합되었을 때, 치료의 결과를 분명히 개선시켰다.

심한 특발성 척추측만증 환자에게서 발견되는 기능적 척수견인(Weiss et al. 2013, Deng et al. 2015)을 다루기 위한 새로운 물리치료 방법이 개발되었고 또한 다른 척추측만증의 병인학에서도 발견되었다. 이 운동들은 이 책의 새로운 장에서 설명된다.

청소년 특발성 척추측만증(AIS)의 장기적인 예후는 대체적으로 양호하다(Weinstein et al. 2003, weiss et al. 2016). 그러나 특발성 척추측만증의 징조와 증상은 작은 각도일지라도 중요성을 띠고 있다(Hawes and O'Brien 2006). 이 경우들은 민감성이 커지거나 일을 할 수 없는 것과 같은 실리적인 중요성 때문에 보존적 측만증 치료의 목표 변수를 가지고 있어야 한다.

장기적으로 보조기 치료를 받거나 수술을 한 척추측만증 환자들은 더 악화될 수 있고, 최근의 연구에 따르면, 측만증이 없는 집단보다 조금 더 높은 수준의 통증이 있을 수 있다(Danielson and Nachemson 2001; Danielsson, Viklund, Pehrsson and Nachemson 2001). 또한 장기적인 면에서 척추측만증으로 인한 장애는 수술 여부와 관계없이 동일하다. 그러므로 장애들(기능의 손실, 일반적인 건강의 손실, 통증의 증가 그리고 폐 기능의 장애)은 수술을 받는다 하여 없앨 수가 없다. Romano et al. (2012)와 Negrini et al. (2010)의 최근의 Cochrane 보고서는 척추측만증을 위한 물리치료와 보조기 착용은 증거에 기반한 치료 방법으로 간주된다고 밝히고 있다. 이런 상황속에서 특화 운동들이 아님에도 청소년의 성숙기 측만증에 분명히 긍정적인 효과를 준다고 하는 표본이 임의로 추출되고 관리된 중국의 연구결과가 있다(Wan et al. 2005).

최근에 보존적 치료에 관한 4개의 RCT가 발간되었는데, 3개는 교정운동에 관한 것이고, 다른 하나는 보조기에 관한 것이다(Monticone et al. 2014, Schreiber et al. 2015, Kuru et al. 2016, Weinstein et al. 2013). 그러므로 이제 보존적 치료는 레벨 I의 근거로 지지되고 있다.

수술을 포함한 전체 치료 범위에 관한 몇 개의 체계적인 보고서에 따르면 보조기 착용은 효과적인 것으로 보이며, 척추측만증 특화 운동 역시 힘을 얻고 있다. 또한 비록 수술이 가장 보편적이고 널리 처방되는 치료 방법이더라도, 최근에는 장기간의 합병증에 근거하여 수술의 필요성에 대한 의문점들이 제기되었다(Weiss and Goodall 2008, Westrick and Ward 2011, Weiss, Moramarco and Moramarco 2013). 이러한 점을 바탕으로 볼 때, 척추측만증의 보존적 치료에 우리 스스로를 맡기는 것이 확실한 해결 방법인 까닭은, 특히 척추측만성 만곡 형태에 있어 특화된 보존적이고 능동적인 신체기능 재활 기술들에는 심각한 부작용이나 위험이 없는 것으로 알려져 있기 때문이다.

특발성 척추측만증은 유아기와 청소년기로 분류되며 초기에 진단되는 나이로 결정된다

(Winter 1995). Winter에 따르면 드물게 발생하는 비특발성 측만증들은 아래와 같다.

1. 신경근(신경병, 근질환)
2. 선천적
3. 신경섬유종증
4. 간엽성의 변화(마르판, 엘러스-단로스와 그 외)
5. 뼈연골형성장애
6. 기타 드문 형태의 측만증 증상(Winter 1995)

유전적 결함(예. Prader-Willi 증후군, 그림 1.6) 또한 원인이다(Weiss and Goodall 2009).

개념상 특발성 척추측만증은 건강한 어린이와 또는 청소년들의 척추 만곡도 포함하고 있다. 반대로, 비특발성 척추측만증은 어떤 증상을 나타내거나 증후군이 있는 것으로 여겨진다. 왜냐하면 그 발생 원인이 기존의 병에 직접 관련이 있을 수 있기 때문이다.

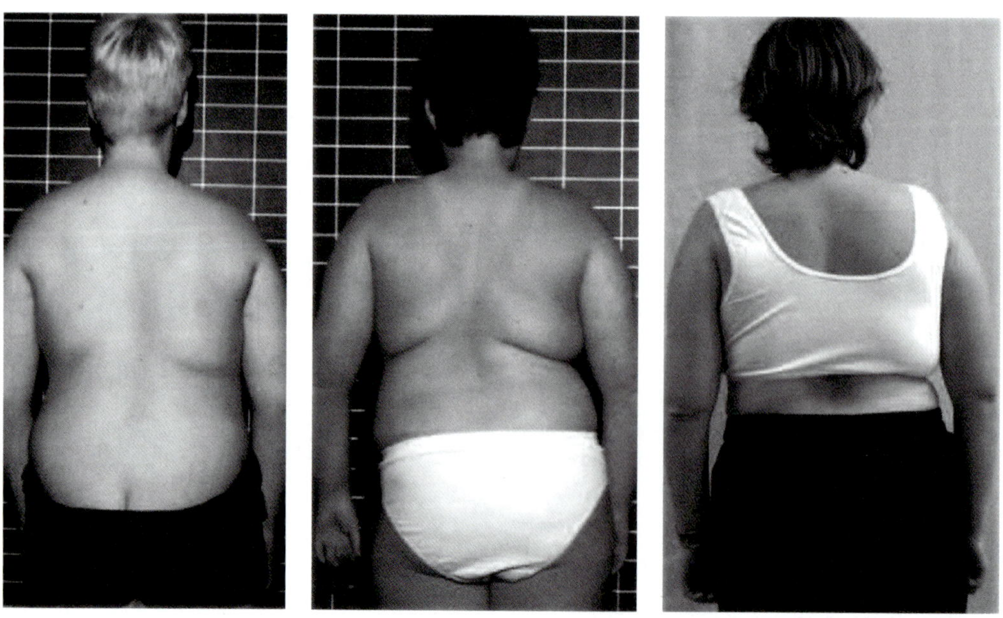

그림 1.6 유전적 결함을 여러가지로 나타내고 있는 Prader-Willi 증후군 환자들. 일반적으로 비만이 나타나고, 과잉 식탐도 자주 나타난다. 환자는 키가 작아지는 경향이 있지만, Prader-Willi 증후군 환자들은 중증 측만증을 종종 보인다(Weiss and Goodall 2009).

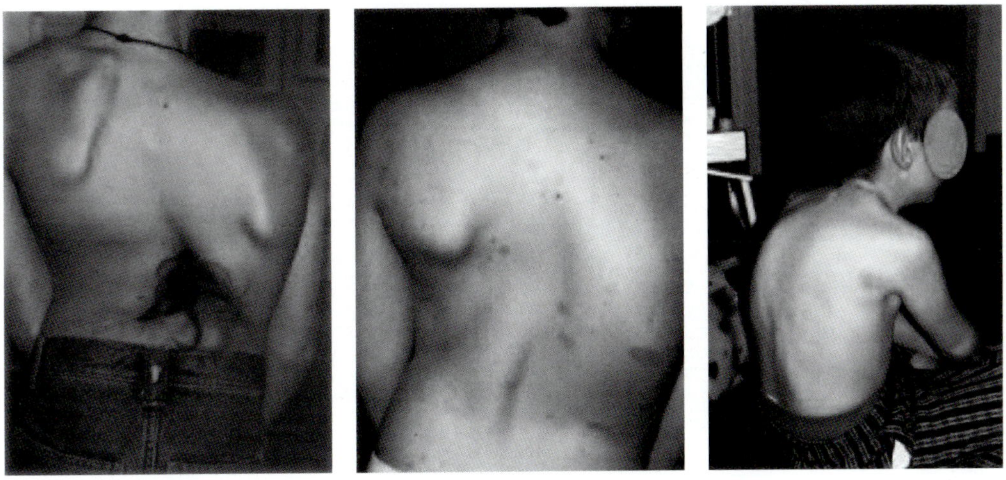

Spina Bifida Neurofibromatosis AMC

그림 1.7 척추측만증의 여러가지 형태. 왼쪽은 피부 결함은 없지만 그 결함 위에 모발이 상당히 자란 수막척추류를 가진 외래환자이고, 중앙은 신경섬유종증이 있는 소년의 오른쪽이 볼록한 흉추 측만증이며 피부에 담갈색의 점들이 전형적인 현상이다. 오른쪽은 전형적인 척추측후만증과 함께 선천성 다발관절만곡증(AMC)을 가진 소년이다.

예를 들면, 신경근성 척추측만증 뇌성마비나 수막척수류와 같은 신경계 장애(신경병증)와 관련이 있다(그림 1.7). 근병증성 척추측만증의 하위 형태의 한 예는 근육위축증이나 선천성 다발관절만곡증(AMC)과 연관이 있다.

신경섬유종증을 동반한 척추측만증은 장애가 빠르게 진행되며, 고유한 담갈색 점들이 나타나는 특징이 있다(그림 1.7). 빠른 진행 가능성 때문에, 증상이 있는 척추측만증의 예후는 여러 형태의 척추측만증에 따라 조금씩 다르고 예측하기도 어렵다. 특발성 척추측만증과 마찬가지로 성장 기간 동안에는 3개월마다 검사를 추천한다. 수술은 공인된 증거들이 부족하고(Cheuk et al. 2012) 합병증 유병율이 높다는 보고서(Weiss and Goodall 2008)들이 있기 때문에, 보존적 치료 방법이 존재할 경우에는 수술을 첫 번째 선택안으로 고려하지 말아야 한다.

선천성 척추측만증에서 구성 결함들(쐐기 모양의 척추뼈, 반척추뼈)은 분절 결함들(한쪽의 막대 형성, 늑골 유착증)과는 구별될 필요가 있다. 구성 결함들은 분절 결함들과 자주 함께 발생한다. 선천성 척추측만증의 많은 경우가 양성이며 종종 치료가 필요하지 않다(그림 1.8, 1.9). 유착증이 다중 분절들을 수반할 때 양호하지 않은 예후가 예측될 지라도, 분절 결

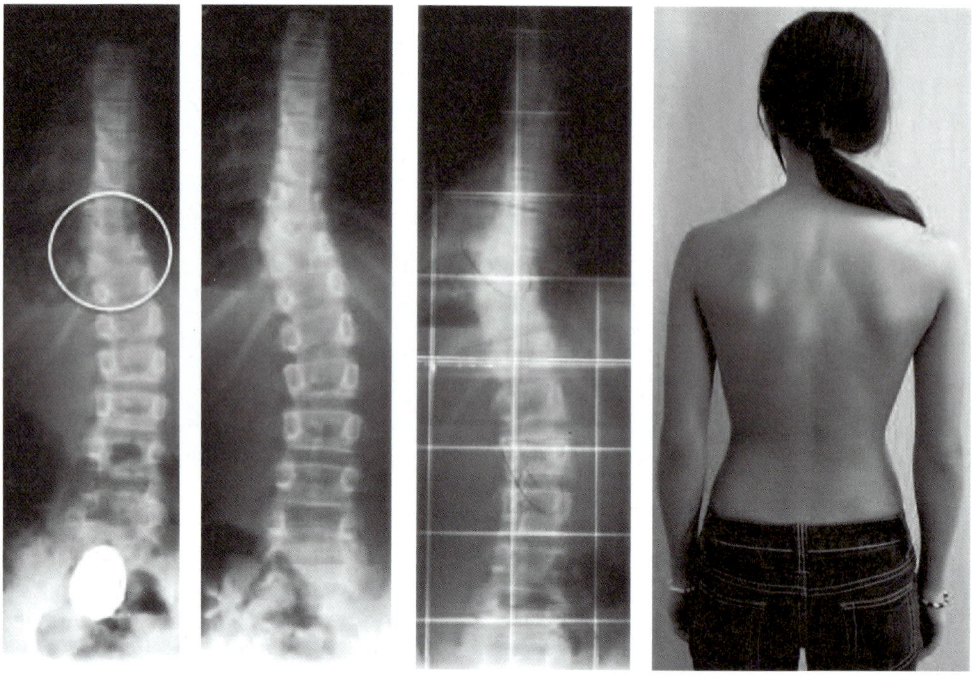

그림 1.8 왼쪽은 10세에서 14세 사이 동안 아무런 치료도 하지 않았지만 만곡 증가의 진행이 없이 성장한 선천적 척추측만증 소녀의 x-ray 사진이다. 오른쪽은 성장이 완료된 후의 임상 사진이다(Kaspiris et al. 2011).

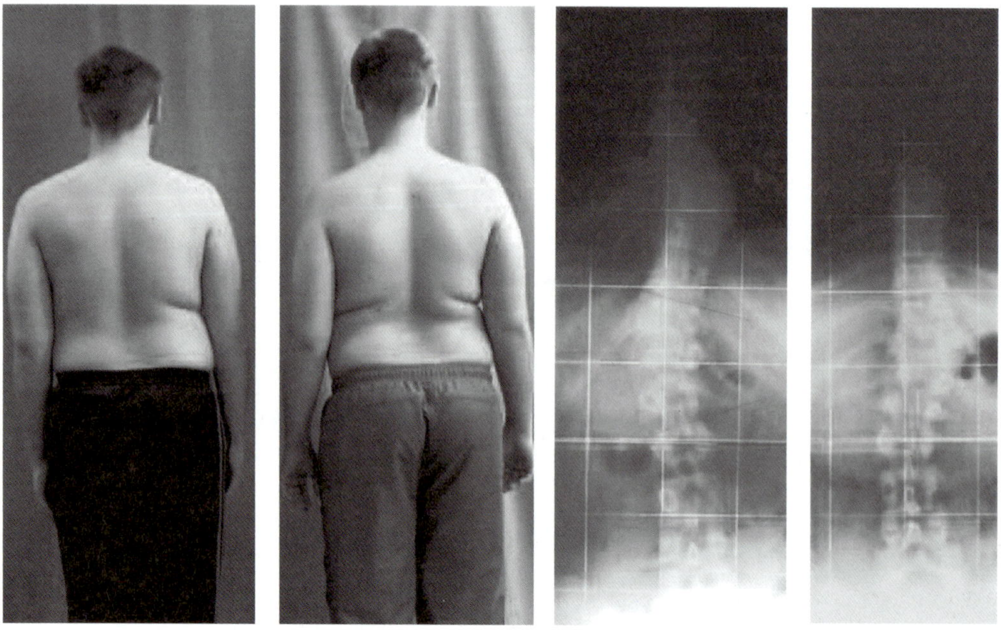

그림 1.9 일란성 쌍둥이다. x-ray상 다른 형태와 정도의 선천적 척추측만증을 가졌지만, 임상적으로 중요한 변형은 아니며, 신체의 성숙기에 도달했기 때문에 치료가 필요하지는 않다(Kaspiris et al. 2008).

함들은 반드시 진행하는 것은 아니다(그림 1.10).

선천성 측만증의 임상적 외형은 때때로 눈에 띄지는 않을수도 있지만(그림 1.8, 1.9), 특히 분절 결함과 결합되면 적지 않은 변형으로 이어질 수 있다(그림 1.11).

선천성 척추측만증에 자주 추천되는 조기 수술적 치료는 균형 잡힌 변형일 경우 보통 불필요하고, 더 심한 변형을 위해서도 반드시 성공적인 것은 아니다(그림 1.12). 수술 후의 높은 합병증 유병율(Weiss and Goodall 2008)과 청소년기 말까지의 장기적인 수술 후의 전개에 관한 확증의 부족(Kaspiris et al. 2011)은 선천성 척추측만증 환자를 위한 첫 번째 선택안으로서 수술을 반대하도록 만든다(Weiss and Moramarco 2016).

결론적으로 증상과 증후군성 척추측만증의 일차적 치료의 적응증은 보존적인 선택이다. 보조기는 성장이 예상되는 모든 단계에서 일차적인 치료적 접근이며, 성장이 예상되는 모든 단계 동안 특화된 신체적 재활이 필요하다(Weiss and Goodall 2009, Weiss 2012, Kaspiris et al. 2011).

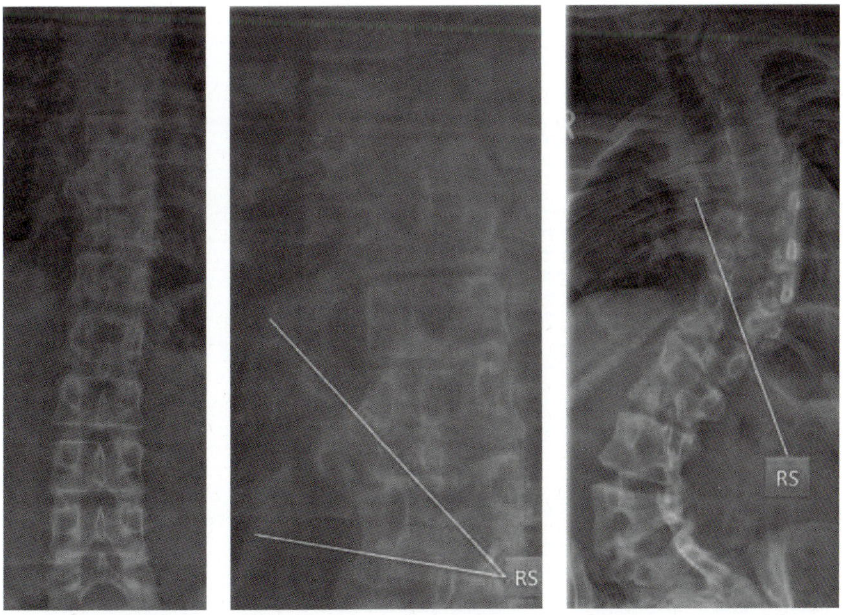

그림 1.10 선천적 척추측만증과 늑골 유착증을 가진 두 환자이다. 골성숙 말기에 가까운 왼쪽 환자의 척추사진은 늑골 유착증임에도 불구하고 거의 직선형태이다. 중앙의 사진은 왼쪽 사진의 일부분을 확대한 것이다. 오른쪽 사진은 여러 분절을 수반한 중증 변형이 동반된 늑골 유착증이다.

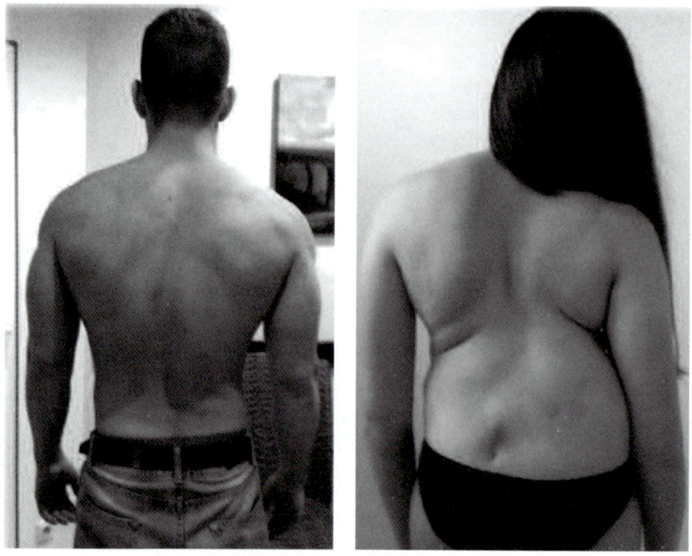

그림 1.11 왼쪽은 흉요추 구성 결함이 있는 젊은 남자이다. 척추 발병 부위의 흉요추 후만이 두드러져 있지만, 외측 편위는 뚜렷하지 않다. 오른쪽은 늑골 유착(그림 1.10 오른쪽 참조)과 중증 변형이 있는 청소년이다. 첫 번째 저자는 이 환자에게 수술을 추천했다. MRI 검사가 척추 전문의에 의해 시행된 후, 중대한 신경학적 위험 때문에 수술은 거절되었다.

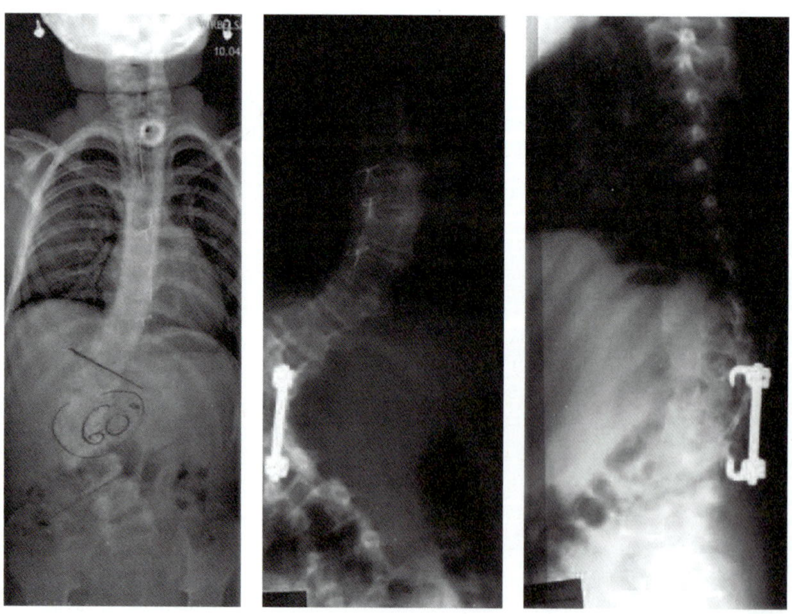

그림 1.12 처음에 콥 각도 60도를 가진 어린 아이의 선천성 척추측만증이다. 수술 후 요추 후만의 증가와 함께 각도가 85도로 진행되었다.

◈ 참고문헌

Asher MA, Burton DC. Adolescent idiopathic scoliosis: natural history and long-term treatment effects. Scoliosis. 2006;1(1):2.

Brooks HL, Azen SP, Gerberg EL et al. Scoliosis: a prospective epidemiological study. JBone Joint Surg [Am]. 1975;57:968.

Caillens JP, Yarrousse Y, Adrey J, Goulesque X. Kreuzschmerz und Lumbalskoliose des Erwachsenen. In: Weiss HR. Wirbelsäulendeformitäten, Bd 1. Heidelberg: Springer; 1991:49–58.

Cheuk DKL, Wong V, Wraige E, Baxter P, Cole A. Surgery for scoliosis in Duchenne muscular dystrophy. Editorial Group: Cochrane Neuromuscular Disease Group. Published Online: 28 Feb 2013. Assessed as up-to-date: 31 Jul 2012.

Cobb JR. Outlines for the study of scoliosis measurements from spinal roentgenograms. Phys Ther. 1948;59:764–765.

Collis DK, Ponseti IV. Long-term followup of patients with idiopathic scoliosis not treated surgically. J Bone Joint Surg [Am]. 1969;51:425–445.

Danielsson AJ, Wiklund I, Pehrsson K, Nachemson AL. Health-related quality of life in patients with adolescent idiopathic scoliosis: a matched followup at least 20 years after treatment with brace or surgery. Euro Spine J. 2001;10:278–288.

Danielsson AJ, Nachemson AL. Radiologic findings and curve progression 11 years after treatment for adolescent idiopathic scoliosis. Comparison of brace and surgical treatment with matching control group of straight individuals. Spine. 2001;26(5):516–552.

DiRocco PJ, Vaccaro P. Cardiopulmonary function in adolescent patients with mild idiopathic scoliosis. Arch Phys Med Rehabil. 1988;69:198–201.

Duriez J. Evolution de la scoliose idiopathique chez l'adulte. Acta Orthop Belg. 1967;33:547–550.

Hawes M, O'Brien J. The transformation of spinal curvature into spinal deformity: pathological processes and implications for treatment. Scoliosis. 2006, Mar 31;1(1):3.

Heine J, Meister R. Quantitative Untersuchungen der Lungenfunktion und der arteriellen

Blutgase bei jugendlichen Skoliotikern mit Hilfe eines funktionsdiagnostischen Minimalprograms. Z Orthop. 1972;110:56–62.

Heine J. Die Lumbalskoliose. Stuttgart: Enke; 1980.

Henke G. Rückenverkrümmungen bei Jugendlichen. Bern: Huber; 1982:90–91.

Kaspiris A, Grivas TB, Weiss HR. Congenital scoliosis in monozygotic twins: case report and review of possible factors contributing to its development. Scoliosis. 2008 Nov 18;3:17.

Kaspiris A, Grivas TB, Weiss HR, Turnbull D. Surgical and conservative treatment of patients with congenital scoliosis: a search for long-term results. Scoliosis. 2011 Jun 4;6:12.

Kuru T, Yeldan I, Dereli EE, Ozdincler AR, Dikici F, Colak I. The efficacy of three-dimensional Schroth exercises in adolescent idiopathic scoliosis: a randomised controlled clinical trial. Clin Rehabil. 2016;30(2):181-90.

Lonstein JE, Carlson JM. The prediction of curve progression in untreated idiopathic scoliosis during growth. J Bone Joint Surg. 1984;66A:1061–1071.

Meister R. Atemfunktion und Lungenkreislauf bei thorakaler Skoliose. Stuttgart: Thieme; 1980: 82–96.

Monticone M, Ambrosini E, Cazzaniga D, Rocca B, Ferrante S. Active self-correction and task-oriented exercises reduce spinal deformity and improve quality of life in subjects with mild adolescent idiopathic scoliosis. Results of a randomised controlled trial. Eur Spine J. 2014 Feb 28. [Epub ahead of print]

Negrini S, Minozzi S, Bettany-Saltikov J, Zaina F, Chockalingam N, Grivas TB, Kotwicki T, Maruyama T, Romano M, Vasiliadis ES: Braces for idiopathic scoliosis in adolescents. Cochrane Database Syst Rev. 2010 Jan 20;(1):CD006850.

Perdriolle R, Vidal J. Thoracic idiopathic scoliosis curve, evolution and prognosis. Spine. 1985;10:785–791.

Pehrsson K, Larsson S, Oden A, et al. Long-term followup of patients with untreated scoliosis. A study of mortality, causes of death, and symptoms. Spine. 1992;17:1091–1096.

Rogala EJ, Drummond DS, Gurr J. Scoliosis: incidence and natural history. A prospective epidemiological study. J Bone Joint Surg. 1978;[Am]60:173–176.

Romano M, Minozzi S, Bettany-Saltikov J, Zaina F, Chockalingam N, Kotwicki T, Maier-Hennes A, Negrini S. Exercises for adolescent idiopathic scoliosis. Cochrane Database Syst Rev. 2012 Aug 15;8:CD007837.

Sahlstrand T, Lidström J. Equilibrium factors as predictors of the prognosis in adolescent idiopathic scoliosis. Clin Orthop. 1980;152: 232.

Schreiber S, Parent EC, Moez EK, Hedden DM, Hill D, Moreau MJ, et al. The effect of Schroth exercises added to the standard of care on the quality of life and muscle endurance in adolescents with idiopathic scoliosis-an assessor and statistician blinded randomized controlled trial: "SOSORT 2015 Award Winner". Scoliosis. 2015; 10:24.

van Loon PJ, Kühbauch BA, Thunnissen FB: Forced lordosis on the thoracolumbar junction can correct coronal plane deformity in adolescents with double major curve pattern idiopathic scoliosis. Spine. 2008, Apr 1;33(7):797–801.

Wan L, Wang G-X, Bian R. Exercise therapy in treatment of essential S-shaped scoliosis: evaluation of Cobb angle in breast and lumbar segment through a followup of half a year. Chinese J Clin Rehabil. 2005;9:82-84.

Weber B, Smyth JP, Briscoe WA, et al. Pulmonary function in asymptomatic adolescents with idiopathic scoliosis. Am Rev Respir Dis. 1975;111:389–397.

Weinstein SL. Adolescent idiopathic scoliosis: prevalence, natural history, treatment indications. Iowa: University of Iowa Printing Service; 1985.

Weinstein SL. Idiopathic scoliosis. Natural history. Spine. 1986;11:780.

Weinstein SL, Dolan LA, Wright JG, Dobbs MB. Effects of bracing in adolescents with idiopathic scoliosis. N Engl J Med. 2013 Oct 17;369(16):1512-21. doi: 10.1056/NEJMoa1307337.

Weiss HR. Scoliosis-related pain in adults – treatment influences. Eur J Phys Rehabil Med. 1993;3:91–94.

Weiss HR, Verres C, Steffan K, Heckel I. Scoliosis and pain – is there any relationship?

In: Research into Spinal Deformities II Edited by: I.A.F. Stokes. 293 - 296 IOS Press, Amsterdam, 1999.

Weiss HR, Klein R. Improving excellence in scoliosis rehabilitation: a controlled study of matched pairs. Pediatr Rehabil. 2006;9:3. 190–200 Jul/Sep.

Weiss HR, Goodall D. Rate of complications in scoliosis surgery – a systematic review of the Pub Med literature. Scoliosis. 2008;3:08.

Weiss HR, Goodall D. Scoliosis in patients with Prader Willi Syndrome – comparisons of conservative and surgical treatment. Scoliosis. 2009 May 6;4:10.

Weiss HR. Brace treatment in infantile/juvenile patients with progressive scoliosis is worthwhile. Stud Health Technol Inform. 2012;176:383-6.

Weiss HR, Moramarco M. Scoliosis – treatment indications according to current evidence. OA Musculoskeletal Medicine. 2013 Mar 01;1(1):1.

Weiss HR, Moramarco M, Moramarco K. Risks and long-term complications of adolescent idiopathic scoliosis surgery vs. non-surgical and natural history outcomes. Hard Tissue. 2013 Apr 30;2(3):27.

Weiss HR, Seibel S. Region of interest in the radiological follow-up of patients with scoliosis Hard Tissue. 2013 Jun 01;2(4):33.

Weiss HR, Moramarco K, Moramarco M. (Scoliosis bracing and exercise for pain management in adults-a case report. Journal of physical therapy science. 2016;28: 8. 2404-2407.

Weiss HR, Moramarco M. Congenital Scoliosis (Mini¬review). Current pediatric reviews. 2016; 12: 1.43-47.

Westrick ER, Ward WT. Adolescent idiopathic scoliosis: 5-year to 20-year evidencebased surgical results. J Pediatr Orthop. 2011 Jan-Feb;31(1 Suppl):S61-8.

Winter RB. Classification and terminology In: Lonstein J, Bradford D, Winter R, Ogilvie J, editors. Moe's textbook of scoliosis and other spinal deformities. Philadelphia: WB Saunders 1995 p39-44.

Chapter

02

역사

History

척추측만증은 히포크라테스(460-375 BC)가 척추측만증과 그 치료에 대해 기술했을 때인 BC 5세기 초에 발견되었다(그림 2.1). 척추 변형의 원인들 중 하나는 척추의 탈구였다. 그

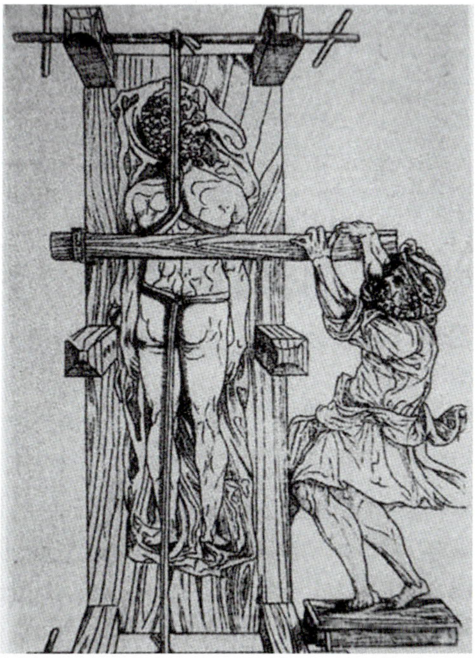

그림 2.1 히포크라테스의 견인 테이블(Vasiliades et al. 2009 참조).

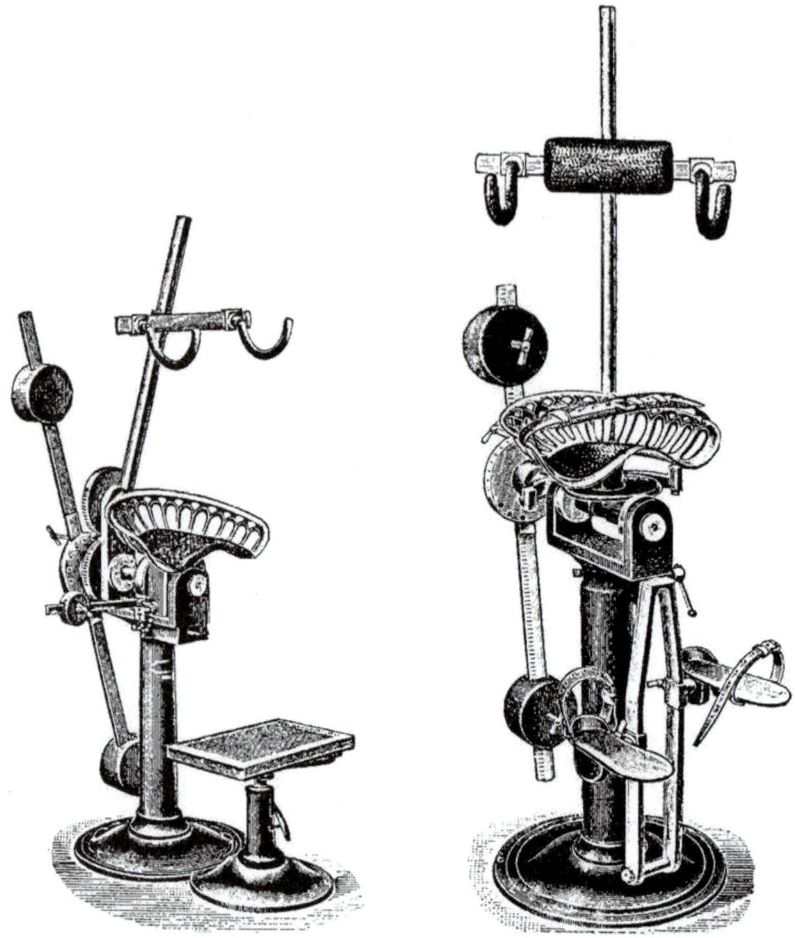

그림 2.2 척추 운동을 위한 2개의 교정 도구. 몸통이 좌석 방향으로 움직이는데, Schanz (1904)가 이러한 도구들을 "몸통 진자(trunk pendulums)"라고 묘사하였다.

는 기계적 도구를 사용하여 탈구에 대응하려고 하였다. 그 과정에서 그는 히포크라테스 견인 테이블을 활용하였다(Vasiliades et al. 2009). 로마인들 또한 히포크라테스의 견인 테이블을 인정하였고, 갈레노스(130-201 AD)는 다음과 같은 방법으로 척추 변형을 설명하였다. 후만증(뒤로 향한 만곡), 전만증(앞으로 향한 만곡), 측만증(측면 만곡).

16세기 동안 히포크라테스 견인 테이블은 여전히 효과적인 방법으로 인식되었다. 그러나, 같은 16세기에 최초로 지지력이 있는 보조기가 만들어 졌으며, Paré(1840)에 의해 사용이 권장되어 갔다. 정형외과적 물리치료가 도입된 시기는 19세기 초 그리고 본격적인 소개는

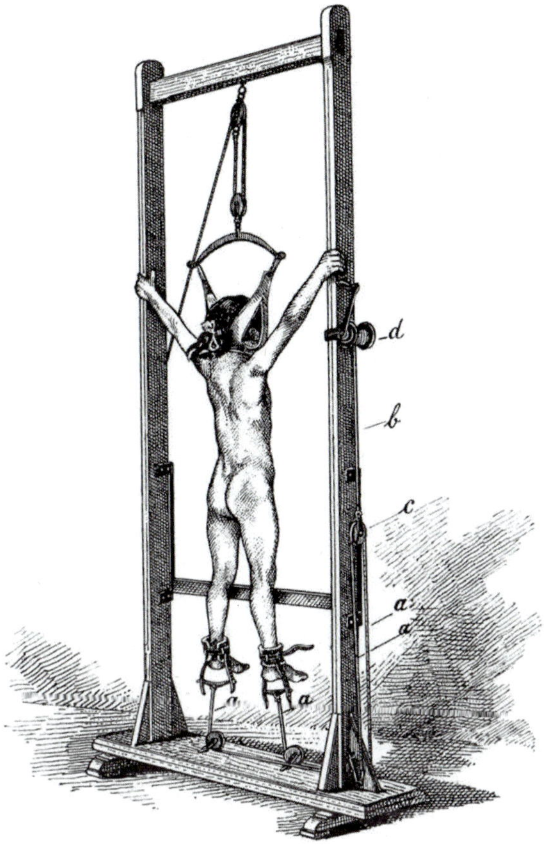

그림 2.3 석고붕대 치료를 위한 준비 및 교정장치(Schanz, 1904)

20세 초였다. 이러한 물리치료적 방법은 다양한 정형외과 기관의 설립으로 지원 되었다. 집중 치료가 가능한 이 기관들은 자세와 관련된 성공적인 교육을 위한 필수조건이었다. 이러한 특수기관에서는 보조기 착용이 의사의 감독하에서 종종 몇시간 동안 이루어졌으며, 또한 척추측만증 치료를 위해 특수하게 제작된 기계적 교정도구의 도움으로 자주 체조운동이 수행되었다(그림 2.2-2.3). 이러한 시설에 입원하는 것은 매우 비쌌고 몇몇 사람들만이 그러한 치료를 받을 수 있었다.

19세기에 Zander(1893)는 다양한 종류의 장비를 만듦으로써 비싼 치료사 비용 문제를 해결하려 하였다. 그는 치료사의 수동 저항 대신에 환자가 원하는 만큼 증가 또는 감소시킬 수 있는 그리고 환자가 대응할 수 있는 저항을 가진 적절한 장치를 사용하였으며, 저항의 범위는 체중을 사용하여 설정되었다.

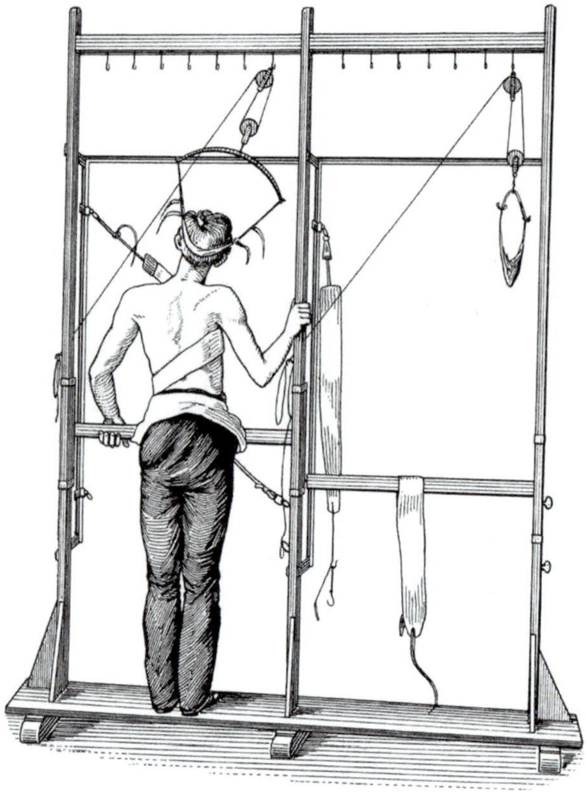

그림 2.4 Schanz (1904)의 Lorenz 나선형 케이블 수정 이것은 수 개월 동안 발생하는 치료에 대한 교정 효과를 얻기 위해 하루에 여러 번 사용되는 수동 교정장치였다.

Lorenz(1886)와 Hoffa(1905)는 수동적 직립자세에서의 치료를 개발하였다. 이 치료에서는 수동적인 재형성 방법을 통해 척추가 교정이 되는 것을 시도하였다. Lorenz는 특수장비의 도움으로 수행되는 재형성 운동을 도입했다(그림 2.4). Hoffa(1905)는 척추측만층 치료를 위해 직립자세에서의 능동적 운동들을 도입하였다. 직립자세에서 수동(도수) 치료와 병행할 수 있도록 Wullstein(1902)이 사용한 기계들을 활용하는 치료법 또한 개발되었다. 초기에는 여러가지 도구를 이용해서 환자를 신장시켰고, 척추를 안정화하기 위하여 환자를 석고로 움직이지 못하게 하거나 여러 해 동안 보조기를 착용하게 하였다. Klapp은 1905년 이전에 자신만의 방법을 개발하였다. 이 방법은 다양한 형태의 척추측만증에 적합한 특화 운동의 개발로 물리치료 전반으로 널리퍼졌다. 그는 근육, 뼈 그리고 인대는 기능적으로 사용함으로써만 강화될 수 있다는 인식을 높였다. 그래서, 그는 기능적 물리치료법의 선두 주자가 되었다. Klapp 방식은 척추를 능동적으로 움직이도록 하는 것 그리고 동시에, 유연성을 유지하도록 도와 주기 위해 근육계통을 강화하는 것으로 이루어져 있다. 하루에 적어도 2시간 동안 이러한 운동들을 실행할 때만 좋은 결과를 얻을 수 있다는 사실을 관찰하였다. 많은 열정적인 지지자들이 그의 방식을 따랐지만, 곧 비판자들 또한 생겨 났는데, 그 중 일부는 그의 방식 때문에 2차 만곡이 악화될 가능성을 지적하였으며(Lange 1913), 또 다른 사람들은 일반적으로 척추의 운동성을 비판하였다(Haglund 1916).

하중을 받는 척추의 변형에 관련된 Schanz의 책(1904)에서, 그 당시에 이용 가능한 치료 방법에 관한 훌륭한 개요를 제공한다. 그는 일상 활동에 관한 질문들을 소홀히 하지 않고, 특히 학교안에 갖추어진 것들에 관한 정보도 제공한다. 또한, 그의 의견으로 다음과 같이 요약되는 마사지와 교정체조의 이점을 제시하고 있다(그림 2.5): 마사지와 교정체조는 척추의 정적(static) 요구를 최소하는데 도움을 줄 수 있고 척추가 피로한 위치에 있는 것과 그로 인해 상대적으로 높은 정적 요구의 기간을 줄이기 위해 수행한다. 마사지와 체조는 또한 척추의 정적인 성능을 증가시키는 역할을 할 수 있다. 신체의 전반적인 상태를 개선시키고 척추 근육계통을 강화함으로써, 척수의 골조직을 단단하게 하는데 기여를 한다.

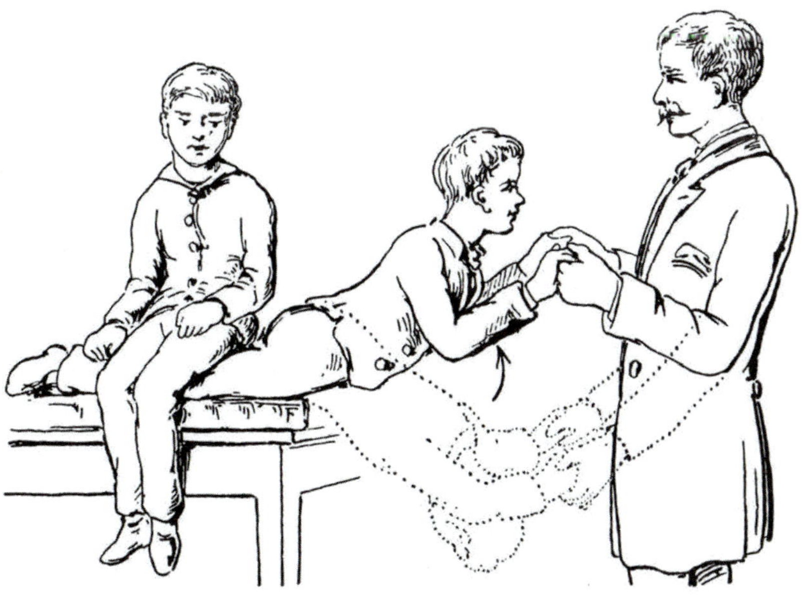

그림 2.5 몸통근육 강화를 위한 인력 중심의 직립운동(Schanz 1904).

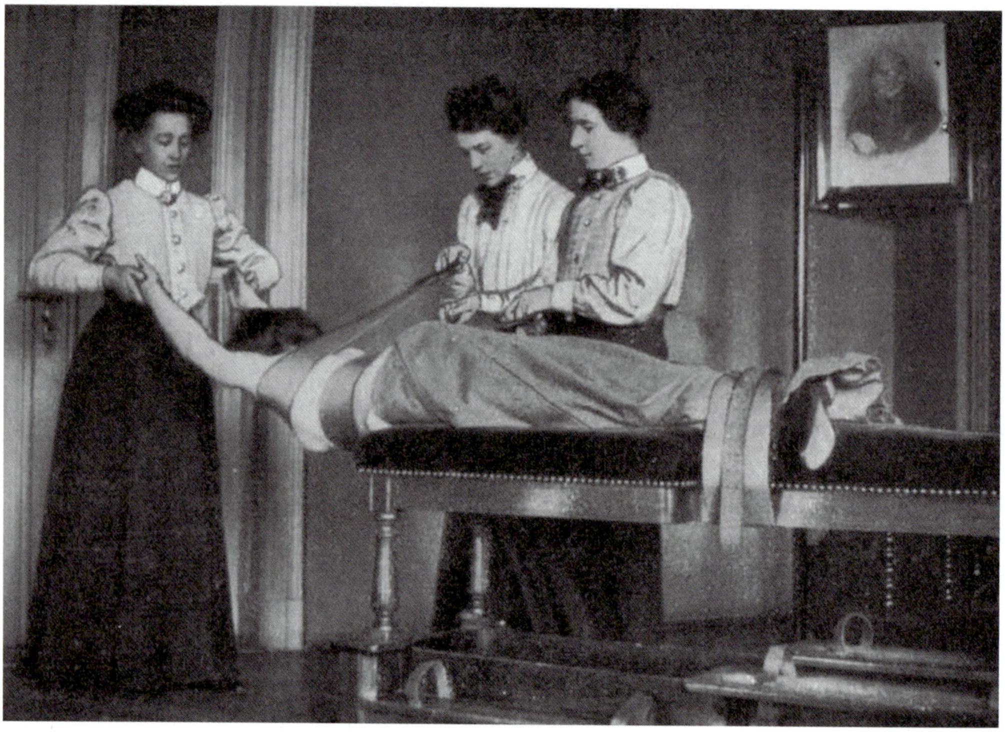

그림 2.6 척추 변형을 위한 인력 집중 물리치료-끈을 당김(Oldevig 1913).

Schanz는 마사지와 교정체조를 높게 평가하였는데 이는 이 기술에 큰 단점이 없었기 때문이다.

보조기 치료뿐만 아니라 '석고붕대 치료"를 지원하기 위한 교정장치가 도입되었다. 석고교정 치료 후 아주 좋은 결과를 얻었다.

흥미롭게도, 그 당시 사용된 보조기 치료가 최근의 치료와 아주 조금 다를 뿐이다. 그 "이동 가능한 교정 장비"는 또한 오늘날 이용되는 역동적 교정 보조기(DCB)와 유사점을 공유하기도 한다.

20세기 초부터 Ling의 방식(1924)을 따르는 스웨덴 교정체조가 인기를 끌었다. Ling은 앞뒤 또는 눕거나 앉고, 서서 그리고 매달린 상태에서의 저항운동들을 이용하였다. 독일에 스웨덴 교정체조를 도입하는데 중요한 역할을 한 Oldevig(1913)는 적어도 항상 한 명의 의사나 물리치료사의 지도 아래 실행되는 것이 필요한 이러한 저항운동들의 단점들을 인식하였다(그림 2.5-2.6).

Oldevig는 벨트운동(그림 2.7-2.8)을 통해 환자 개인별 만곡들을 분리하는 방식으로 치료를 하고자 하였다. 벨트운동의 목표는 근육의 활성을 촉발하는 것이었다. Oldevig는 근육의 활성은 벨트운동을 통해 다른 방법보다 더 편하고, 더 정확하게 그리고 더 효과적으로 얻을 수 있다고 믿었다. 그는 "운동지도사"를 살아 있는 신체를 다시 만드는 모형 제작자로 보았다. 그는 이 운동지도사로부터 높은 수준의 독립적인 반영, 많은 감정과 시각적 판단을 요구하였다. 그가 개발한 운동은 해부학적 원리에 기초하였으며, 운동 중에 보상 만곡이 증가하지 않는 것이 그에게 절대적으로 중요한 것이었다.

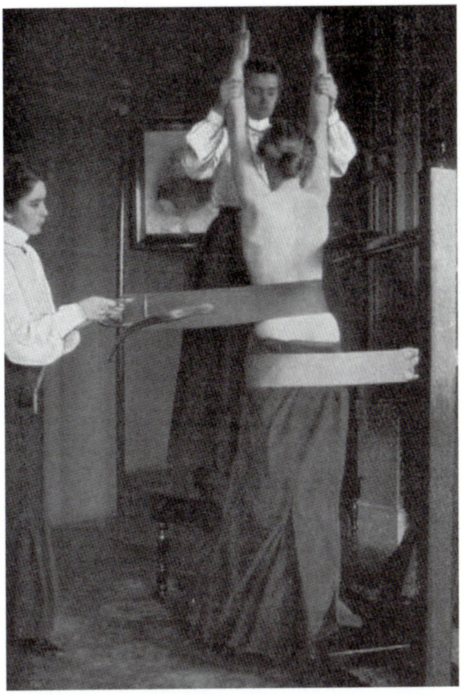

그림 2.7 선 자세에서 끈을 당기고 감는 치료법으로 다른 치료사가 도움을 주고 있다(Oldevig 1913).

Lange(1907)에게 척추측만증은 근육 균형의 상실이었다. 그는 척추의 과교정을 위해 다양한 저항장치를 고안해냈다. 환자는 원하는 과교정을 얻기 위해 장치의 저항력에 맞서 오목한 쪽 척추를 다시 구부려야 했다.

일상적인 활동이 중요한 역할을 하였다. Lange는 그의 조준기(diopter)를 이용하여 척추측만증의 만곡을 시각화하였고 치료의 성공 여부를 모니터링 할 수 있었다. 그의 치료 목표는 척추기립근의 부족함을 교정해 주는 것이다. 척추측만증을 효과적으로 제지하기 위해서는 두 가지 조건이 충족되어야 한다는 생각을 갖고 있었다.

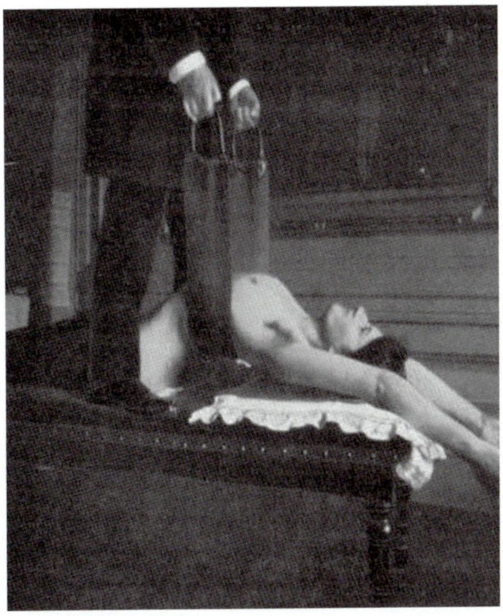

그림 2.8 Oldevig 방식(Oldevig 1913)을 따르는 후만을 위한 전만 운동.

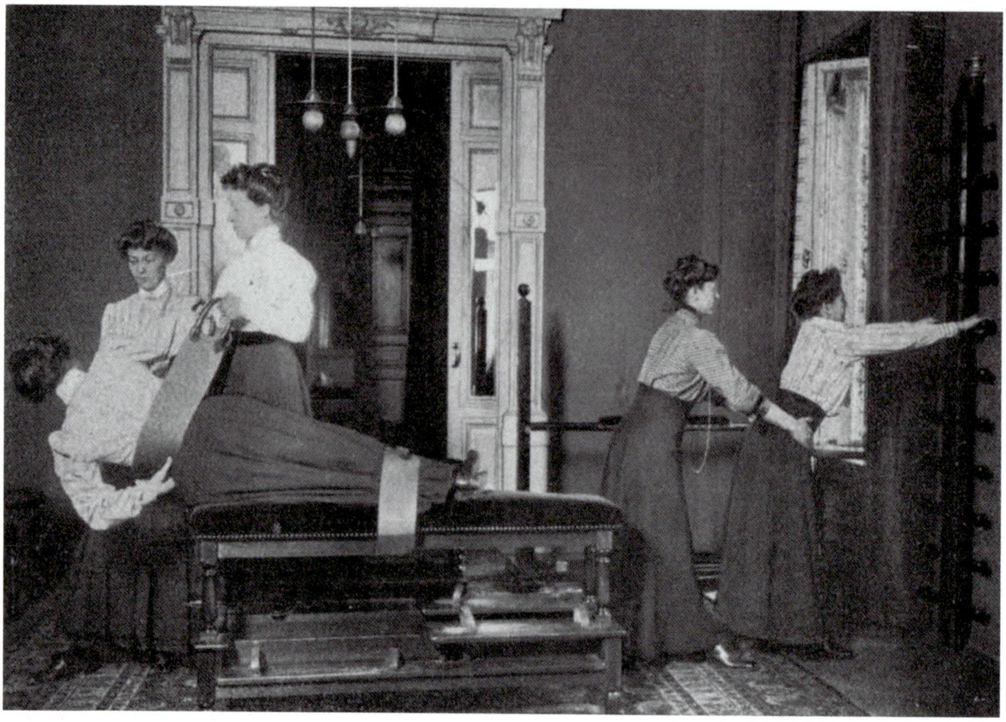

그림 2.9 Oldevig 방식을 따르는 나무 바와 운동 벤치에 교정운동의 전형적인 설정(Oldevig 1913).

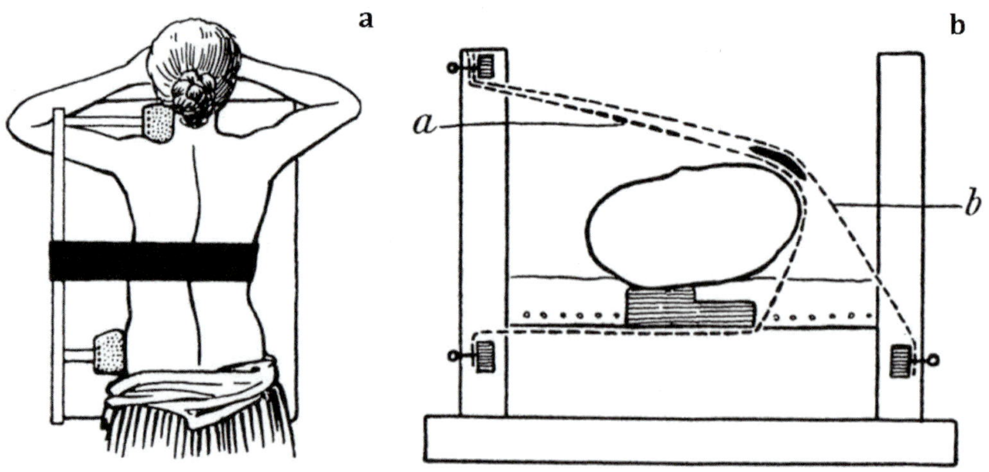

그림 2.10 (a) 벨트 장비에서의 교정을 위한 3점 원리의 도식적 표현, (b) 늑골 돌출부를 등쪽 가쪽으로 묶는 교정 스트랩의 도식적 표현(Lange 1907).

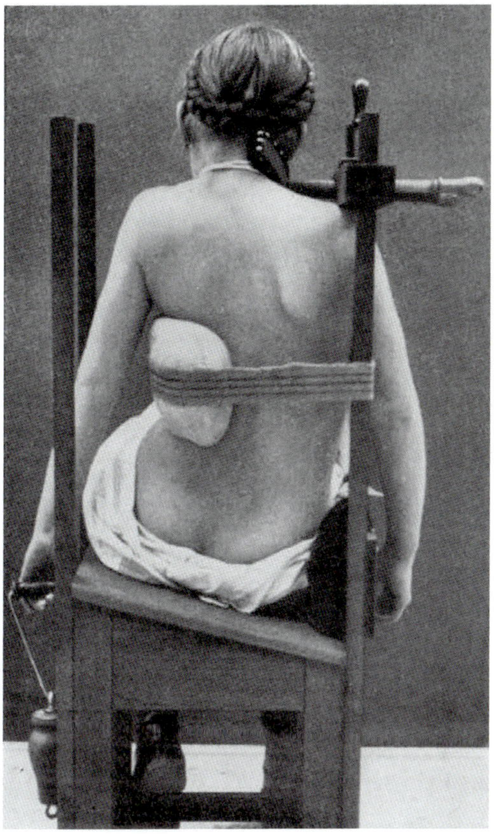

그림 2.11 3점 교성상치에 앉아 있는 환자(Lange 1907).

1. 척추측만증이 있는 척추는 적극적으로 능동적 또는 수동적으로 강하게 구부릴 필요가 있다.(그림 2.9, 2.10).

2. 능동적 및 수동적 과교정을 위해 사용되는 장치는 가능한 한 단순할 필요가 있다(그림 2.11).

Lange는 보상 만곡 또한 관찰하였으며, 과교정은 왜곡된 척추 부위에만 제한되어야 한다고 언급 하였다. 기어 다니기를 이용해 척추측만증을 치료하고자 했던, 매우 존경받는 Bonn 출신의 외과의사 Klapp의 원래의 생각에 동조할 수 없었던 것은 이러한 이유 때문이었다.

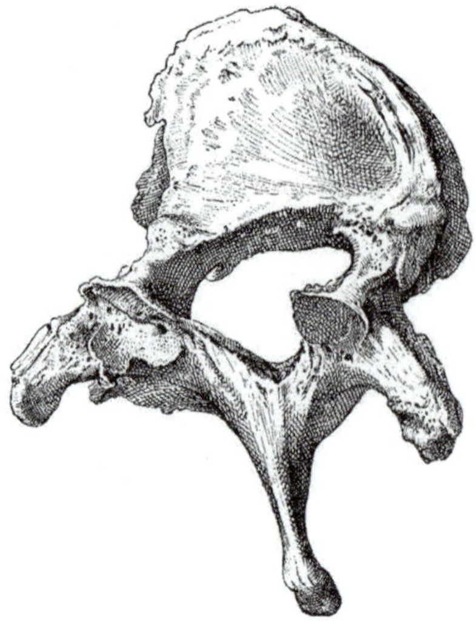

그림 2.12 척추측만증을 동반한 흉추의 비틀어진 형태. 척추체는 오른쪽으로 가 있는 반면, 후관절은 왼쪽으로 더 놓여 있고 극돌기(spinous process)는 오른쪽을 가리키고 있다. 또한 이 이미지에 나타나지 않은 쐐기 모양의 형태가 있다(Blencke 1913).

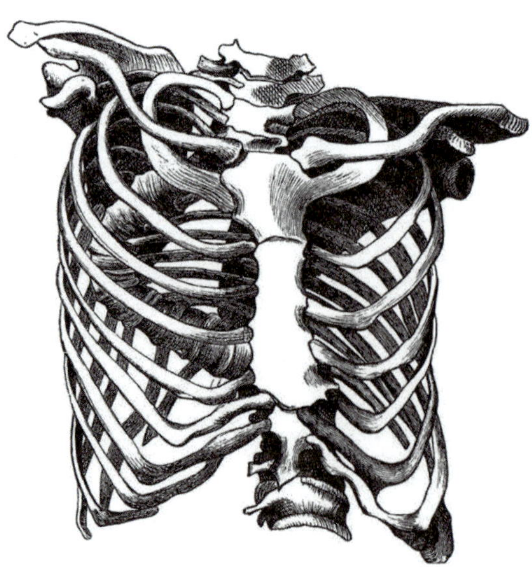

그림 2.13 흉추 측만증이 있는 흉곽의 비틀림(Blencke 1913).

Blencke(1913)는 척추측만증 치료에 대한 보다 더 적극적이고 구체적인 치료접근법의 지지자였다. 그는 일반적인 치료를 위한 교정체조와 병적인 형태의 척추 변형에 직접 영향을 주기 위한 교정체조의 한 형태를 구분하였다(그림 2.12-2.13). 그는 누구라도 혹은 어떤 운동 지도자라도 척추측만증을 위한 치료를 제공할 수 있다고 생각하지 않았다.

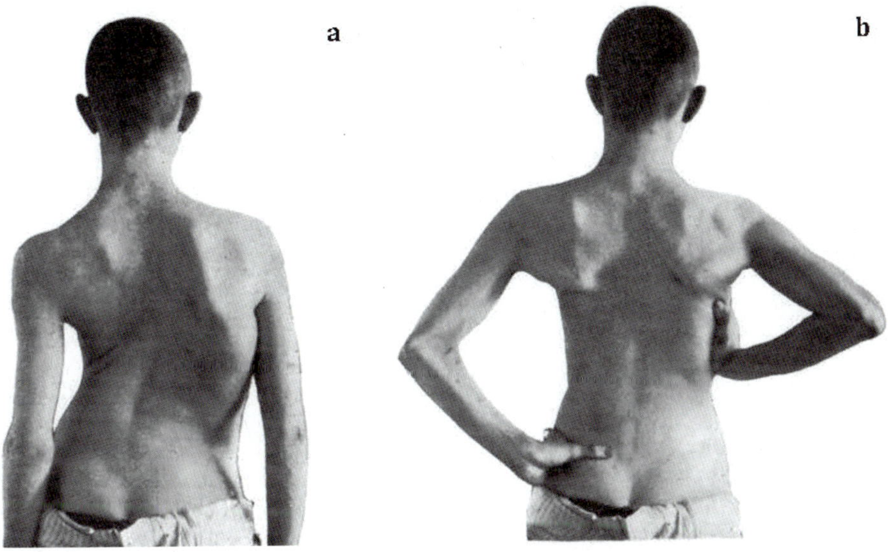

그림 2.14 (a) 오른쪽 흉추 측만증이 있고 왼쪽 요추 보상만곡을 가진 환자의 운동 전 모습. (b) 매일 여러 번에 걸쳐 운동하여 자동 교정된 환자의 모습(Blencke 1913).

중증의 측만증에 대해서는 비대칭적 운동이 필수적이라고 그는 믿었다(그림 2.14a, b). Schultheß가 했던 것처럼, 그는 특화된 척추측만증의 치료를 위한 정형외과 체조는 개인에 맞춤화된 작업으로 보았다. 체조를 진행 시 특별히 선택된 부위의 저항을 극복하고, 특정 2차 움직임을 유도하고 원하지 않는 움직임은 제한하면서 골격의 특정부분을 이동하여 원하는 부위에 고정하였다. Blencke(1913)는 또한 네발로 기어다니기 운동을 부정적인 관점에서 보았는데, 이는 그의 의견으로 볼 때, 척추측만증 치료를 위한 체조는 개인에 따라 맞춤화 되어야 하기 때문이었다.

20세기 후반 쯤, Katharina Schroth는 3차원적 척추측만증 치료법을 개발하였다. 그녀 자신의 몸은 척추측만증에 의해 변형되었으며, 그 반응을 보면서 그녀는 특화된 교정 메커니

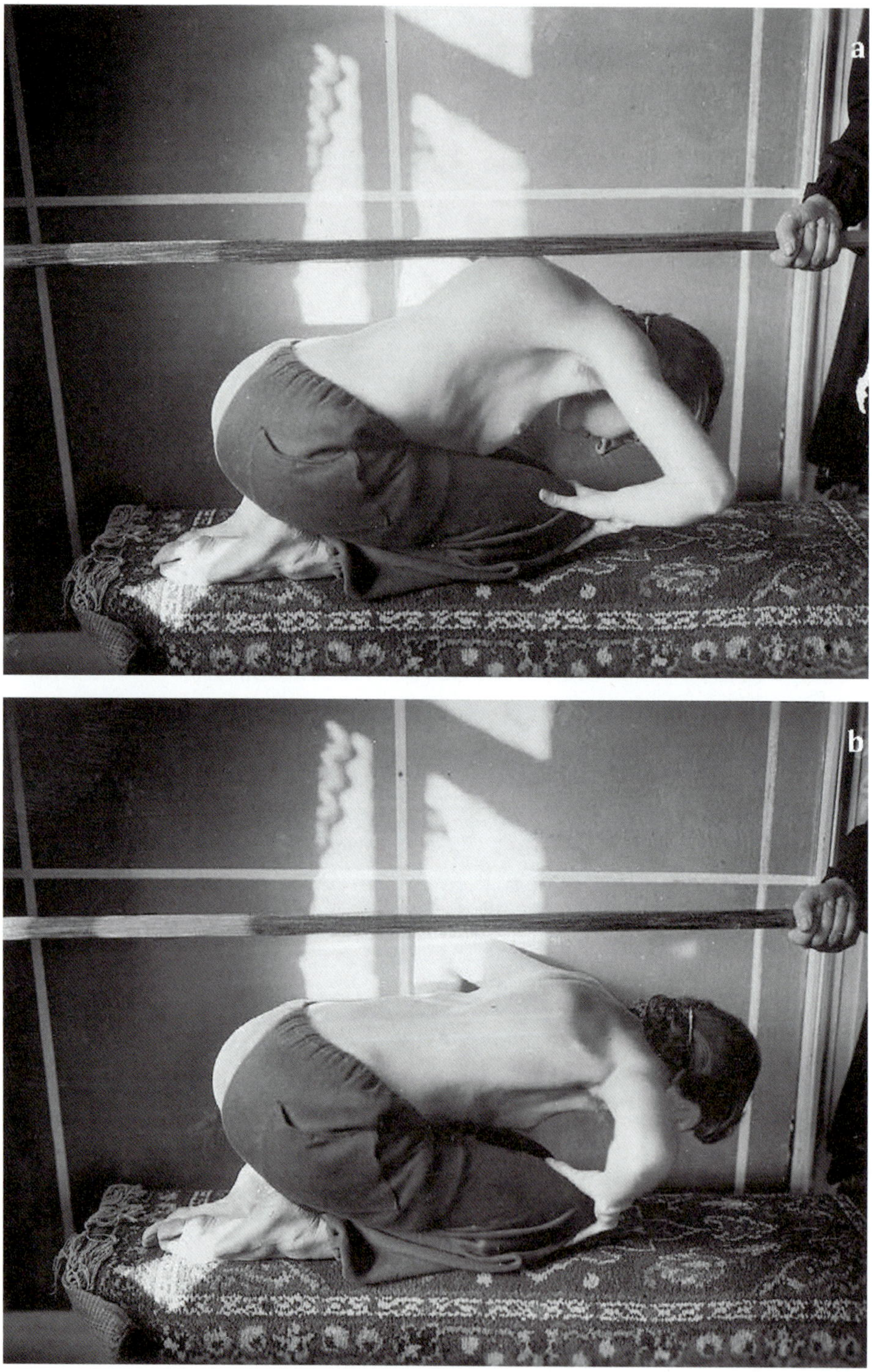

그림 2.15 중증의 흉추 뒤틀림에 회전호흡 기법을 적용 (a) 운동 전, (b) 운동 중. 수개월 치료 후 긍정적 결과들이 관찰되었다.

증과 그녀가 "회전호흡"이라고 이름 지은 교정호흡기법을 개발하였다(그림 2.15a-b). 회전 호흡 기법과 함께 슈로스의 전체적인 원리는 척추측만증의 치료에 있어서 새로운 것이었다. 카타리나 슈로스는 몸 전체 느낌의 변화를 통하여 척추측만증에 영향을 주고 싶었다.

1921년 마이센에 첫 번째 연구소가 개관됨에 따라 슈로스의 3차원적 척추측만증 치료법은 인기를 얻었다. 처음에 척추측만증은 단순히 기계적으로만 가볍게 볼 수 있는 것이 아니었지만, 역학이 하위역할을 하지는 못했다. Katharina Schroth는 척추측만증의 치료 옵션에 대하여 처음으로 감각운동의 운동 원리를 도입하였다. 이 원리들은 만곡을 피하기 위한 의식의 감각을 제공할 수 있는 하루의 일상적인 행동을 유도하여 최선의 능동적 직립을 가능하게 한다(그림 2.16, 2.17). 호흡은 또한 척추측만증의 교정에 중요한 요소로 흉곽뿐만 아니라 요추부분에도 통합적으로 중요한 요소이다(Schroth 1924, 1929, 1931, 1935). 이러한 원칙을 도입한 후, 심각한 척추측만증의 경우 3-6개월의 지속적인 치료가 실행을 계획하였다.

만곡의 치료에 관한 성공 사례 중 몇몇은 만곡이 매우 크고 뻣뻣하였으며, 이 결과들은 Katharina Schroth가 설립한 연구소의 첫 번째 간행물들에서 볼 수 있다(그림 2.15-2.17). 그러나, 제2차 세계대전 후에 그 내용이 알려진 한 보고서에서, 라이프찌히 출신의 Schede 교수는 20세기 초에 그 치료법을 "사람들이 경각심을 가져야 할 사기"라고 묘사하면서 비판했다.

이 비판은 꽤 영향을 주는 언급이어서 Katharina의 남편인 Franz Schroth가 공직에서 해임당하기에 이르렀다. 그의 아내의 일은 공식적인 가치가 없는 스캔들로 여겨졌다. 그러나 의료 전문가들로부터의 긍정적인 목소리 또한 많이 있었는데 결국 징계적인 조사 후 Franz는 복직하였다.

1924년 Katharina Schroth는 작은 규모의 호흡 치료법 책을 출판했다. Essen 출신의 Dr. Grewers는 서문에 다음과 같이 썼다.

> "개인적으로, 나는 내가 본 것을 이미 판단할 수 있고, 어떤 경우의 환자들에게는 이 방법을 추천해 줄 것이다, 왜냐하면 다른 모든 방법들이 실패한 그들에게 그것은 도움을 줄 것으로 나는 알고 있기 때문이다. 나는 이 치료 체계가 완전한 의학적 근거를 가지고 있으며, 편견이 없는 전문가가 기존의 치료 체계와 함께 이용할 수 있다고 주장하는 것을 지나치다고 생각하지 않는다."

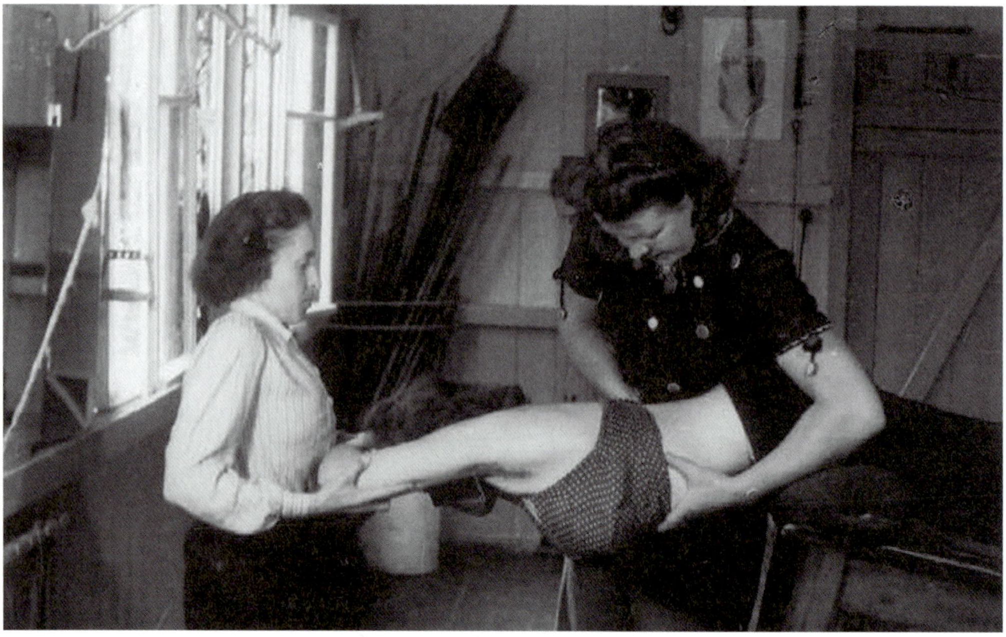

그림 2.16 운동 중 교정운동을 개선하기 위해 이른바 "교정 잡기"와 "호흡 잡기"를 사용하여 자세 감각을 강화한다.

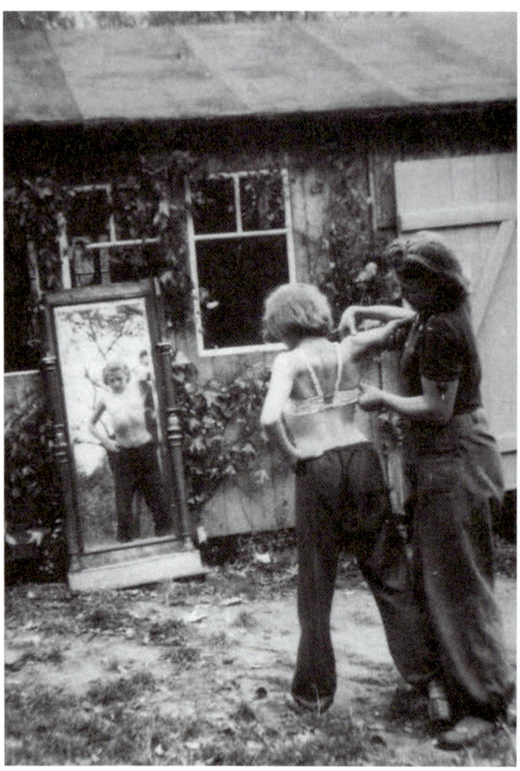

그림 2.17 호흡의 보조를 통하여 자동 교정이 가능하게 하기 위한 거울의 이용.

책은 척추측만증 환자만을 위해 만든 것은 아니고, 무너진 자세를 가진 모든 환자들을 위한 운동에 관한 정보를 포함하고 있다. 그러나 Katharina Schroth는 척추측만증의 치료에 대하여 특히 초점을 맞추면서 명확히 이야기하고 있다. 이것은 아래의 치료법에 대한 설명에서 분명해 진다.

> "그때 나는 한쪽 호흡법과 여러 종류의 체조 운동을 이용하여 왼쪽 측면을 천천히, 하지만 확실히 끄집어 냈다. 이중 만곡이 있기 때문에, 그 운동이 한쪽에는 도움을 주지 못하고 오히려 다른 쪽에 손상을 줄 수도 있으므로 조심해야만 했다. 운동 수행의 효과가 상쇄되는 경우가 자주 있다. 세심한 관찰과 여러 해의 경험이 이러한 위험요소들을 피하도록 해준다."

1929년 Katharina Schroth는 두 번째의 삽화 책자에서 훨씬 더 포괄적인 접근법을 제시했다.

> "왜 이렇게 고통받는 아이의 척추를 바르게 하려는 운동이 자주 실패로 끝나는 것일까? 그 이유는, 아이들이 인생에서 경험하는 견딜 수 없는 어려움들-어른에게는 중요하지 않을 지도 모르는 문제들-을 알려고 하지 않은채 너무 기계적이고, 너무 운동 지향적인 방식으로 아이들에게 접근하기 때문이다. 사람의 겉모습을 바로 서게 하고 그의 척추를 세우는 것은, 먼저 그 사람의 내면을 '바로 서게 하고' 그들에게 희망을 주고, 그들이 '숨을 내쉬게' 만들어야만 가능할 것이다. 이 말은 현재의 물질주의적으로 생각하는 세대-가령, 인간을 기계로 보는 전문가들-보다 더 현명하다는 것을 보여준다."

1931년에 발간된 Naturmedizin(Natural Doctor)에서, Katharina Schroth는 회전호흡 기법에 관해 다음과 같이 기록했다.

> "우리는 호흡을 정확하게 조절할 수 있어서, 우리가 원하는 대로 되도록 하는 것은 여러 측면에서 도전적인 것이다. 이를 달성하기 위해, 전문가는 대상자가 올바른 호흡과 잘못된 호흡에 대한, 즉 바른 위치에서의 적절한 늑골 관절의 방향을 위한 통제력을 개발하도록 도움을 주어야 한다."

"환자가 스스로 할 수 있도록 도와주는" 원칙 또한 같은 글에서 제시되어 있다.

> "척추 변형으로 고통 받는 많은 사람들이 얼마나 끔찍해하고, 단지 외모 때문에 그들이 얼마나 외면당하는지, 그들의 직업에서 얼마나 제약을 받는지, 그들의 인생의 즐거움

> 이 얼마나 줄어드는지를, 우리가 고려한다면, 이 상황의 개선-완벽하게 가능한 뭔가-을 이루기 위해서는 전문가를 통한 간단한 교육으로 집에서 자가 치료를 할 때 세울 수 있는 기초를 먼저 제공해야 한다."

"신체 느낌"이라는 주제에 관해, 1935년 Ore산맥 상부지역에서 나온 한 저널의 특수판에서 Katharina Schroth의 아래 설명을 발견할 수 있다.

> "환자는 신체적, 정신적, 감정적으로 각각의 모든 면에서 활성화되어야 한다는 것은 자명하다. 그들은 스스로 고통과 싸워야 한다. 특성상, 이러한 교육적 영향력은 강력한 반향을 불러 일으킨다. 정확하고 구체적인 작업을 통해, 환자의 신체 느낌을 개발하고 고도의 수준으로 신체의 감각을 유도해 내는 잠재력을 열어 놓을 수 있으며 그렇게 함으로써 깊게 파묻힌 근육층을 포함하는 작업조차도 통제가 되고 정확히 수행될 수 있다. 그것을 실현할 수 있다는 가능성은 고도로 교육된 전문 운동 지도자들 조차도 말문을 잃게 되는 과정이다."

Gocht와 Gessner가 개발한 치료 체계에 관해서 글로 쓰여진 정보는 거의 없다. Gocht (1909)는 초기에 장비를 가지고 하는 척추측만증 치료에 관여했다. 그러나 Gocht와 Gessner의 작업에 기초한 운동들이 베를린의 Charité 병원에서 1925년 이후에 개발되었다. Mater (1957)는 그 주제에 관해 다음과 같이 기술했다.

> "Gocht 와 Debrunner가 1925년부터 그들의 책 '정형외과적 치료법'에서 설명한 척추측만증 운동들은 오늘날 실행되는 것과는 다르다. 이 책에서 다루어지는 것은 특히 환자와 함께 수동적인 역할로 묘사되는 척추 교정이다. 치료는 늑골 돌출부로 향하는 손의 압박, 그리고 나아가 골반으로 향하는 몸통의 움직임, 혹은 요추 측만증의 경우에 위치 재설정을 통한 오목한 쪽의 골반을 기울게 하고, 영향을 주는 다리를 이완하는 방식을 통해서 이루어진다.
>
> Gocht는 이러한 것들을 고정상태에서, 능동적으로 반대로 휘게하는 것으로 묘사한다. Ms. Gessner가 그 후 몇 년이 지나, Berlin Charité 병원에서 정착시킨 원칙적으로 여전히 오늘날 폭넓게 사용 중인 운동들은 사실상 스웨덴 교정체조에서 가져온 것들이다. 여기서, 우리는 단지 스트레치 형태의 활동적인 근육작업과 볼록한 쪽의 가로 근육조직의 독립된 긴장을 통해서 측면 기울기와 척추의 비틀림에 대응하려고 한다."

Hug(1921)는 근섬유의 퇴행이 척추측만증에 있어서 중요한 역할을 한다고 하였다. 예를 들면, "척추측만증이 일찍 시작될수록, 몸의 변형은 더욱 더 심하다" 라고 말한다. "그의 치료 원칙은 "반대쪽의 일시적인 과교정" 이다. 적어도 기계적인 관점에서 볼 때, 그는 Lange 및 Schroth와 의견이 일치한다.

Port(1922)는 근육계 또한 가장 중요한 부분이라고 하였다. 구루병적 척추측만증의 전개는 근육계의 상태에 달려있다는 것이 그의 견해이다. 그에게 이것은 시행자의 전반적인 관심은 근육계를 향해야 하고, 교정의 수단과 지지하는 보조기는 근육계를 위해서만 사용되어야 한다는 것을 의미한다.

Farkas(1925)는 흉추 측만증에서는 전만이 관찰될 수도 있다는 것에 주목하였다. 다른 한편으로, 그는 후만증은 그 반대의 효과를 보인다는 것에 주목하였다. 그는 이 역설적 현상에 대하여 묘사하였는데, 사실상 늑골 돌출은 전만에 의해 증가하고 후만을 통해 줄어듦으로, 늑골 돌출의 뚜렷한 정도의 측면에서 전만과 후만이 반대로 작용하는 것이다. '습관적인' 척추측만증의 전개는 같은 방식으로 발생하며 생리학적인 측만증과 같은 요인들 즉 걷기의 역학에 의해서 발생하고 발전된다는 것이 그의 견해이다. 그는 치료에 관련된 전문가들이 이러한 점을 염두해야 한다고 이야기하였다.

> "계속 상기시킴에도 불구하고 부적절하게 앉는 아이는 측만증이 생기지 않으며, 오히려 이미 그것으로 고통을 받는다. 척추측만증을 가진 아이의 비스듬히 기대는 자세는 측만성 자세로 가능한 최소한의 작업을 요구하기 때문이며 다른 모든 기대는 자세는 그 아이의 노력과 관련있으므로 더 이상 편히 기댄 자세가 아니다." 이 견해는 그 당시에 그랬던 것처럼 오늘날에도 똑같이 적절한 것임으로 척추측만증 치료의 개념적인 개발을 할 때 또한 고려되어야 한다.

치료와 관련된 목표 확립에 관한 주제에 관해 Farkas는 다음과 같이 말했다. "척추측만증의 기능적 치료의 원칙은 손상된 기능들의 제약에 근거를 둔다." Farkas는 기울어졌다는 점에서 척추의 수축은 교정될 수 있다고 믿었다. 몸통의 회전에서 야기되는 늑골 돌출부에만 영향을 줄 수 있다고 지속적으로 설명하였다.

Heuer(1927)는 척추측만증의 병인에 관한 연구를 요약하고, 자급자족할 수 있는 척추측만증 모델을 개발했다.

Katharina Schroth의 치료법이 여러 집단에서 긍정적으로 받아들여지고 있지만, Lempert와 Brodermann(1931)은 여전히 Klapp의 운동을 더 선호했다. 그러나, 그 저자들은 그 운동에 대해 비판하지 않았고, 이 치료법의 결과로서 보상 만곡의 악화 가능성-이 방식이 20년 전에 비평가들로부터 비판을 받은 이유-에 대해서는 아무런 입장도 표하지 않았다.

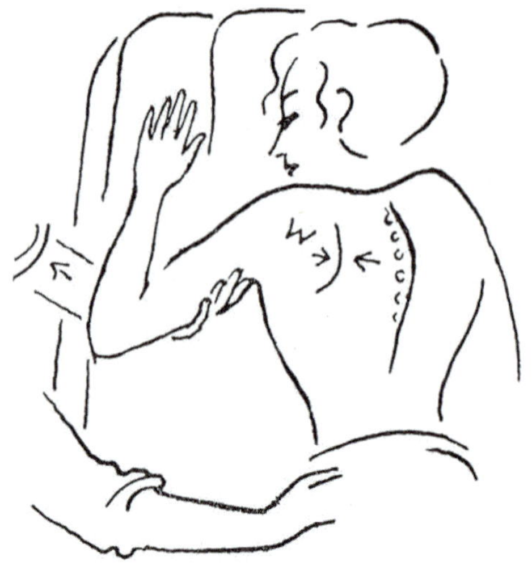

그림 2.18 Von Niederhöffer의 치료 원칙에 대한 설명. 표면 근육조직 위로, 흉추의 오목한 쪽 팔의 도움으로 교정운동이 척추에 실행된다. 이것은 흉곽이 먼저 교정되고, 상위 부분을 교정하기 위해 첫 번째 블럭인 흉추의 볼록한 쪽 팔을 반대로 당겨 흉추의 볼록한 쪽 위로 흉곽을 교정하는, 슈로스에 의해 개발된 3차원적 측만증 치료와는 반대되는 것이다(Weber와 Hirsch 1986에서 개정).

20세기 초, Egon von Niederhöffer 또한 척추측만증 등근육조직의 생체역학에 관심을 보였다. 1929년과 1936년의 저서에서, Luise von Niederhöffer는 아직 물리치료적 개념을 가지고 있지는 않았다. Niederhöffer의 치료 원칙이 일련의 운동(그림 2.18)과 함께 제시된 것은 1942년에서 였다.-이것은 나중에 Becker에 의해 재정립되었다.

2차 세계대전 후 Katharina Schroth 와 그녀의 딸 Christa는 서부에 다시 자리를 잡고, Bad Steben과 Bad Kreuznach의 병동에 뒤이어, 그 당시 Sobernheim으로 알려진 곳에 새로운 연구소를 세웠다. 이 연구소는 초기에는 독립적인 민간의 연구소였지만, 70년대 초부터 하나의 요양원으로 운영되었다. 여기서, Katharina Schroth의 3차원적 측만증 치료법이 더욱 발전되었고 점점 빠르게 알려지게 되었다. 70년대 말 이전, 호흡 기능의 집중 입원 재활치료의 효과에 대해 비교 그룹과 함께 연구되었다. Götze(1976)는 이런 종류의 집중 프로그램은 심폐 기능을 향상시킬 뿐만 아니라 폐활량도 증가시킨다는 것을 보여줄 수 있었다. 폐활량은 4주간의 에어로빅 신체단련 프로그램 후에도 큰 변화를 보이지 않았다.

의료 전문가들이 운영했음에도 불구하고,-80년대 Katharina Schroth Clinic 이라고 불렸던 – 이 연구소는 비판가들로부터 여러 번 비난을 당하는 표적이 되었다. 아마도 학문적으로 이루어지는 "방법론적 싸움" 을 이용해서, 그들은 점점 더 성공적으로 커가고 있는 이 개념을 무효화하려 했다. 논쟁이 극복된 후, 이 방법은 정형외과 분야의 모든 사람들 그리고 독일의 보험회사들로부터 대체적으로 인정을 받았다.

50년대 Vaclav Vojta는 운동요법에 근거해 뇌성마비 아이들을 위한 치료법을 개발하기 시작하였다. 60년대와 70년대(Vojta, 1965) 그의 치료법은 독일 치료사들의 관심을 얻기 시작하였다. 70년대 말까지, Vojta 치료법은 널리 퍼졌고 척추측만증 또한 그의 방식을 이용해 치료되고 있었다.

이 방식에서는, 반사적인 움직임을 촉진하는 도움을 통해 척추측만증 환자에게 존재하는 근육 불균형이 중요한 메커니즘을 통해 보상될 수 있다는 믿음을 주었다. 많은 사람들은 주로 분절 등근육조직의 활동의 증가일 수 있으며, 척추측만증의 경우에 부분적으로 퇴행된 것이라고 잘못 믿고 있다(그림 2.19).

80년대 초 Hanke는 Vojta 원칙에 근거한 E-technique (E-Technik)을 소개했다. 수평 자세에서, 그는 긴장 운동을 통해 늑골 돌출부를 바로 펴는 중요한 반응에 의해 변화된 자세를 안정화 하려고 노력했다.

오늘날 Katharina Schroth의 3차원적 측만증 치료법을 제외한 옛날 방식들은 독일에서

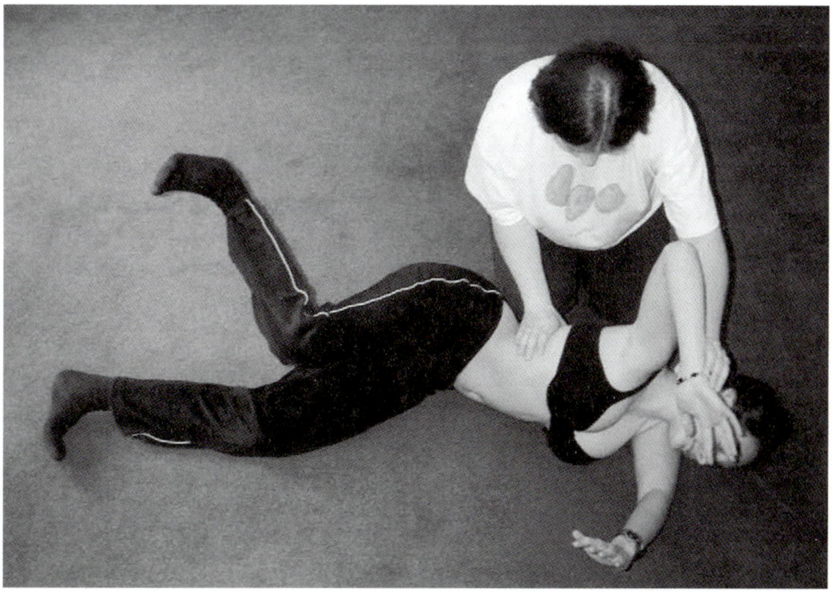

그림 2.19 Vojta가 발전시킨 반사적 전환을 촉진시키는 운동.

더 이상 중요한 역할을 하지 못한다, 왜냐하면 그것들은 시간이 지나면서 지속적으로 발전하지 않았기 때문이다. 이것은 또한 80년대 부흥을 경험한 Scharll 측만증 치료법에도 적용된다(Weber 와 Hirsch 1986).

외래환자의 치료에서는 슈로스의 3차원적 척추측만증 치료법이 널리 퍼지고 있다. 물론 발전적 운동요법(Vojta and Hanke)에 근거한 물리치료적 방법들이 여전히 독일에서 어느 정도 이용되고 있다. 이런 것들을 넘어서, 척추측만증 치료법의 한계를 넓히기 위해 과거에 많은 방법들이 사용되었지만(Ozarcuk 1994), 시간이 지나면서 이 방법들은 그 부정확성과 비효율 때문에 포기되어 왔다. 따라서 외래환자의 치료에서, 위에서 소개된 사람들의 신체기능 재활방법의 선택과 그들이 경험한 이후의 발전은 선의로 제한할 수 있다.

의심할 여지 없이, 다른 나라와 다른 대륙에서도 아마도 수백 년 혹은 수천 년 된 보존적 측만증 치료법의 효과적인 발전들이 있었다.

그러나 독자들은 첫 번째 저자의 설명이 독일어권 세계 안에서의 발전들에 한정된 것에 대해 용서해 줄 것이다. 출판 당시에는, 포괄적인 국제 다중언어 자료를 구할 수가 없었다.

최근 요가, SEAS 혹은 Dobomed(Fusco et al. 2011)와 같은 국제적인 수준의 몇 가지 발전들이 공격적으로 시장에 나왔다. 비록 이런 접근법들이 분명히, 체계적인 교정 시스템을 이용하지 않고 나왔지만 말이다. 그러나 보조기를 사용하는 것이 절대적으로 교정 효과와 관련된 것이라는 것(Landauer et al. 2003)을 우리가 명심한다면, 재활치료적 방법을 선택할 때 Side-Shift, Best Practice(Fusco et al. 2011), Schroth 그리고 Best Practice(Borysov and Borysov 2012, Pugacheva 2012, Monticone et.al 2014, Lee 2014)와 같은 본질적으로 교정 효과를 내는 방법들에 초점을 두어야 한다.

모든 가능성을 두고 볼 때 미래에는 보다 쉽고 간단하지만, 유효성이 타협되지 않는 치료법들이 지배할 것이다. 새로운 교육적인 접근법들은, 오늘날의 청소년 환자가 정기적으로 6주간의 입원 집중 재활치료를 받던 과거 시대의 청소년과는 다르다는 것을 고려해야 한다. 경험적으로 배운 방법들이 통합되어야 하며, 그 방법을 항상 변화하는 환자들의 속성에 맞추는 치료적 접근법이 긍정적인 결과를 위해 필수적인 것이다.

Katharina Schroth의 3차원적 측만증 치료법과, 뒤이어 발전된 Schroth Best Practice 프

로그램이 전 세계적으로 가장 널리 사용되는 치료 형태라고 말하는 것에 무리는 없다. 그 주제에 관한 책들이 이미 여러 언어로 번역되었다. 다음 장에서는 2011년 Weiss의 책에서 일부 인용된 Katharina Schroth의 3차원적 측만증 치료법의 역사에 초점을 둘 것이다.

◈ 참고문헌

Blencke A. Orthopädische Sonderturnkurse. Stuttgart, Enke; 1913.

Borysov M, Borysov A. Scoliosis short-term rehabilitation (SSTR) according to 'Best Practice' standards – are the results repeatable? Scoliosis. 2012 Jan 17;7(1):1.

Farkas A. Über die Bedingungen und auslösenden Momente bei der Skolioseentwicklung. Stuttgart, Enke; 1925.

Fusco C, Zaina F, Atanasio S, Romano M, Negrini A, Negrini S. Physical exercises in the treatment of adolescent idiopathic scoliosis: an updated systematic review. Physiother Theory Pract 2011; 27(1):80–114.

Gocht. Ein einfacher Extensions und Lordierungsapparat für Rückgratsverkrümmungen. Verhandlung der deutschen Gesellschaft für orthopädische Chirurgie, 8. Kongress. Z. Orthop. 1909;24:289–295.

Götze HG. Die Rehabilitation jugendlicher Skoliose-Patienten. Untersuchungen zur cardiopulmonalen Leistungsfähigkeit und zum Enfluß von Krankengymnastik und Sport (Habilitation Thesis). Westfälische Wilhelms-Universität, Münster. 1976:206–209.

Haglund P. Die Entstehung und Behandlung von Skoliosen. S. Karger Berlin; 1916.

Hanke P. Skoliosebehandlung auf entwicklungskinesiologischer Grundlage in Anlehnung an die Vojta-Therapie. Vortrag am 2.2.1983 in Würzburg. Diskussionsreihe „Krankengymnastische Skoliosetherapie“ der Arbeitsgemeinschaft Atemtherapie im ZVK; 1983.

Heuer F. Zur Theorie der Skoliose. Darmstadt, Eduard Roether GmbH; 1927.

Hoffa A. Lehrbuch der orthop. Chirurgie. Berlin; 1905.

Hug O. Thorakoplastik und Skoliose. Stuttgart: Enke; 1921.

Klapp R. Funktionelle Behandlung der Skoliose. Jena: Fischer; 1907.

Landauer F, Wimmer C, Behensky H. Estimating the final outcome of brace treatment for idiopathic thoracic scoliosis at 6-month followup. Pediatr Rehabil. 2003;6(3–4):201–7.

Lange F. Die Behandlung der habituellen Skoliose durch aktive und passive Überkorrektur. Stuttgart, Enke; 1907.

Lange F et al. Die Skoliose. Ergebn. Chir. 1913;7:748.

Lee SG. Improvement of curvature and deformity in a sample of patients with Idiopathic Scoliosis with specific exercises. OA Musculoskeletal Medicine. 2014; Mar 12;2(1):6.

Lempert G, Brodermann W. Entstehung und Beseitigung körperlicher Formfehler. Hamburg, Carl A. Langer; 1931.

Ling PH. Zitiert aus Törngren LM: Lehrbuch der Schwedischen Gymnastik. 4. Aufl., Esslingen; 1924.

Lorenz A. Pathologie und Therapie der seitlichen Rückgratverkrümmungen (Scoliosis). Wien: HÖlder; 1886.

Mater M. Methoden der heutigen krankengymnastischen Behandlung bei Fehlhaltung und Fehlformen der Wirbelsäule. Z. Krankengymnastik. 1957;9:6–8.

Monticone M, Ambrosini E, Cazzaniga D, Rocca B, Ferrante S. Active self-correction and task-oriented exercises reduce spinal deformity and improve quality of life in subjects with mild adolescent idiopathic scoliosis. Results of a randomised controlled trial. Eur Spine J. 2014 Feb 28. [Epub ahead of print]

Oldevig J. Ein neues Gerät und neue Übungen der Schwedischen Heilgymnastik zur Behandlung von Rückgrats-Verkrümmungen. Berlin, Springer; 1913.

Ozarcuk L. Grundlagen der Skoliosebehandlung mit der propriozeptiven neuromuskulären Fazilitation (PNF). In: Weiss HR (Hrsg) Wirbelsäulendeformitäten Bd. 3, 1994:11–30.

Paré A. Oeuvres complètes. Ed. Par Malgaigné, Tome II, Chap. VIII, 1840:611.

Port K. Über das Wesen der Skoliose. Eine klinische und röntgenologische Studie. Stuttgart: Enke, 1922.

Pugacheva N. Corrective exercises in multimodality therapy of idiopathic scoliosis in children - analysis of six weeks efficiency - pilot study. Stud Health Technol Inform. 2012; 176:365-371.

Schanz A. Die statistischen Belastungsdeformitäten der Wirbelsäule mit besonderer BerÜcksichtigung der kindlichen Wirbelsäule. Stuttgart: Enke; 1904.

Schroth K. Die Atmungskur. Chemnitz: G. Zimmermann; 1. Auflage; 1924.

Schroth K. Gefahren bei der Behandlung seitlicher Rückgratverkrümmungen. 2. Bild prospekt. Zimmermann, Chemnitz, 1. Auflage; 1929.

Schroth K. Behandlung der Skoliose (Rückgratverkrümmung) durch Atmungsorthopädie. In: Der Naturarzt (Hersg.: Deutscher Bund der Vereine für naturgemäße Lebensund Heil-weise Naturheilkunde). 1931: 11–15.

Schroth K. Wie helfen wir den Rückgratverkrümmten? Sonderdruck aus Nr. 143 vom 25. Juni 1935 der „Obererzgebirgischen Zeitung“ Buchholz.

Vasiliadis ES, Grivas TB, Kaspiris A. Historical overview of spinal deformities in ancient Greece. Scoliosis. 2009 Feb 25;4:6.

Vojta V. Rehabilitation des spastischen infantilen Syndroms. Eigene Methodik. Beitr Orthop Traumat. 1965;12:557.

von Niederhöffer E. Neue Beobachtungen über die Mechanik der breiten Rückenmuskeln und über deren Beziehungen zur Skoliose. München/Berlin: Verlag Rudolph Müller und Steinicke; 1929.

von Niederhöffer L. Zur Behandlung von Rückgratverkrümmungen. Zeitschrift für Kruüppelfürsorge. 1936;29:134.

von Niederhöffer L. Die Behandlung von Rückgratverkrümmungen (Skoliose) nach dem System NiedefhÖffer. Berlin: Osterwieck; 1942.

Weber M, Hirsch S. Krankengymnastik bei idiopathischer Skoliose. Stuttgart: Fischer; 1986.

Weiss HR. The method of Katharina Schroth – history, principles and current development. Scoliosis. 2011 Aug 30;6:17. doi: 10.1186/1748-7161-6-17.

Wullstein L. Die Skoliose in ihrer Behandlung und Entstehung nach klinischen und experimentellen Studien. Z Orthop. 1902;10:177.

Zander G. Über die Behandlung der habituellen Skoliose mittels mechanischer Gmnastik. Z fur Orthop Chir Bd. 2; 189:338.

2.1 Katharina Schroth 측만증 치료법

Katharina Schroth는 1894년 2월 22일 독일 드레스덴에서 태어났다. 그녀는 중등도의 측만증을 가졌으며, 그녀가 더욱 기능적인 치료법을 개발하기로 결심하기 전인 16세에 철제 보조기 치료를 경험했었다. 고무공에서 영감을 얻은 그녀는 거울 앞에서 몸의 오목한 부분을 선택적으로 부풀림으로써 자신의 몸통 변형을 호흡으로 없애 버리려고 시도했었다. 또한 어떤 특수한 형태의 교정 움직임의 도움으로 과교정을 함으로써 변형을 "거울에 반영"하려고 노력하였다. 자세의 통제는 자세의 지각을 바꿈으로써만 달성할 수 있다는 것을 그녀는 인식하고 있었다.

특화된 자세교정, 호흡 패턴의 교정 그리고 자세지각의 교정으로 구성되는 이러한 새로운 치료 개념은 그녀가 독일 Meissen에 설립한 3개월 과정의 재활치료를 갖춘 한 작은 기관에서 소개되었다. 30년대 말과 40년대 초기, 그녀의 딸이자 수십 년간의 협력자인 Christa Schroth가 옆에서 그녀를 도왔다.

슈로스 방법론의 초기 연구들이 실행된 건 1980년대 말 이후였다. 첫 번째 대조군 임상실험의 환자들은 1989-1991년의 환자 표본에서 가져왔다.

시간이 지남에 따라 그 내용은 진화했으며, 재활치료 시간은 변화하였다. 보조기가 도입되었고, 환자에게 개선된 치료 결과를 제공하기 위한 슈로스 방식과의 호환성을 위해 조정되었다. 최근 몇 년 동안 첫 번째 저자는 시상면의 교정과 일상생활의 교정, 경험 학습과 같은 새로운 형태의 자세 교육을 추가함으로써 옛날 방식을 수정했고 그럼으로써 프로그램을 현대화하고 훈련 시간을 줄였다.

프로그램은 여전히 Katharina Schroth의 3차원적 치료의 기존 방식–특화된 자세교정, 호흡 패턴의 교정 그리고 자세지각의 교정-에 근거를 두고 있지만, 이제는 이러한 개념들이 환자의 일상생활에서 더욱 쉽게 적용될 수 있는 방식으로 교육된다.

2.1.1 슈로스 방식과 그것의 진화

척추측만증의 보존적 치료 역사는 꽤 길고, BC 460-370년의 히포크라테스의 기존의 방법으로 다시 우리를 안내한다(Vasiliades et al. 2009). 히포크라테스 시대 이후 2000년 이상이 흘렀지만, 20세기 초의 보존적 측만증 치료의 주요 방식은 오늘날 아직도 사용되는 방식과 관련된 기계공학적 견해와 개념에 여전히 근거를 두고 있다. 교정운동들은 지난 2세기 동안 유럽 전역에서 폭넓게 사용되었다. 그 중 어떤 것들은 교정 시 환자 한 명당 3명의 치료사(그림 2.6)를 필요로 한다(Oldevig 1913).

슈로스 방식의 역사는 3세대의 전문적인 작업을 포함하고 있다. 그 프로그램의 시작은 Katharina Schroth 단 한명의 연구 결과물이었고, 부분적으로는 그녀 자신의 신체와 자신의 척추 기능, 교정운동 형태를 분석한 결과였다. 거울 모니터링은 현재의 방식에서처럼 기존의 슈로스 프로그램에서 중요한 역할을 지녔고, 환자로 하여금 시각적 피드백으로 교정운동과 자세 인지를 동시에 가능하도록 한다(그림 2.18). 호흡과 그것의 기능적 교정이 정말로 중요한 역할을 하기 때문에, 그녀의 첫 글들은 전반적으로 호흡에 초점을 두고 있다(Schroth 1924). 나중에, 그녀는 또한 환자의 자세 인지의 중요성과 특수 교정운동을 통한 인지의 향상에 대해 설명하였다(Schroth 1931, 1935).

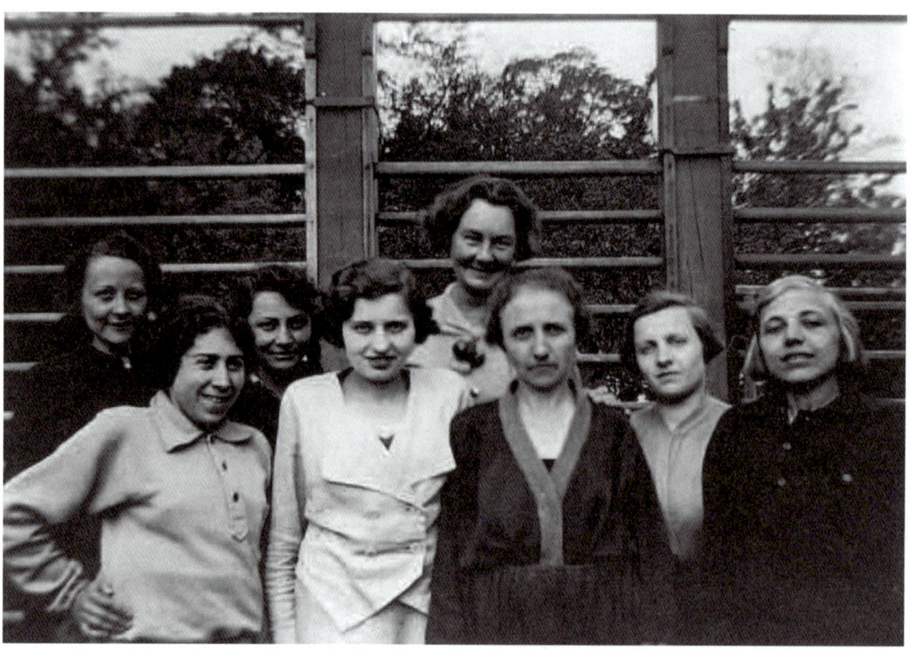

그림 2.20 30년대에 그녀의 환자들과 함께 있는 Katharina Schroth(사진 속 중앙) [Christa Lehnert-Schroth의 사진 자료집에서 가져온 과거 사진]

척추측만증과 관련된 슈로스 가족의 모든 역사는 지난 세기 초 동부 독일에서 시작되었다. Katharina Schroth는 직업언어학교에서 교사로서 직업 생활을 시작했다. 그러나, 그녀는 체조 학교에서 훈련을 경험하기 위해 직업을 바꾸기로 결심했다(우리가 물리치료 교육이라고 알고 있는 것의 이전의 것). 그녀는 곧 거기서 배운 기술들이 척추측만증에 특화된 것이 아니라는 것을 깨달았고, 이것은 그녀가 그녀 자신과 같은 환자를 치료할 수 있게 해주었다.

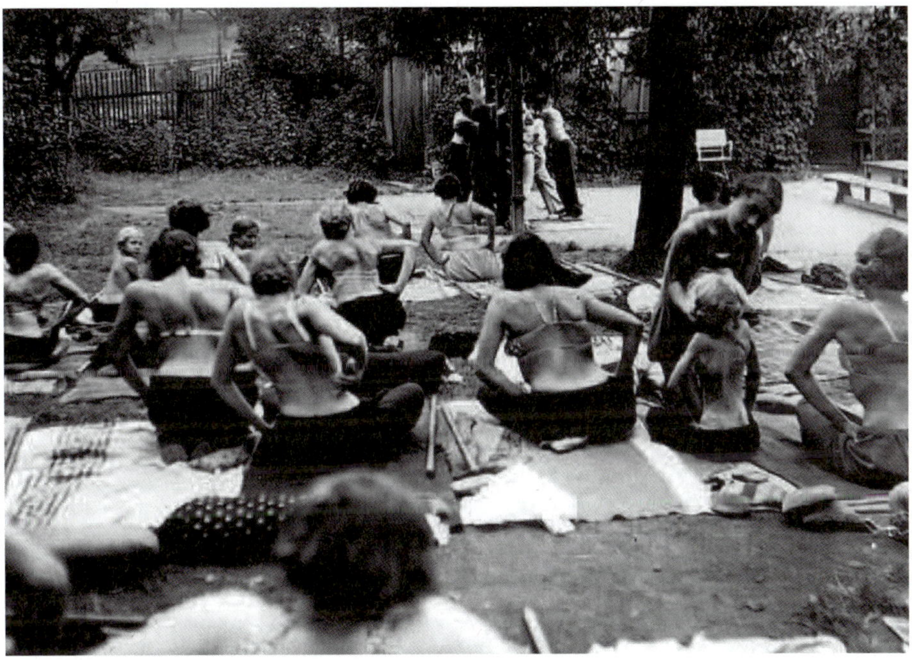

그림 2.21 30년대에 Meissen에 있는 Katharina Schroth가 운영하는 기관의 정원에서 운동하는 큰 만곡의 환자 그룹[Christa Lehnert-Schroth의 사진 자료집에서 가져온 과거 사진]

1921년 Meissen에서 측만증 프로그램을 시작할 때(그림 2.20, 2.21) 그녀가 치료한 대부분의 환자들은 다양한 원인의 측만증 결과로서 큰 늑골 돌출과 강직성 변형을 보이는 80도 이상의 만곡을 가진 환자들이었다. 40년대에 Christa Schroth(그림 2.22)가 어머니를 도왔고, 큰 만곡을 가진 사람들을 돕는 것이 그들의 주된 일이 되었다(그림 2.23, 2.24).

치료사에 의한 수동적 도수 교정의 개별적 운동 외에, 비슷한 만곡 형태를 가진 환자들을 한 그룹에서 치료가 가능하게 하는 그룹환경이 만들어졌다(그림 2.25). Meissen 기관은 근

정원과 개인별 그리고 그룹 치료를 위한 보조 도구를 갖추고 있는 작은 건물로 이루어져 있었다. 가능하면 대부분의 치료는 정원에서 이루어졌다. 신선한 공기와 태양 광선은 사람들이 피부를 태양이나 다른 사람들에게 노출하는 것에 익숙치 못했을 당시에, 환자들의 전반적인 건강과 행복에 기여했다.

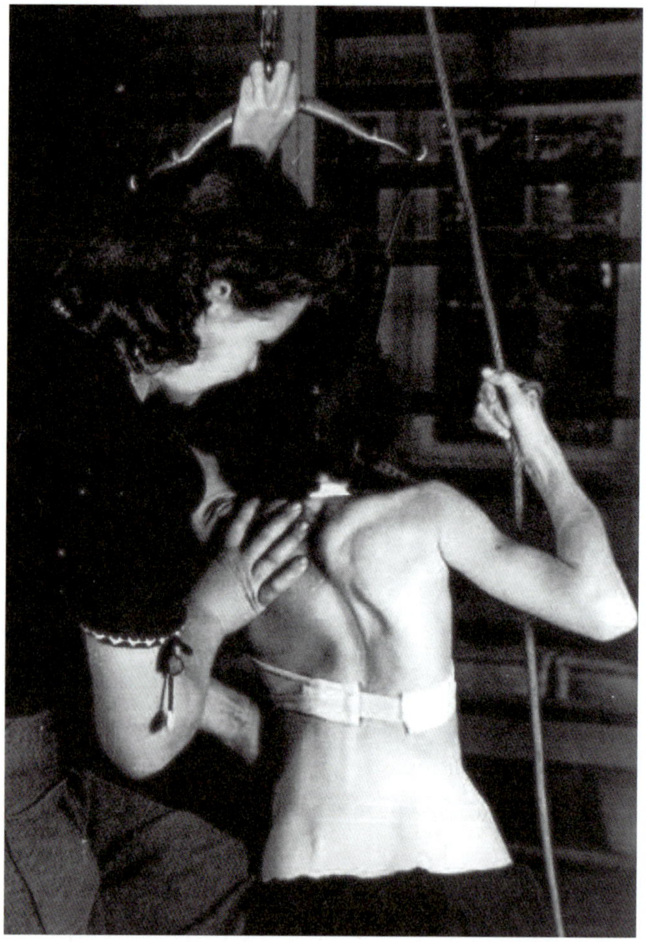

그림 2.22 40년대에 Katharina Schroth의 딸인 Christa Schroth의 개인별 환자 훈련[Christa Lehnert-Schroth의 사진 자료집에서 가져온 과거 사진]

Katharina Schroth에게 거울 모니터링은 1940년대에 Christa Schroth가 치료하는 한 환자를 보여주는 그림 2.17에서 묘사되고 있는 것처럼 가장 중요한 사항이었다. 남편이자 아버지인 Franz Schroth 또한 개인별 교정과 특수 강화운동으로 Meissen 기관에서 환자들을 도왔다.

오래지 않아 논쟁이 발생했고, 1920년대 말 치료방법에 관한 논쟁이 일어났다. Hoffa 운동을 이용하고 있었던 Leipzig 출신의 Scheede 교수는 그녀가 전문적인 트레이너나 의사도 아니고 학교 교사일 때 그 프로그램을 시작하였고, 그녀의 기관을 시작한 후 체조 학교에 다녔다는 것으로 Katharina Schroth 센터에 반대하였다.

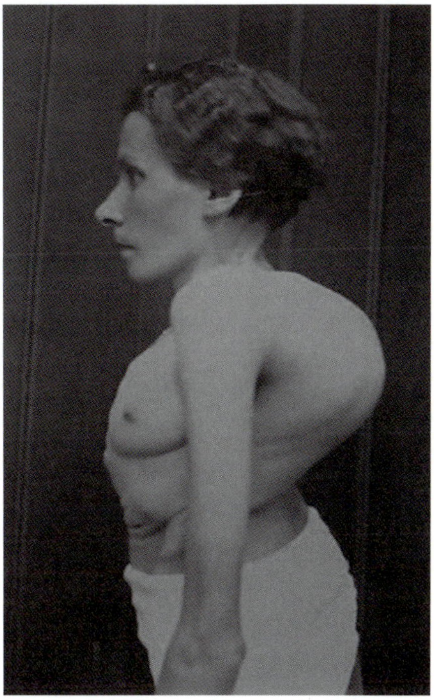

그림 2.23 30년대에 Meissen에 있는 Katharina Schroth의 첫 번째 센터에서 치료를 받는 큰 만곡을 가진 전형적인 환자[Christa Lehnert-Schroth의 사진 자료집에서 가져온 과거 사진].

2차 대전 후 Katharina Schroth는 그녀의 Meissen 센터를 떠나야만 했다. 그녀는 50년 대초 Gottleuba에 있는 국영의료센터에서, 물리치료사가 된 딸과 함께 그녀의 프로그램을 제공하는 고용직을 받았다.

Katharina와 딸은 Gottleuba에서 독일 서부의 Bad Kreuznach로 이수하여 개인센터를 오픈하였다. Christa Schroth는 Ernst Weiss와 결혼하였고, 아들 Hans-Rudolf Weiss가 태어났으며 그 후에 이혼하였다. 1961년 그 어머니와 딸은 Sobernheim에서 센터를 설립하였다. 이 센터는 일반적으로 6주간의 입원 치료를 제공하는데, 한번에 150명 정도의 많은 환자들을 모았다(그림 2.26, 2.27). Christa는 1962년 Adalbert Lehnert와 재혼했는데 그는 이 센터의 성장에 기여했으며 환자 치료에 관여를 하였다.

1970년대까지, Christa Lehnert-Schroth는 그 치료법을 발전시켰고 오늘날 여전히 물리치료사들이 사용하는 단순 분류체계를 도입하였다(그림 2.28). 게다가, 그녀는 유형에 맞는 자세교정을 위해 요추 천추(반대) 만곡(4번째 만곡)의 중요성을 발견하였으며, 이것을 1973년에 첫 발간된 그녀의 책이자 현재는 7판(Lehnert-Schroth 2007)으로 나와있는 "척추측만증을 위한 3차원적 치료" 에서 설명하였다. 이 역사적으로 중요한 책은 영어, 스페인어, 중국어 그리고 한국어를 포함해서 여러 언어로 제공되고 있다.

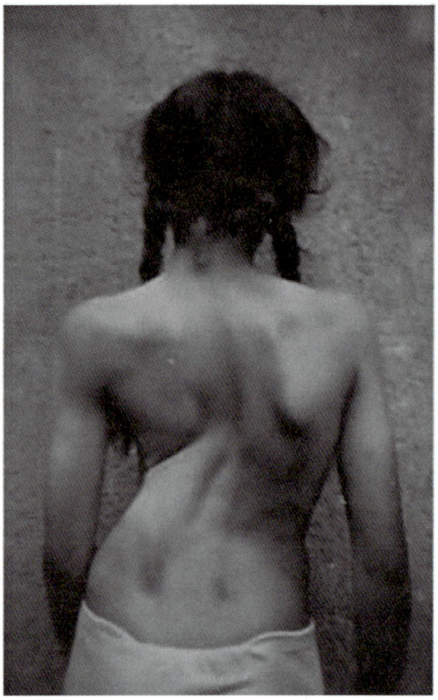

그림 2.24 Katharina Schroth 센터에서 치료할 때, 큰 만곡을 가진 또 다른 전형적인 환자[Christa Lehnert-Schroth의 사진 자료집에서 가져온 과거 사진, Gottleuba 1950년, 독일 동부, 제2 슈로스 센터].

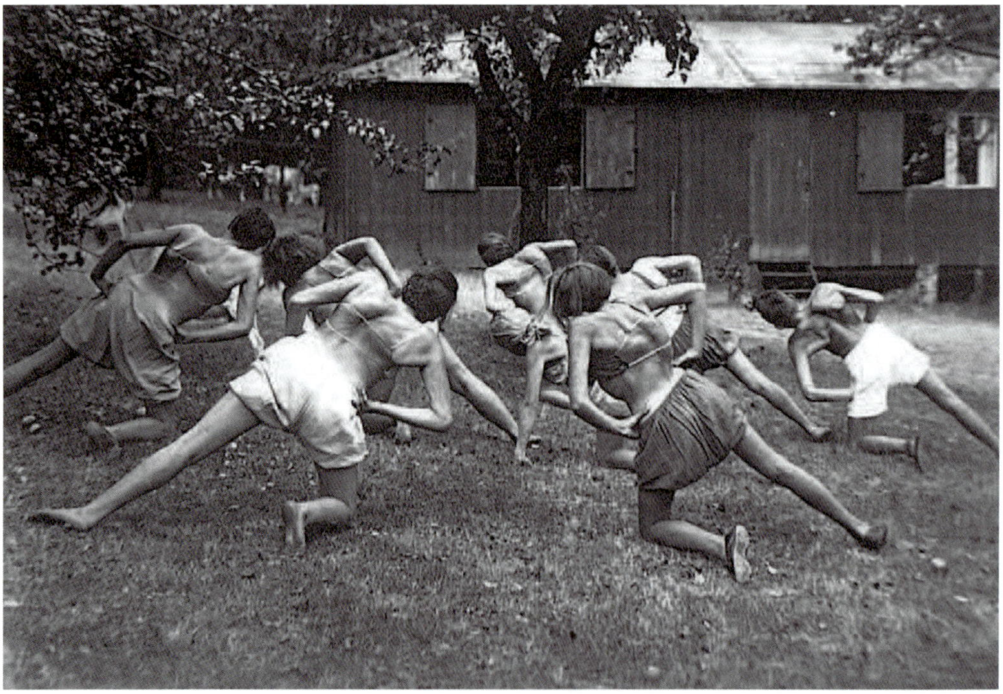

그림 2.25 Muscle cylinder 운동을 하고 있는 흉추 주만곡을 가진 환자 그룹[Christa Lehnert-Schroth의 사진 자료집에서 가져온 과거 사진, 30년대 Meissen].

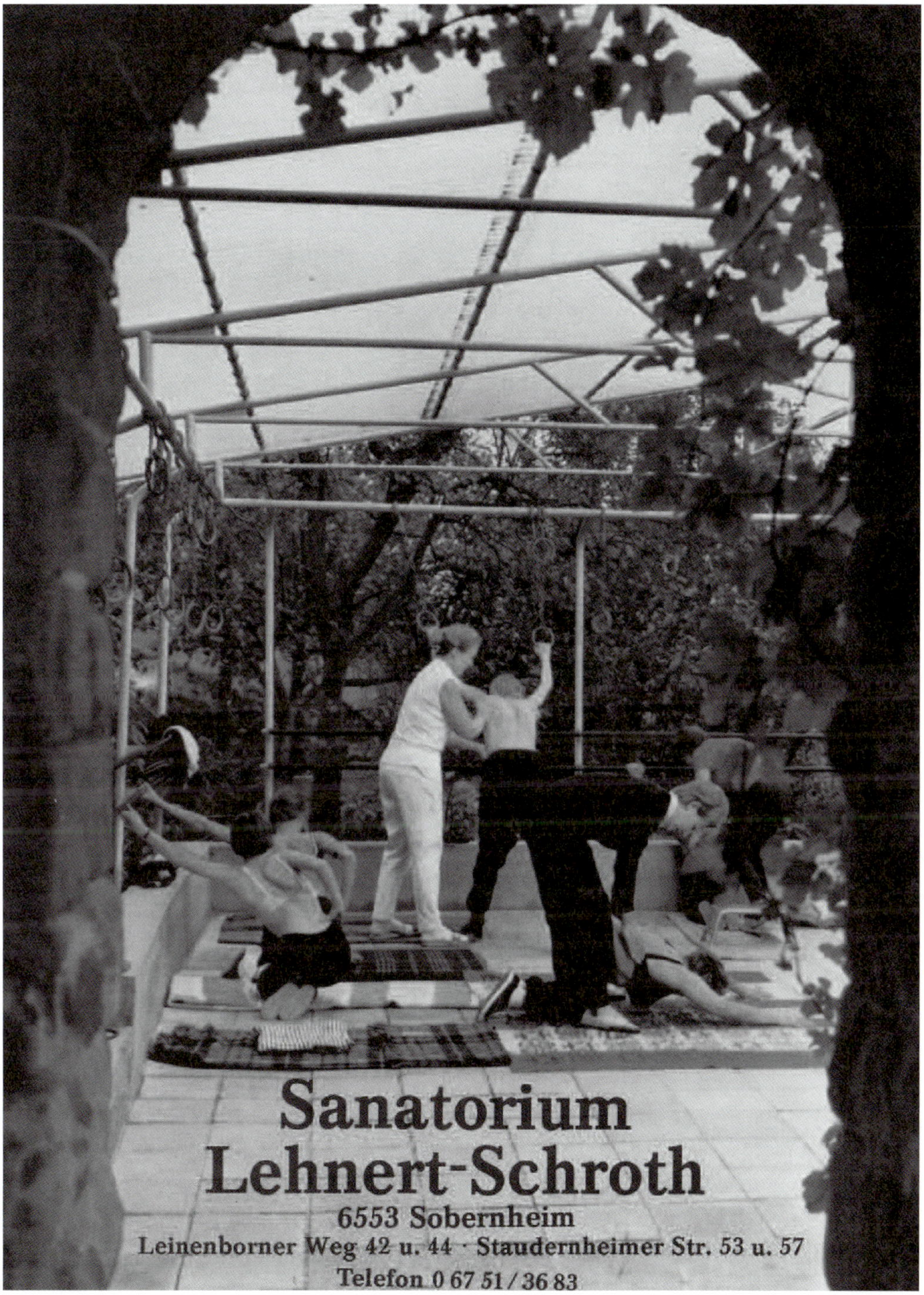

그림 2.26 Sobernheim의 새로운 센터에서 환자들 가운데 있는 Katharina Schroth의 딸 Christa Lehnert-Schroth(70년대 요양원 Lehnert-Schroth 파일). [Christa Lehnert-Schroth의 사진 자료집에서 가져온 과거 사진].

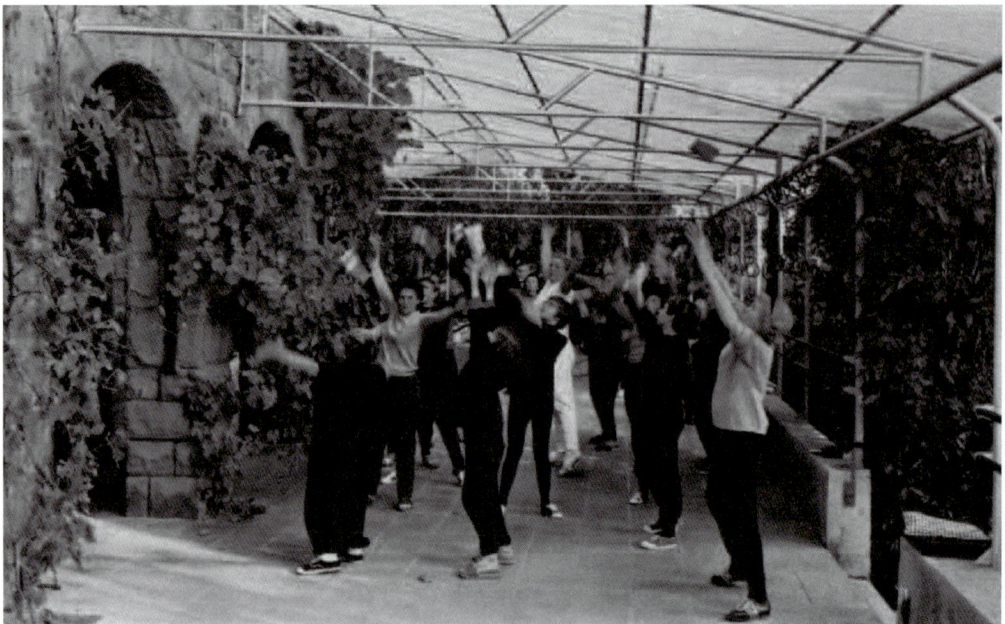

Obere Übungsterrasse

Es wird täglich vor- und nachmittags vielstündig an und mit den Patienten gearbeitet und ihre Eigenverantwortlichkeit geweckt.
Die erste Behandlung sollte mindestens 4-8 Wochen dauern. Vierzehn Tage eignen sich höchstens zur Wiederholung.

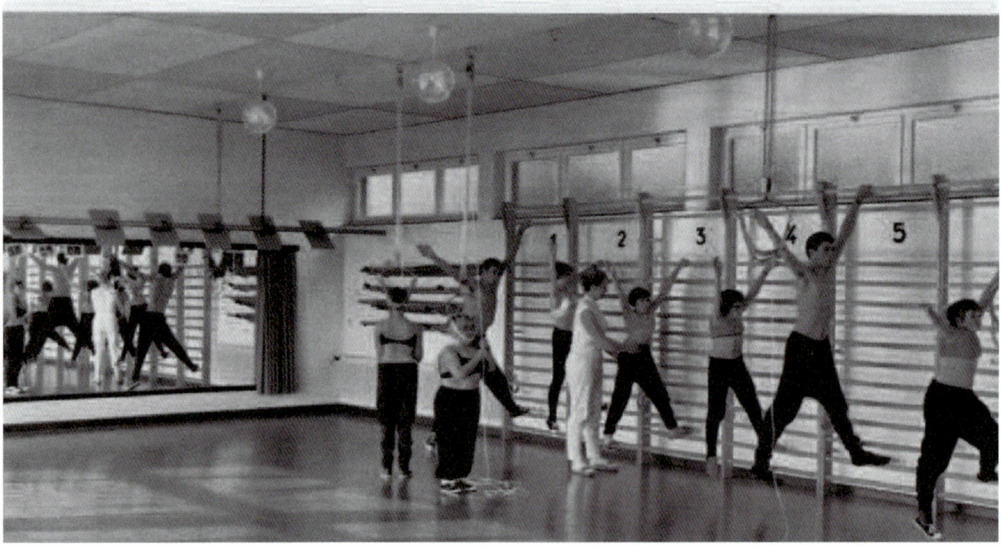

그림 2.27 Sobernheim 센터의 운동 환경(70년대 요양원 Lehnert-Schroth 파일). [Christa Lehnert-Schroth의 사진 자료집에서 가져온 과거 사진].

폐활량과 심폐기능의 개선에 관한 일련의 조사가 그 센터에서 실행된 것 역시 1970년대였다. 이 연구들에서 발견한 것들이 몇몇 대학에서 그 치료법을 인정하게 되는 결과를 낳았다(Götze 1976, Götze et al. 1977).

같은 시기에, 특정 만곡 형태의 교정에 영향을 주는 요추 천추 만곡이 발견되었다(Lehnert -Schroth 1981, 1982).

Christa Lehnert-Schroth 는 또한, 단지 요추 만곡을 바르게 함으로써 기능적인 다리 길이 차이가 저절로 교정이 된다는 사실을 알아냈다(Lehnert-Schroth 1981).

70년대 말 이전 슈로스 입원 운동은 특히 만곡이 큰 환자일수록 수동적으로(목 부분) 견인하는것을 포함하였다. 이런 종류의 치료는 반대의 효과들 때문에 결국에 중단되었다. 이 주제는 3장에서 좀 더 다룰 것이다. 80년대 초, 요양원인 Lehnert-Schroth 센터는 Katharina Schroth Clinic으로 이름을 바꾸었지만, 이 시기에 Katharina Schroth는 그렇게 활동적이지 못했다. 그럼에도 불구하고, 그녀는 1985년 2월 19일 죽기 전까지 여러 독일 대학의 교수들이 많은 부분을 동의하지 않던 그녀의 치료법에 찬성하도록 계속해서 활동하였다.

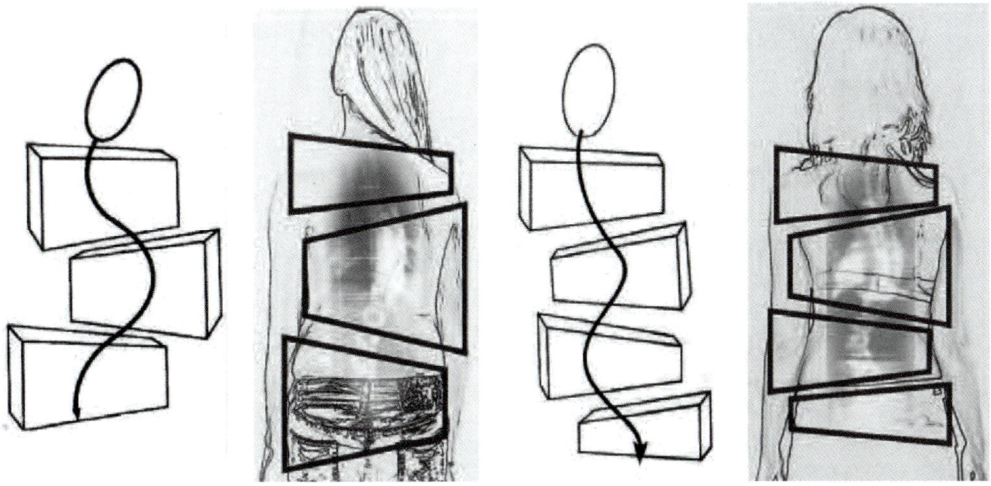

그림 2.28 Lehnert-Schroth의 최초의 분류. 왼쪽은 전두면에서 서로 비껴가고 또한 서로 뒤틀린 어깨, 흉추 그리고 요추 골반 블록을 가진 3개의 만곡 형태. 오른쪽은 전두면에서 서로 비껴가고 또한 서로 뒤틀린 요추 골반 블록이 요추와 골반 블록으로 분리되는 4개의 만곡 형태. 설명: 골반 블록은 요추 천골의 반대 만곡을 상징하고 이 만곡은 제4 만곡으로 정의된다.

2.1.2 첫 번째 조사-첫 번째 과학적 증거

이미 언급한 것처럼, 첫 번째 대조군 임상 통제 실험 환자들은 1989-1991년 사이에 그 클리닉에 있었던 환자를 대상으로 하였다. 결과물의 표본이 전향적 연구로서, 독일어로 1995년 출간되었다(Weiss 1995). 그것은 1997년 처음으로 영어로 출간되었고, 나중에는 전향적인 통제 연구로서 치료를 하지 않은 환자에 관한 다른 지역 연구의 나이와 성별을 맞춘 통제를 포함했다(Weiss, Weiss and Petermann 2003). 심폐기능의 개선, 폐활량의 개선, 근전도검사 그리고 통증치료의 영향에 관한 연구들이 뒤따랐다(Weiss 1991, Weiss 1993a and b, Weiss 1995, Weiss and Bickert 1996, Weiss et al. 1999).

대부분의 연구들은 사전/사후에 참여하도록 고안된 집단 연구들이고, 중기 혹은 장기적인 추적조사는 없었지만 많은 수의 환자들을 대상으로 연구되었다. ECG로 조사된 환자들(794명)의 오른쪽 심장 압박의 징후는 슈로스 프로그램을 이용한 6주간의 입원 재활치료 후 상당히 감소되었다(Weiss and Bickert 1996). Spine에 공개되었던 폐활량과 늑골 활동성에 관한 연구에는 800명 이상이 포함되었다(Weiss 1991). 집중 재활치료 후의 근육 활동의 감소에 관한 다른 연구는 300명 이상의 환자들로 이루어졌다(Weiss 1993a).

30개월 이상의 추적조사를 한 유일한 중기적 연구는 1989년과 1991년 사이에 치료받은 집단 연구였다. 이 연구는 2003년 공개된 한 전향적 통제 시험의 근거가 되었다(Weiss, Weiss and Petermann 2003).

90년대에는 요근의 역회전 효과를 포함한, 흉요추 만곡의 교정과 관련한 발전이 있었다. 환자가 집에서 연습을 하기에는 쉽게 구하기 어려운 여러 개의 교정도구들을 가지고, 수평적 자세로 점점 더 많은 운동들이 지시되고 실행되었다(그림 2.29, 2.30).

이전에, 주요 저자가 원래의 슈로스 방식의 여러 가지 측면들을 분석하였다(Weiss 1988). 원래의 슈로스 방식의 가장 중요한 요소들 중 하나는, 비대칭적인 직립으로 시작하는 상태에서 자세의 반사작용의 도움으로 변형이 자동적으로 사전 교정되는 것이다. 그 운동은 비대칭적으로 직립으로 시작하는 상태에서, 자세 반사작용의 도움으로 사전 교정되기 시작하고, 또한 그 운동은 이러한 사전 교정을 증가시킨다.

수평적 시작 상태에서는 자세 반사작용 때문에 이 사전 교정을 달성할 수 없다. 그러므로 비대칭적 수평 상태에서 운동을 시작할 때는 그 자세교정이 효과적인 것으로 볼 수 없다.

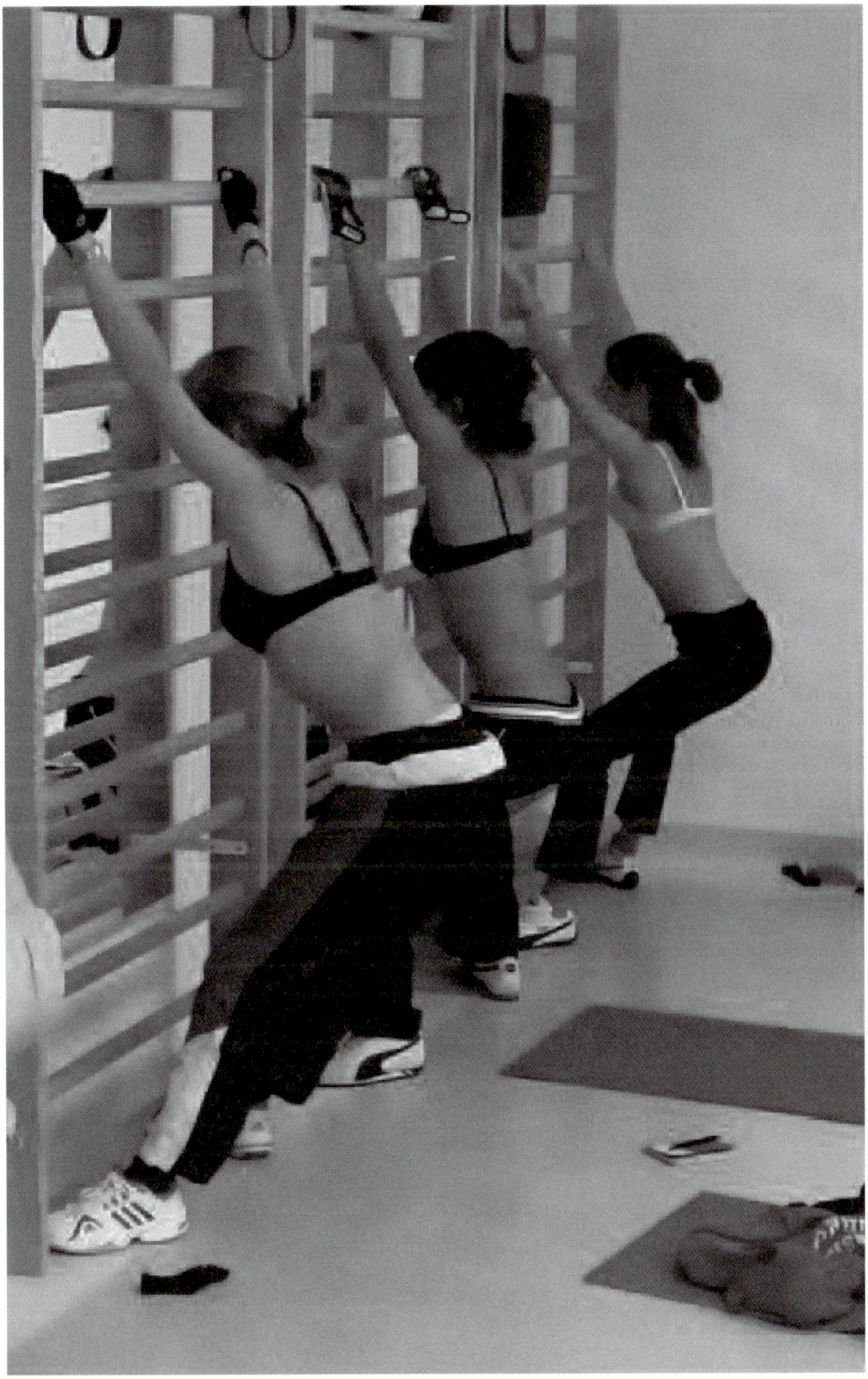

그림 2.29 Bad Sobernheim에 있는 Katharina Schroth 클리닉의 보편적인 운동 모습. 두 팔을 들어 올리는 것은 편평등 변형을 증가시키는 결과를 낳는다[Weiss 2011].

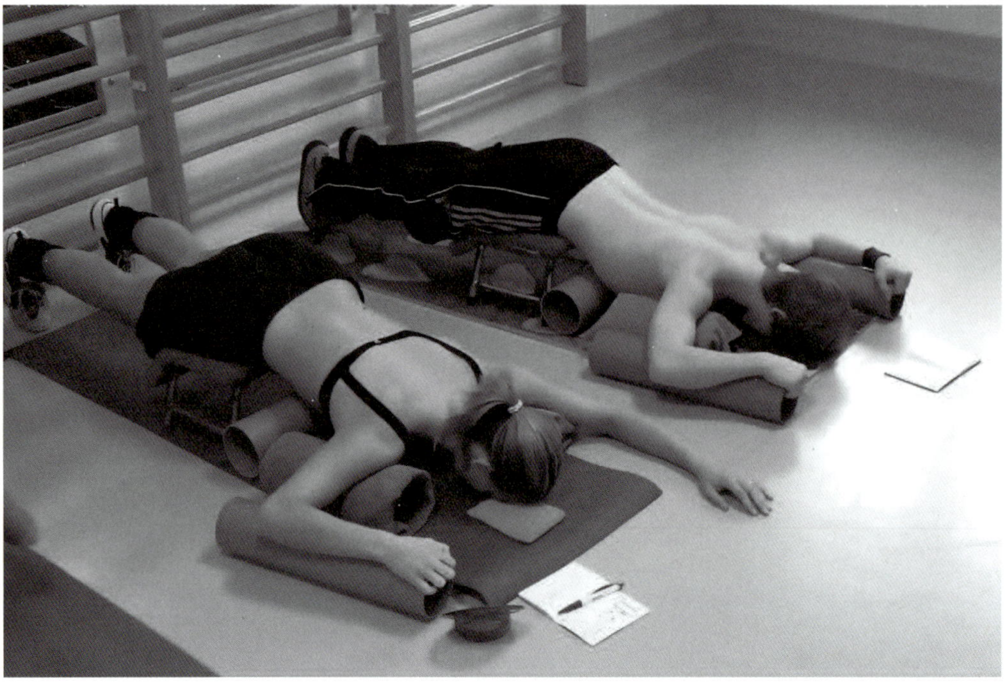

그림 2.30 원래의 슈로스 방식을 따르는 치료는 여러 개의 소품을 필요로 하며, 집에서 항상 쉽게 할 수 있는 것은 아니다. 이 예시에서는 환자가 바닥에 누워있기 때문에 교정자세의 반사작용을 이용하는 자동 자세교정의 장점을 얻을 수 없다[Weiss 2011].

1980년 후반, Dr. Weiss와 그의 아내는 전문가들을 위한 교육과정을 시작했다. 스페인 출신의 의사인 Dr. Manuel Rigo는 슈로스 클리닉에서 머물면서 지도자로 교육을 받았고 거기서 치료법의 기초를 배웠다. 그 당시 그는 바르셀로나에서 그의 장모 이름을 딴 클리닉인 Elena Salva Institute에서 환자를 치료하기 시작하였다. 그리고 Dr. Rigo는 작은 그룹으로 치료를 하자 스페인에서 성공을 거두었다.

그러나, 시간이 지남에 따라 요추 천골 만곡을 바르게 하기 위해서는 골반 비대칭의 교정을 점점 더 강조하게 되었다. 불행히도, 결과는 초기에 Katharina Schroth 치료법을 말해주는 강력한 교정이 축소되고 있었다는 것이다. 교정은 과교정과는 반대로, 대칭을 얻기 위해 신체 중심선에만 실행되었다.

주만곡의 교정은 잊어버리고 작은 변형에 초점을 두면서, 치료의 방법론은 점점 더 복잡해졌다. Asklepios 그룹이 인수를 한 후, 프로그램은 환자가 배우기에 더욱 복잡해진 것으로 보인다. 첫 번째 저자이자 그 때의 관리자였던 내가 보기에, 불행하게도 명확한 발전 방향은 더 이상 예견할 수 없으며 더욱 효율적인 교정운동으로 옮기고 초점을 맞추기 위해 현재의 접근법들에 대한 재연구가 필요한 것으로 보인다.

그 당시에 한 명의 치료사에 종종 15~16명의 환자 그룹은 중요한 개선을 이루기엔 너무 많았다. Katharina Schroth Clinic의 운동 프로그램은 침체된 것으로 보였다. Katharina Schroth의 원래의 방법이 여전히 효과가 있지만, 환자의 입장에서 볼 때 상당한 노력이 필요한 것 같았다. 반면에, 보조기 치료는 발전하고 향상되고 있었다.

40도 이하의 만곡과 전형적인 편평등 변형을 가진 환자들이 계속해서 치료되고 있었지만, 체계적인 시상면 교정을 향한 진정한 발전은 없었다.

그것과는 현저히 대조되는 것으로, 원래의 슈로스 프로그램은 80도 이상의 흉추 만곡과 더 후만적으로 몸이 기울게 되는 몸통 회전과 늑골 돌출을 위해 고안되었다. 중등도의 만곡은 관상면과 횡단면에서 꽤 교정이 잘 되었지만, 시상면은 적절히 고려되고 있지 않았다. 흉추 편평등의 유일한 교정은 회전호흡을 통해서 이루어지지만, 운동의 시작자세는 여전히 두 팔을 올린 상태이고, 그리고 이것은 편평등 변형을 증가시킨다(그림 2.29, 2.30).

2.1.3 해외로 가는 슈로스/Schroth Best Practice

2001년 공동저자 Dr. Moramarco는 그의 딸의 측만증 치료와 조언을 위해 Dr. Weiss와 접촉했다. Dr. Weiss는 그가 Katharina Schroth Clinic의 책임자였던 2002년에 독일에서 그들을 맞이했다. 저자들은 지속적인 교류와 전문적 관계를 만들어 놓고 있었다. Moramarco는 Rigo와의 2004년 과정과 Christa Lehnert-Schroth와의 비공식 훈련을 포함해서 원래의 슈로스 방법에 대한 연구를 계속해 나갔다.

2006년 Weiss는 시상면의 교정을 고려하는 더욱 새롭고, 더욱 혁신적인 슈로스의 교육적 방법에 대한 최근의 발전 사항을 공개했다(Weiss et al. 2006, Weiss and Klein 2006).

또한 2006년, 보존적 측만증 치료의 Schroth Best Practice가 출간되었다. Weiss는 보스톤의 2007 SOSORT 회의에서 그 기본개념을 소개했고, 거기서 그는 슈로스 자격을 위한 첫 번째 국제과정이 열리는 독일로 Dr. Moramarco를 초청했는데, 그가 Asklepios

Katharina Schroth Clinic에서 인증을 받은 첫 번째 미국인 슈로스 지도자가 되었다. 그는 되돌아 가서 Weiss의 최첨단 Scoliologic^{TM} Best Practice 치료 방식-1주 이하의 완벽한 외래 프로그램을 제공하는-을 사용한 슈로스에 기초한 외래환자 프로그램을 처음으로 개설했다.

슈로스 방법이 유럽의 경계를 넘은 건 오직 지난 10년 간에 이루어진 것이다. 미국에서 환자들과 함께 한 Moramarco의 작업은 슈로스 원리의 가장 혁신적인 발전-우크라이나, 러시아, 한국, 중국, 홍콩, 일본, 인도네시아, 싱가포르, 호주 그리고 일부 유럽 센터들처럼-을 포함한다. Dr. Weiss는 지금 북미, 유럽, 아시아에서 제공되는 그의 최신 슈로스와 호환성이 있는 보조기인 겐징겐 보조기의 지속적인 개선에 초점을 둘 뿐만 아니라, 의사들과 치료사들을 국제적으로 훈련하는 것을 지속하고 있다.

환자는 진행을 멈추고, 외형을 개선하고, 통증을 줄이며 수술의 대안을 찾기 위한 방법들을 추구하기 때문에 슈로스에 기초한 개념과 보조기의 장점은 빠르게 퍼지고 있고, 이제는 전 세계적으로 알려져 있고 인정되고 있다.

2.1.4 최근의 발전

과거 20년 동안 보조기를 착용한 x-ray들을 35,000번 이상 평가하면서, 첫 번째 저자는 보조기 착용의 교정뿐만 아니라 교정운동의 효과도 계속적으로 향상시켰다(Weiss and Moramarco 2013).

2004년에 추가된 것 이후로, 훈련 시간은 줄어들었지만 그 개념들은 Katharina Schroth를 따르는 기존의 3차원적 치료법에 여전히 근거를 두고 있다.

2010년에 Schroth Best Practice 프로그램은 공식적으로 확립되었고 그것은 가장 중요한 부분으로 이 책의 나머지 분량을 차지하고 있다. 환자는 과거 4~6주간의 입원재활치료와 대등한 결과를 1주일 혹은 더 적은 기간 안에 얻을 수 있다(Weiss and Seibel 2010). 한편, 측만증 단기 재활치료(SSTR)가 테스트되어 왔고, 그 결과들은 모의조사에서 달성된 것처럼 반복 가능한 것으로, 세계적으로 알려져 왔다(Borysov and Borysov 2012, Pugacheva 2012, Lee 2014).

일상생활을 하는 동안 자세의 제어를 잃지 않도록 하는 ADL's(일상생활속의 교정)에 초점을 두는 신체기능 재활은 바람직하다. 원래의 슈로스 방법에서 유래되어 추가된 것들은 만곡을 푸는데 목표를 두고 있고, 자세 통제를 위한 필수적인 요소이다. 매일 30분의 측만증 운동은 만곡 형태에 특수한 ADL's에 관한 지식이 없이는 덜 효과적이라는 것을 주목하는 것이 중요하다. 왜냐하면 일상생활의 교정이 없다면 만곡은 하루 종일 하중을 안고 있는 상황이기 때문이다.

보조기를 착용하는 동안에도 신체적 재활운동을 같이 하는 것, 그리고 환자가 보조기를 벗기 시작할 때는 더욱 집중적인 작업을 하는 것이 중요하다는 것 또한 주목해야 한다.

Schroth Best Practice 프로그램®은 시상면의 교정과 관련해서 개선되어 왔다. 오늘날, 우리는 최적의 자세교정을 촉진하기 위해 노력하고 있고, 여기서 우리가 예외적으로 큰 만곡에서 이전에 달성했던 현저한 교정을 생각하면 그 연관성은 다시 단절된다.

'New Power Schroth' 로 불리는, Schroth Best Practice 프로그램의 일부분으로서, 최신의 발전들은 작거나 중간 정도 그리고 다소 중증의 만곡을 위해 고안되었다. 흉추 만곡이 70도를 넘으면 환자에게 최고의 이점을 제공하기 위해서 원래의 슈로스 프로그램 또한 포함되어야 한다.

그러므로 슈로스에 기초한 치료법의 최신 발전(Schroth Best Practice program®)은 환자에게 더 간단하게 접근하기 때문에 70° 미만의 작은 만곡에서 더 선호되고, 시상면을 교정하고 환자로 하여금 척추의 하중을 줄여주는 것의 중요성을 깨닫게 하며, 하루에 걸쳐 가능한 자세교정을 유지하는 것을 강조한다.

◈ 참고문헌

Borysov M, Borysov A. Scoliosis short-term rehabilitation (SSTR) according to 'Best Practice' standards – are the results repeatable? Scoliosis. 2012 Jan 17;7(1):1.

Götze HG. Die Rehabilitation jugendlicher Skoliosepatienten. Untersuchung zur cardiopulmonalen Leistungsfähigkeit und zum Einfluß von Krankengymnastik und Sport. Thesis, Westfälische Wilhelms-Universität, Münster; 1976.

Götze HG, Seibt G, Günther U. Metrische Befunddokumentation pulmonaler Funktionswerte von jugendlichen und erwachsenen Skoliosepatienten unter einer vierwöchigen

Kurbehandlung. Z Krankengymnastik. 1977;30:228–233.

Lee SG. Improvement of curvature and deformity in a sample of patients with Idiopathic Scoliosis with specific exercises. OA Musculoskeletal Medicine. 2014; Mar 12;2(1):6.

Lehnert-Schroth C. Unsere Erfahrungen mit einem Verkürzungsausgleich in der Skoliosebehandlung. Orthop Prax. 1981;27:255–262.

Lehnert-Schroth C. Die Beeinflussung der Lumbosakral-Skoliose durch die Dreidimensionale Schroth'sche Skoliosebehandlung. In Die Skoliose, MLVGesellschaft, Uelzen Edited by Meznik F, Böhler N. 1982 :116–118.

Lehnert-Schroth C. Three-dimensional treatment for scoliosis. The Martindale Press; 2007.

Oldevig J. Ein neues Gerät und neue Übungen der Schwedischen Heilgymnastik zur Behandlung von Rückgrats-Verkrümmungen. Springer, Berlin; 1913.

Pugacheva N. Corrective exercises in multimodality therapy of idiopathic scoliosis in children - analysis of six weeks efficiency - pilot study. Stud Health Technol Inform. 2012; 176:365-371.

Schroth K. Die Atmungskur. Zimmermann Verlag, Chemnitz; 1924.

Schroth K. Behandlung der Skoliose (Rückgratverkrümmung) durch Atmungsorthopädie. Der Naturarzt. 1931 :11–15.

Schroth K. Wie helfen wir den Rückgratverkrümmten? Obererzgebirgische Zeitung 143, June 25th 1935.

Vasiliadis ES, Grivas TB, Kaspiris A. Historical overview of spinal deformities in ancient Greece. Scoliosis. 2009 Feb 25;4:6.

Weiss HR. Eine funktionsanalytische Betrachtung der dreidimensionalen Skoliosebehandlung nach Schroth. Krankengymnastik. 1988;40:354–363.

Weiss HR. The effect of an exercise program on VC and rib mobility in patients with IS. Spine. 1991;16:88–93.

Weiss HR. Imbalance of electromyographic activity and physical rehabilitation of patients with idiopathic scoliosis. Eur Spine J. 1993a; 1(4):240–243.

Weiss HR. Scoliosis related pain in adult-treatment influences. Eur J Phys Med and Rehab. 1993b;3:91–94.

Weiss HR. The Schroth scoliosis-specific back school—initial results of a prospective followup study. Z Orthop Ihre Grenzgeb. 1995;133:114–117.

Weiss HR, Bickert W. Improvement of the parameters of right-heart stress evidenced by electrocardiographic examinations by the in-patient rehabilitation program according to Schroth in adult patients with scoliosis. Orthop Prax. 1996;32:450–453.

Weiss HR, Lohschmidt K, El Obeidi N, Verres C. Preliminary results and worst-case analysis of inpatient scoliosis rehabilitation. Pedtr Rehabil. 1997 Jan-Mar;1(1):35–40.

Weiss HR, Verres C, El Obeidi N. Ermittlung der Ergebnisqualität der Rehabilitation von Patienten mit Wirbelsäulendeformitäten durch objektive Analyse der Rückenform. Phys Rehab Kur Med. 1999;9:41-47.

Weiss HR, Weiss G, Petermann F. Incidence of curvature progression in idiopathic scoliosis patients treated with scoliosis inpatient rehabilitation (SIR): an age- and sexmatched controlled study. Pediatr Rehabil 2003 Jan-Mar; 6(1):23–30.

Weiss HR, Hollaender M, Klein R. ADL based scoliosis rehabilitation—the key to an improvement of time-efficiency? Stud Health Technol Inform. 2006;123:594–598.

Weiss HR, Klein R. Improving excellence in scoliosis rehabilitation: a controlled study of matched pairs. Pediatr Rehabil. 2006; 9:190–200.

Weiss HR. Best Practice in Conservative Scoliosis Care. 1st edition, Pflaum Munich 2006.

Weiss HR, Seibel S. Scoliosis short-term rehabilitation (SSTR) - a pilot investigation. The Internet Journal of Rehabilitation 2010; 1 Number 1.

Weiss HR, Moramarco M. Scoliosis – treatment indications according to current evidence. OA Musculoskeletal Medicine 2013 Mar 01;1(1):1.

Chapter

03

척추측만증의 신체 재활-문헌의 고찰

Physical Rehabilitation Specific to Scoliosis-A Review of the Literature

척추측만증은 급성장기 동안 빠르게 악화될 수 있는 척추와 몸통의 3차원적 변형이다(Goldberg et al. 2002, Asher and Burton 2006, Hawes and O'Brien 2006, Weiss and Moramarco 2013). 비록 척추측만증은 특정한 질병(예를 들면, 신경근육, 선천성 혹은 특정 증후군이나 종양에 기인한)의 표시이거나 증상일 수 있지만, 척추측만증 환자의 대부분(80 – 90%)은 특발성이다. 왜냐하면 근본적인 원인이 밝혀지지 않았기 때문이다. 증상을 가지고 있는 척추측만증의 치료는 근본적인 원인에 영향을 받을 수도 있다. 척추측만증은 대부분 성장기 동안, 그리고 성년기에 진행됨에 따른 중재의 주된 목표는 만곡의 진행을 막는 것이다(Goldberg et al. 2002, Asher and Burton 2006, Hawes and O'Brien 2006, Weiss and Moramarco 2013).

아동들과 청소년에 관한 연구들을 이해하고 해석하기 위해서 성장 역학에 관한 기초 지식이 도움이 될 수 있다(Weiss 2012). 아동기와 청소년기 동안에는 급성장 시기가 있는데, 그 때는 만곡 진행의 위험이 크다. 느린 성장 시기 동안에 진행의 가능성은 적다(Goldberg et al. 2002, Asher and Burton 2006, Hawes and O'Brien 2006)(그림 3.1). 예를 들면, "유아기 급성장"은 5.5세에서 6세 때 끝나고, 뒤이어 첫 번째 성숙의 징조 이전까지 "평평한 단계"가 온다. 가슴 발달의 첫 징조나 음모가 날 때, 사춘기의 급성장이 시작되고(P1), 그것의 상승 국면에서 진행이 일어날 수 있다(Goldberg et al. 2002). 성장 절정기-소녀의 초경/

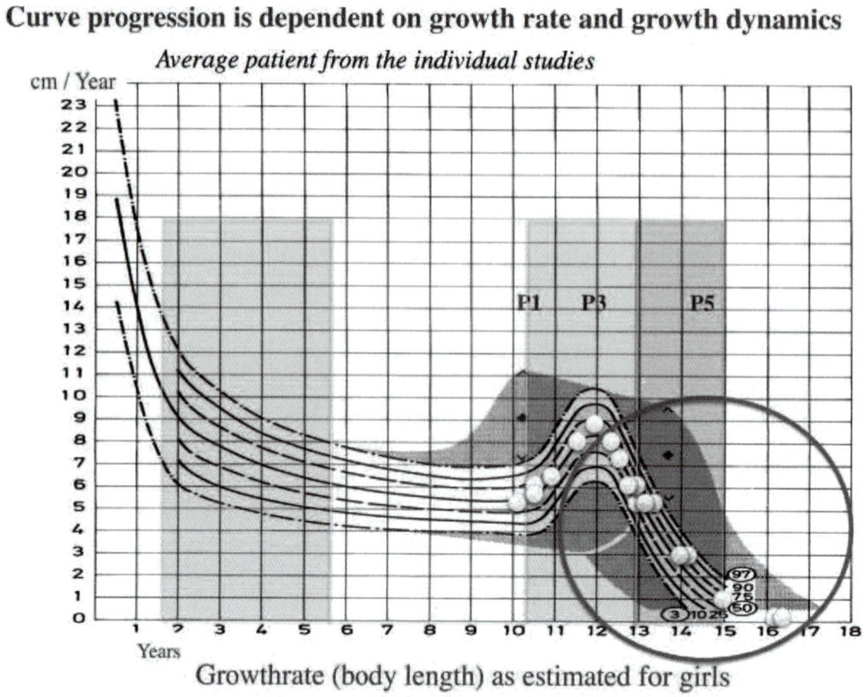

그림 3.1 소녀들의 성장률(신체 길이). 이 그림은 성숙하지 않은 개인은 더 높은 속도를 가진 두 개의 성장 국면을 경험한다는 것을 보여준다. 하나는 하강의 특성을 가진 유아 급성장기로 부를 수 있다(0세에서 대략 6세까지). 다른 하나는 사춘기 급성장기다(약 10세에서 13세까지). 높은 성장 속도의 이 두 개 국면 사이에는 진행의 위험이 거의 없는 평평한 성장기가 나타난다(Weiss로부터 수정된 그림과 Weiss 2005). 척추측만증 환자의 물리치료에 관한 연구들에 나온 평균 환자들의 분포(Weiss 2012)가 제시되어 있다(하얀 점들). 뮌헨 Pflaum 출판사의 승인(Weiss HR: 보존적 측만증 치료의 "Best Practice", 4판, 2012).

소년의 변성-직후에 골성숙이 나타나는 성장의 중지(P5)까지 성장의 하강 국면이 시작된(Weiss 2012).

청소년 특발성 척추측만증 환자에서 콥각도(Cobb 1948)의 진행 위험은 일반적으로 인정된 진행 요소 공식을 사용하여 계산될 수 있다(Lonstein and Carlson 1984). 측만증을 가진 성장기 청소년을 위한 치료 처방은 이 공식을 기초로 결정된다(그림 3.2). 이러한 지식에서 도출된 가이드라인이 과도하거나 부족한 치료를 예방하기 위해 SOSORT(측만증의 정형외과, 재활치료 사회, Weiss et al. 2006)에 의하여 확립되었다.

공식:

$$\frac{\text{콥각도} - (3 \times \text{Risser 단계})}{\text{실제연령}}$$

이 공식의 결과물인 진행 요인은 상관 차트에서 확인될 수 있고, 진행의 비율 위험을 확인하는데 도움을 줄 수 있다(그림 3.2). 해당되는 추정치는 5장에 포함된 국제적 가이드라인에 제시된 것처럼 성장기 동안의 치료 처방에 대한 판단 기준으로 사용될 수 있다(Weiss et al. 2006).

진행 위험을 결정하기 위해 Risser 징후 혹은 장골능 위의 골단 성장(Risser 1958)이 고

Average patient from the individual studies

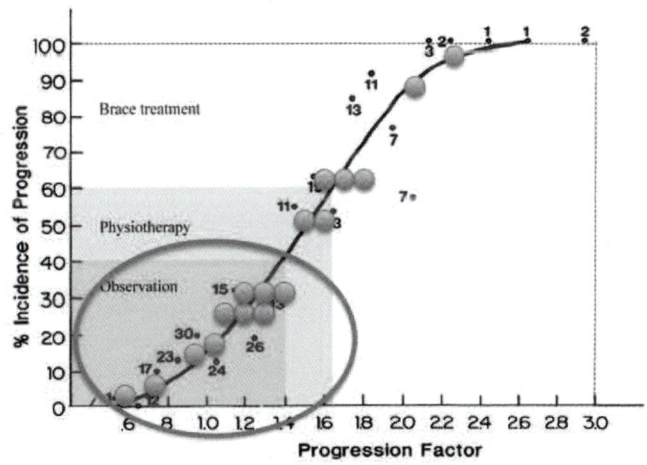

Graph showing the incidence of progression according to the progression factor, which is calculated by the formula:

$$\frac{\text{Cobb angle} - (3 \times \text{Risser stage})}{\text{Chronological age}} = \text{Progression factor}$$

그림 3.2 진행률(위험)은 Lonstein과 Carlson(1984)이 만든 공식에 따라 계산될 수 있다. 치료 처방 가이드라인(Weiss et al. 2008)에 따라, 우리는 다음 처방을 구분지어야 한다.
1. 관찰 처방[진행률(위험) 40%].
2. 물리치료 처방[진행률(위험) 40-60%].
3. 보조기 착용 처방[진행률(위험) 60% 이상].
물리치료에 관한 대부분의 논문들에 보이는 평균적인 환자들은 치료 처방이 필요 없고, 다만 관찰(하얀 점들)에 해당된다. 뮌헨 Pflaum 출판사의 승인(Weiss HR: 보존적 측만증 치료의 "Best Practice". 4판, 2012).

려되어야만 한다. Risser 단계는 0에서 5까지다. 보통, 초경 이전의 소녀는 Risser 0 이다. Risser 표시는 소녀의 초경과 소년의 변성이 시작된 후 골성숙까지 발전한다(Risser 5). Risser는 개인에 따라 다르지만 임상 경험상, 일반적으로 말해서 14세 소녀는 보통 Risser 3, 가끔 4를 나타내며, 15세 소녀는 보통 Risser 4, 가끔 5를 나타낸다.

진행 요인 계산의 예는 다음과 같다: 콥각도 20도와 Risser 표시 0의 10세 소녀는 Risser 진행 요인 2를 가진다. 상관 차트는 90%의 진행 위험을 가리킨다. 콥각도 20도의 15세 소녀는 아마 전형적으로 초경 후 2.6년과 Risser 4일 것이다. 후자의 경우라면, 진행 위험이 거의 없음을 나타내고, 진행 요인이 0.53이다(그림 3.2).

전문가는 특히 고위험의 환자를 위한 치료 방안을 생각할 때 성장의 가능성과 진행 위험 간의 관계를 이해하는 것이 중요하다. 치료사는 치료 방향을 설정 시 물리치료만으로 진행을 고려할 때 그것의 한계와 이 시점에서 존재하는 증거의 부족을 생각하면서 인체의 자연 성장과의 관계를 알고 있어야 한다.

물리치료에 관한 비판적인 리뷰의(Weiss 2012) 문헌을 조사하면서, 결과물인 논문들(미성숙한 환자들 치료의 시작/성장 말기 후의 최종 결과들, 5년 이상 추적 관찰한 성인 측만증 환자에 대한 통제된 연구들)은 없었다. 어떤 논문들은 운동의 중기적 효과를 조사했고, 대부분은 과거 지향적인 성향이었고, 전문적인 것들은 거의 없었으며, 많은 논문들이 의심스러운 치료를 지시한 환자 표본을 포함했다.

게다가, 진행 국면에서 같은 집단을 구성하는-물리치료 처방을 받고(5장 참조), 골성숙 이전 초경 이전 상태부터 추적 조사되는 환자들을 대상으로 하는-측정된 콥각도를 가진 무작위 표본의 통제 연구(RCT)는 존재하지 않는다. 사실상, 그 검토에서 알려진 많은 표본들은 성숙했고(그림 3.1), 치료의 적응증이 거의 없는 표본이 가장 많았다(그림 3.2).

척추측만증이 왜 발생하고, 어떤 만곡은 진행하며, 어떤 것들은 왜 진행하지 않는지에 대한 이유는 알려져 있지 않다. Roaf(1960)는 척추 불균형(측면 만곡)은 중력과 지속적인 근육 활동을 통해 척추 성장판에 비대칭적인 부담을 주게 되고, 결국 그것은 Hueter-Volkmann 원리에 따라 비대칭적인 척추의 성장에 이르게 된다는 의견을 제시했다(Weiss and Hawes 2004).

성장기 동안 척추측만증이 진행되는 원리는 척추측만증적 변형이 척추의 비대칭적 부하를 양산하는 '악순환' 모형으로 설명되어 왔다. 이것이 결국 비대칭적인 성장, 디스크와 척추 쐐기 그리고 더 큰 변형으로 이어진다(Stokes et al. 2006).

신체적 재활운동, 교정 보조기 그리고 척추융합수술이 척추측만증 치료에서 현재 적용되는 치료 틀이다(Hawes 2003). 척추측만증의 신체적 재활운동은 세 가지 중 가장 하위에 있으며, 질문을 많이 받았고, 논쟁의 한 가운데에 있다(Mordecai and Dabke 2012, Romano et al. 2012, Weiss 2012). 역사적으로, 척추측만증 치료의 문지기 역할을 하는 외과의사들은 위험한 치료의 한 형태로서 어떤 형태의 척추측만증 운동이든 대부분 반대해왔다. 분명히, 내부를 들여다 보는 외부의 입장에서는 운동이 어떻게 척추측만증 환자에게 도움을 줄 수 있는지 연구하는데 거의 관심이 없는 집단으로 보인다. 그것은 비록 삶의 질적 향상을 위한 척추 유연성을 만든다는 관점에서도 마찬가지다. 척추측만증과 관련한 운동에 대해서, 미국에서 발간된 연구들은 거의 존재하지 않는다. *Scoliosis and the Human Spine*에서 Hawes는 영어권 국가에서는 작은 만곡에 "관찰과 기다림"이 치료로서 추천되고, 그 결과로 나타나는 초기 중재(치료)의 부족이 이해 충돌의 출현으로 인식될 수 있는, 측만증 물리재활치료에 대한 오래된 편견을 갖고 있음을 지적하였다(Hawes 2003).

언급한 것처럼, 특히 수술 기술과 보조기에 관한 많은 연구들과 비교하여 신체적 재활과 측만증에 관한 과학적인 문헌이 거의 없다. 물리치료를 지지하는 최근의 문헌에서 보이는 발견들은 더 높은 수준의 증거가 필요하다고 결론을 짓는다(Mordecai and Dabke 2012, Weiss 2012). 최근까지, 오직 제한된 후향적 통제 연구들(Level III), 몇 개의 전향적인 연구들(Level II) 그리고 한 개의 무작위 표본의 통제 연구(RCT)(Level I)가 있을 뿐이다(Monticone et al. 2014, Schreiber et al. 2015, kuru et al.2015). 이전에 알려진 것처럼, 특발성 측만증을 위한 운동 효능에 관한 일부 연구들은 많은 단점을 보유하고 있다(Mordecai and Dabke 2012, Weiss 2012).

그러한 연구의 한 장애물은, 자금 여유가 있는 조직들의 재활치료방법에 대한 제한된 연구 또는 자금의 부족일 것이다. 연구에 있어서의 최고의 표준인 RCT는 자금과 지원을 필요로 한다. 특발성 측만증 환자를 위한 특수한 비수술적 방법을 발전시키려고 일하는 개인 전문가나 작은 조직은, 충분히 큰 표본 크기를 가지고 더 높은 수준의 증거를 얻기 위해 대조군이 필요한 RCT나 어떤 연구를 수행하는데 어려움이 많을 것이다. SRS 인원과 관련하여, '하나의 연구 프로그램을 운영하고, 하나의 임상적 절차를 관리하자면 2명의 다른 전문가가 필수적이다'(Hawes 2003) 그리고 이것은 보존적 치료 전문가에게도 역시 마찬가지다. $1,000 가치의 융합수술용 척추경나사못이나 이중 막대기구용 최신의 장비와 같은, 측만증 수술을 제휴한 기업에서 주는 자금은 현실적으로 바랄 수 없다. 긴 융합을 하는 척추 수술의 숫자를 늘리는데에 수익의 원천을 두고 있는 제휴사들의 이해관계가, 이러한 법인들이 자문에 대해 의사에게 자금을 제공하고, 자문해 주는 자리에 대해 보상을 해주고, 연구에 자금을 제공해 주는 이유이다.

보존적 재활 중재 프로그램을 중요시하는 이들에게는, 아마 이러한 RCT의 부족이 특별한 조치없이 '관찰과 기다림'에 해당되는 청소년 환자의 이해관계에 어려움이 있을 수 있다. 이것은 15도 이상의 측만증 환자가 미성숙한 환자 표본에 있을 때, 교육과 만곡 형태 훈련이 아무것도 하지 않는 것보다는 논쟁의 여지없이 더 낫다는 전제에 기초하고 있다. 그것 이상으로 국제적 가이드라인(Weiss et al. 2006)에 따라, 그러한 RCT를 위한 집단은 어떤 적합한 표본은 이론적으로 15도와 19도 사이 만곡을 가진 환자들에 제한될 것이기 때문에 그리고 15도 이하의 환자에게는 관찰이 추천되고(Weiss et al. 2006) 20도 이상의 위험 수준인 집단에게는 보조기가 추천되기 때문에 한계가 있을 것이다. 보조기 착용에 관한 최근의 RCT를 고려하면(Weinstein et al. 2013) 측만증은 보조기를 착용하지 않으면 악화될 수 있다는 것을 염두에 두면서 진행 중인 만곡에 보조기 착용을 등한 시 하는 것은 비윤리적인 것이다라고 주장할 수 있다. 게다가, 더 큰 만곡이라면 더 오랫동안 보조기를 착용하여 잠재적으로 지속적인 자극을 주게 되는 것이 요구된다(Weiss 2013).

운동 재활에 관하여 미국 이외의 지역에서 진행되었던, 제한된 공개 문헌의 체계적인 검토는 혼재되어 있다(Fusco et al. 2010, Weiss 2012, Mordecai and Dabke 2012). 현존하는 문헌 중에서, 연구들은 다양하게 고안되어 있고, 많은 것은 통제가 부족했으며, 추적조사 기간이 짧고, 평가방법이 다양하고, 준수사항이 잘 지켜지는지 의문스러우며, 운동방식은 보조기와 결합되어 있고 적절한 통계적 분석이 종종 결핍되어 있다(Mordecai and Dabke 2012, Weiss 2012). 게다가, 대부분의 연구들은 처방 가이드라인에 맞추는 데 실패한 환자 표본을 사용했다. 어떤 연구들은 15도 이하의 만곡을 포함하는 미성숙 환자 표본을 조사했고, 반면에 중국의 RCT는 거의 성숙한 환자들을 포함했다. 그 RCT에서(Wan et al. 2005) AIS 치료를 위한 신체운동은 평균 나이 14세 ±4세 그리고 콥각도 24도 ±12도를 나타내는 80명의 환자표본으로 구성되어 있다. 이 연구에서, 같은 집단의 많은 사람들이 진행 위험이 거의 없었다는 점은 과학적인 입장에서 비판 받을 수 있다.

또한, 추적조사 기간은 평균 6개월 밖에 되지 않았다. 15세 나이에는 보통 유의미한 성장이 거의 남아 있지 않기 때문에, 이 연구의 결론들은 반박 받을 수 있다. 비록 이 RCT가 치료 그룹의 콥각도의 개선을 보고했지만, 성숙 집단이기 때문에 진행의 위험이 적은 척추들로 왜곡될 수 있다는 것을 고려하면 그 결론은 빛을 잃게 된다. 한가지 긍정적인 것은, 척추측만증을 위한 신체운동이 골성숙 바로 이전인, 성장기의 후반부에도 도움을 줄 수 있다는 것을 보여 주었다는 것이다.

체계적인 검토에 포함된 다양한 국제적인 방법론들(Fusco et al. 2010, Mordecai and Dabke 2012, Weiss 2012)은 여러가지 운동법에 관한 연구들을 비평하고 있다. 대부분의 결과들은 관심있는 독자를 위해서 이 장의 끝에 첨부되어 있다.

Maruyama et al. (2003)는 수술의 문턱에 있는 만곡과 비교하여 20~40도 범위의 만곡의 치료는 더욱 양호하게 반응한다는 것을 보여준다. 이 점은 운동 처방을 통한 초기 간섭의 사례를 더 뒷받침해 준다. 중요한 점은 중간 크기나 더 큰 만곡을 가진 환자들을 보유한 치료를 한 그룹과 하지 않은 그룹을 비교해 주는 어떤 속성과 어떤 크기의 연구도 AIS에 존재하지 않는다는 것이다.

Glassman은 성인 척추측만증 환자의 보존적 치료를 평가했다(Glassman et al. 2010). 두 개의 다른 연구는 수술적 치료와 비수술적 치료를 연구했다(Bridwell et al. 2009, Li et al. 2009). 그 차이점을 분간하는 것은 중요한 일이다. 비수술적 치료라 함은 만곡 형태에 특화된 측만증 재활 운동을 의미 혹은 암시하거나 반드시 포함하지도 않는다.

보존적 치료를 경험한 성인들에 관한 연구에서 약물치료, 특수하지 않은 운동치료, 일반적 물리치료 양식(예를 들면, 전기 근육 자극), 주사/블록, 카이로프랙틱, 보조기와 장기 요양이 포함된 양상으로 정의되었다. 이 연구는 측만증 성인을 위한 비수술적 치료의 가치에 대해 의문을 표했고, 2년 동안 관찰되었지만 건강 상태의 개선이 전혀 없이 기록된 비용이 상당하다는 결론을 내렸다(Glassman et al. 2010). 이러한 결론은 여러 방법을 결합한 하나의 연구에 근거를 두었으며 대체적으로, 비수술적 치료를 어떤 특수한 운동을 기반한 방법을 포함하지 않는 효과가 없고, 비용이 많이 드는 것으로 간주하였다. 제한 사항은 인정되었지만, 인정된 단점들에도 불구하고 '이 연구의 중요한 주의사항은 치료는 무작위적이지 않았고 그래서 그들이 받은 치료가 없었다면 그 치료 그룹은 악화될 수 있었다는 것이다'는 결론이 도출되었다.

이 시점에서, 척추측만증의 보존적 치료방법에 관한 연구들은 비교될 수 없고, 실질적인 추적조사가 부족하다는 것은 아마도 명확한 것이며 혼합된 증거로부터 척추측만증을 위한 운동 접근법에 관한 과학적인 관점에서 결론을 도출하는 것은 기껏해야 도전적인 일이 되는 것이다(Fusco et al. 2010, Weiss 2012, Mordecai and Dabke 2012).

그러나 운동 재활을 발전시키는데 전념하고 있는 전문가들은 최선의 관심사나 치료를 위한 선택이라는 측면에서 혼자라고 느끼는 환자들과 가족들을 위한 치료의 표준들을 계속적으로 인내심을 갖고 개선하려고 한다. 이러한 이유로, 증거가 되는 집단이 계속 커져야 한다. 최근에 공개된 3개의 RCT는 유망해 보이고 제한된 증거 집단을 증가시켜 주고 있다. 이 새로운 level I 연구들은 만곡을 줄이기 위한 자가 교정(자동 교정)과 과제 지향적인 운동에 초점을 두고 있다(Monticone et al. 2014, Schreiber et al. 2015, kuru et al. 2015).

3.1 슈로스 방법론과 Best Practice®

저자들의 경험은 현존하는 치료방법을 총괄하여 가장 고도로 진화된 척추측만증에 특수한 재활치료 기술을 전달하는데 헌신한 한 세기 이상의 시간으로 이루어져 있다. 슈로스 방식의 특수한 측만증 치료는 이제 국제적으로 측만증 환자의 삶을 개선하는데 도움을 주었고, 그것을 따르는 환자의 만곡에 영향을 주는 기회를 제공하고 있다. 그 결과들은 종종 성인에서 진행이 멈춰지고, 청소년의 콥각도가 개선되고(Weiss, Weiss and Petermann 2003, Otman 2005, Lehnert-Schroth 2007 그림 3.3), 외형이 개선되고(Lehnert-Schroth 2007), 근육 불균형이 완화되고(Weiss 1993a), 통증이 감소되거나 제거되고(Weiss 1993b), 폐활량이 개선되거나 흉부가 확장(Weiss 1991, Moramarco et al. 2016)되는 것을 포함한다.

3차원적 교정에 기초한 슈로스 기반 치료를 지지하는 연구는 1991년으로 거슬러 올라가 슈로스 방식 입원 치료 조사들을 포함한다. Spine 저널에 공개된 한 연구(Weiss 1991)에 따르면, 슈로스 방식이 Katharina Schroth Clinic 입원 프로그램의 한 집단에서 폐활량과 늑골의 가동성을 향상시켰다고 결론 내려졌다. 다른 연구는 슈로스 방식이 삶의 질과 측만증 환자의 자아 의식을 향상시켜주는 이점이 있고(Weiss and Cherdron 1992, 1994), 근육의 불균형(Weiss 1993a)과 통증(Weiss 1993b)에 이로운 효과가 있다고 기록했다. 그리고 또 다른 연구는, 슈로스 프로그램은 주의를 기울여야 하는 측만증에 특수한 운동 후 오른쪽 심장의 긴장 감소를 가능하게 할 수도 있다는 것을 보여주었다(Weiss and Bickert 1996).

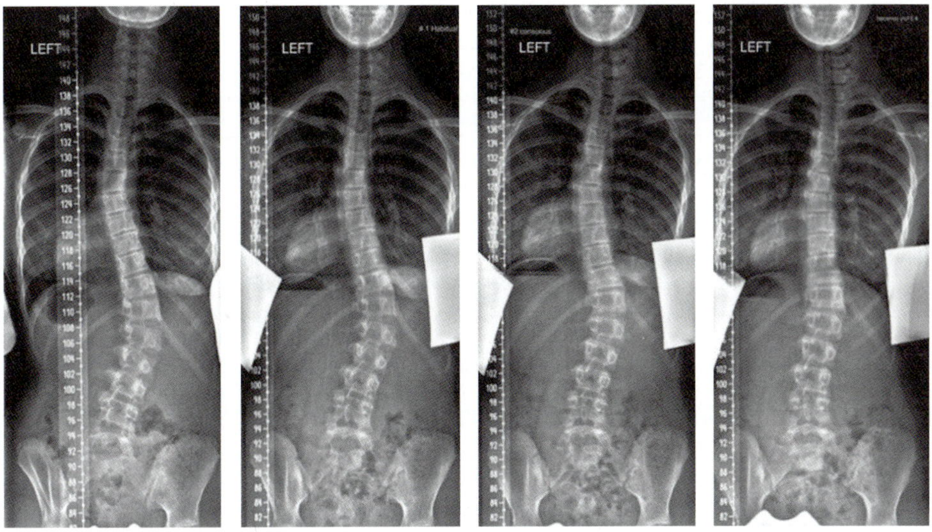

그림 3.3 전혀 보조기를 하지 않은 이 14세 환자는 2008년 7월 미국에서의 첫 Schroth Best Practice Program에 참가했다. 초기 콥각도: (왼쪽) 6월/2008년, 왼쪽 흉부 26도(T5-T10)와 오른쪽 흉요추 41도(T10-L3). 2009년 1월에 찍은 왼쪽 중앙(LC), 오른쪽 중앙(RC)과 오른쪽(R) 사진. (LC) 22도/37도, (RC) 21도/30도 에서 축신장, 그리고 (R) 측방이동(평행이동)과 축신장 18도/22도. 2008년 7월 ATR도: 흉부 7도 /흉요추 13도. 5년 후, 2014년 2월 ATR도: 흉부 4도/흉요추 9도(Dr. Marc Moramarco의 허가를 받은 X-ray, Scoliosis 3DC™, Woburn, MA).

사우디의 한 의료저널은 만곡 형태에 특화된 운동이 측만증의 임상적 징후와 증상에 이로운 영향을 줄 수 있다는 추가적인 증거의 강화를 제공한 터키의 한 독립적인 슈로스 연구를 공개했다. 그 연구는 슈로스 호흡과 운동이 외래 프로그램에 참가하는 청소년들의 콥각도, 폐활량, 근육 강도와 자세의 결함에 긍정적으로 영향을 줄 수 있다고 결론지었다(Otman et al. 2005). 가장 주목하는 것으로 6주 후에 콥각도는 시간이 지나면서 기록 변경에 인정된 기준인 5도의 오차범위(Morrissy et al. 1990)를 넘는 콥각도의 개선으로 줄어들었다. 폐활량은 증가되었고, 그것은 슈로스 방식의 폐기능 개선에 장기적인 증거를 제공해 주었다(Weiss 1991). Otman et al. 연구는 안정화를 경험한 한 사람을 제외하고 모든 사람의 콥각도 개선을 보고했다. 아무도 악화되지 않았고, 1년 후 각각의 환자는 일정한 정도로 개선을 경험했다.

성장기 동안 슈로스로 치료된 환자들과 치료되지 않은 대조군을 비교하는 전망있는 대조연구의 추가된 증거가 안정화 되었음을 보여준다. 게다가, 치료되지 않은 대조군을 가장 중증의 만곡을 가진 입원 치료 그룹과 비교할 때에는 치료그룹에서 만곡 진행 발생율의 감소를 보인 측면에서는 의미있는 차이가 있었다(Weiss, Weiss and Petermann 2003).

이런 최근 연구물의 결과로서, Schroth Best Practice®는 슈로스 방법의 최신 진화이다. Best Practice® 훈련을 하는 동안, 환자는 3차원적 움직임을 일상생활에 통합함으로써 일상 활동을 하는 동안 최적의 자세 제어를 달성하도록 교육받는다. 이런 최신의 개념들(Weiss and Klein 2006)은 외래환자를 위한 환경에서, 더 현대적이고 효과적이며, 더 단순한 기술들을 슈로스 방법론과 효율적으로 결합하도록 해준다. 이것은 환자로 하여금 능동적인 자가교정 기술을 통해 자세 인식을 더 강화하도록 도와준다. 이러한 최신의 방법들은 척추측만의 척추의 안정화를 자극하고 균형을 유지하는데 필수적인 것이다(Monticone 2014).

Schroth Best Practice 프로그램은 자가교정을 포함해서 척추측만증 치료를 위한 몇가지 구성요소들을 결합하고 있다. SOSORT에 따르면, 자동 교정은 신체운동이 척추측만증 재활 기술을 위해서 활용될 때, 핵심기술로 간주된다(Fusco et al. 2010). 최근의 RCT는 자가교정의 유효성을 입증한다(Monticone et al. 2014, Schreiber et al. 2015, Kuru et al. 2015). Schroth Best Practice 방법론은 자동 교정을 슈로스 원리들과 결합하기 때문에, 운동을 통해 새롭고 더욱 실행 가능한 재활적 접근방법을 환자에게 제공해 준다. 왜냐하면, 보조기에서처럼 자세교정이 운동 재활치료(Ng et al. 2017)에서 중요한 역할을 하기 때문이다(Landauer et al. 2003).

자가교정 훈련은 척추측만증에 중요하고, 자세가 교정되는 감각을 만드는데 필수적이다. 교정된 자세가 쉽게 인식될 수 있는 것은 비대칭적인 몸통 근육의 긴장을 통해서 일 뿐이다. 이는 자세 반영 행동(분절 척추 근육의 활성화)을 촉발하기 위해 똑바른 자세에서 가장 잘 달성된다. 3차원 자가교정은 효과적인 슈로스 운동을 위해 필수적으로 준비되어야 한다, 왜냐하면 골반이 다시 보상되고, 흉추 혹은 요추 늑골 돌출이 교정되며 시상면이 회복되기 때문이다.

최근의 Schroth Best Practice 발전은(Weiss, Hollaender and Klein 2006, Weiss and Klein 2006) 치료방식의 일부분으로 측방이동을 포함하고 있다. 자가교정을 실행할 때, 측방이동(평행이동)이 하나의 역할을 한다. 측방이동훈련은 필요한 변형을 달성하도록 도와주고, 어떤 환자에게는 잠재적으로 10도까지의 만곡 감소를 얻게 해 주는 운동훈련이다(Maruyama et al. 2002). 또 다른 조사 결과들에 따르면, 측방이동과 몸을 들어 올리는 운동을 매일 같이 했을 때 골격이 성숙한 척추측만증에서 진행이 늦춰질 수도 있다고 한다

(Maruyama et al. 2002).

평행이동 움직임은 50도 이하의 만곡에서 도움이 되고(White and Panjabi 1976), 전두면에서 실행되는 비대칭 자동 교정을 지원해 주고, 자세교정을 위한 축신장(견인)보다 우수하다. 생체역학 모델에서의 축신장은 50도 이상의 만곡을 위한 변형보다 우수하지만(White and Panjabi 1976), 실제로는 만곡 각도에 상관없이 이러한 특화된 훈련은 효과적일 수 있다.

Physio-logic® 운동은 시상면에서 측만증을 교정하고 또한 Schroth Best Practice 방식의 중요한 구성요소이다. 시상면을 교정하는 일은 중요하다(van Loon 2008, Monticone 2014). Physio-logic® 운동은 척추측만증 재활에 추가적인 운동을 편입하기 위한 예비 프로그램(Weiss and Seibel 2010)에서 연구되었다. 새로 만들어진 physio-logic® 기술은 척추측만증 몸통의 측면 변형을 줄여주었다(Weiss and Klein 2006). physio-logic® 프로그램은 Kuru et al. (2015)등의 독립적인 연구에서 승인되었다.

시상면의 불균형이 진행되면, 만곡의 심각성은 선형으로 증가한다(Glassman et al. 2005). 후만증은 흉추상부에서 더 양호한 편이지만, 요추에서는 나쁘게 나타난다. 근거에 따르면, 시상면의 교정은 한 실험적(Weiss 2005)이고, 임상적인 연구(Weiss and Klein 2006)에서 3차원적 만곡 교정으로 이어진다는 것을 확인된 증거로 보여주고 있다. 원래의 슈로스 프로그램에서 도출된 운동을 하는 신체기능 재활과 슈로스 원리와 일치된 보조기 기술을 적용할 때 모든 노력의 촛점은 요추전만과 흉추후만을 회복하기 위한 시상면의 배열을 교정하는데 있다(Weiss 2011).

2주 프로그램 동안 측방이동, physio-logic®과 3차원적 ADL 운동을 슈로스 기반의 운동과 결합하는 이러한 ADL 접근은 전통적인 4주 입원의 슈로스 기반의 운동 프로그램과 비교할 때, 측면변형과 몸통회전이 비슷하게 개선되는 결과를 낳는다. 이러한 발전은 척추측만증 치료에 시간적 효율성을 제공한다(Weiss, Hollaender and Klein 2006).

또 다른 구성요소는 슈로스의 상징인 회전호흡이고, 그 기술은 원래의 슈로스 입원 프로그램의 장수와 성공의 이유이다. Schroth Best Practice® 외래환자 프로그램에 최신의 수정된 것들을 결합함으로써, 환자는 이제 그 기술들을 일상생활로 통합하는 이점이 추가됨으로 폐활량과 늑골 이동성을 향상시키기 위한 일을 할 수 있게 되었다.

새로운 슈로스의 발전(Schroth Best Practice program®)은 미국, 캐나다, 호주, 중국, 홍콩, 인도네시아, 타이완, 싱가포르, 일본, 우크라이나, 러시아 그리고 한국에서와 같이 국제적으로 알려지게 되었다. 우크라이나에서는 최근 34명의 집단 조사에서, Bunnell's Scoliometer™을 이용한 ATR의 향상과 폐활량의 개선이 있는 것으로 기록되었다(Borysov and Borysov 2012).

러시아에서는 평균 13세 청소년기 여성에서의 변화를 평가하기 위해 표면 지형도가 이용되었다. 그 연구는, 통계적 오차범위 이상의 측면 비대칭 각도와 표면 회전 각도의 감소를 증명했다. 추가적인 긍정적 조사결과들은 몸통 기울기의 개선, 요추전만의 증가, EMG로 측정되는 척추의 볼록한 면의 척추주변 근육의 생체전기 활동이 개선되고, 체중 분포 계수의 긍정적 변화를 포함한다(CWD) (Pugacheva 2012).

최근 한국에서는 평균 흉추 콥각도 23.5도(6-56도)와 요추 21.2도(6-52도)의 11세에서 19세까지의 60명의 청소년 환자에게서 콥각도가 측정되었다. 추적조사 기간은 단지 2.9개월로 짧았지만, 그 결과는 흉추 콥각도의 5.3도 감소와 요추 5.5도의 감소를 보여주었다. 흉추와 요추의 ATR(몸통 회전 각도)은 각각 2.4도와 2.2도로 감소되었다(Lee 2014).

이러한 조사결과들은 Schroth Best Practice 방식과 2011년 DPT 논문의 주제(McKenna and Hicks 2011)였던 슈로스 운동을 통합하는 Dr. Moramarco's의 외래환자 프로그램을 다닌 환자들의 결과와 일치한다. 콥각도, Scoliometer™, 폐활량과 심장 확장의 결과 수치는 8명의 소녀와 2명의 소년의 집단에 대해서 평가되었다. 결론은, "콥각도의 유의미한 감소와 Scoliometer™ 각도의 유의미한 감소와 치료 후 폐활량과 심장 확장의 유의미한 증가가 있었다. 평균 [요추]콥각도와 평균 Scoliometer™ 요추각도는 감소했지만 유의미한 차이는 없었다" 이다. 흉추와 요추 사이의 통계적 차이점은, 오직 5명의 환자들 혹은 그 집단의 절반이 요추 만곡이 있었다는 사실 때문인 것으로 생각된다.

특발성 척추측만증의 치료를 위한 Schroth Best Practice는 성장변조와 관련된 과학적 지식과 상관관계가 있다(Aronsson and Stokes 2011). 임상적 환경에서, 환자는 만곡을 안정화하고 줄이기 위해 고안된 재활치료 기술을 이용해 만곡 형태에 대하여 최대로 가능한 교정효과를 유도하는 방법을 배운다. 마지막으로 현재 Schroth Best practice 접근은 Kuru et al. (2015)에 의해 RCT로 유지되고 있다. 그는 이스탄불 출신의 물리치료사로 주저자 중의 하나로 Schroth Best Practice를 Dr.Weiss에게 배웠다.

슈로스 개념의 최신의 다양한 형태는, 환자의 안전과 혜택의 가능성이 고려될 때 포함되는 가장 논리적인 증거에 기반한 방식으로 쉽게 여겨질 수 있다. 진행의 위험이 있는 청소년에게는 재활 개념은 두 번째로 두고, 초점을 효과적인 보조기 착용에 맞추어야 한다. 그러나 그 두 가지를 결합하는 전략이 안정화를 위해 증가된 가능성과 잠재적인 개선을 위한 기회를 제공할 수 있다.

3.2 가동(관절)과 척추 수기

운동성 개선, 척추 조정 그리고 척추 운동성 개선은 재활치료 기술을 척추측만증에 적용할 때 고려되어야 한다. 운동성 개선과 조정의 목적은 관절의 악화된 운동성(관절 기능장애)을 교정하기 위한 것이다. 관절 기능장애의 결과로서, 움직임의 범위가 감소되고 통증이 수반될 수 있다.

척추 수기의 목적은 관절 움직임을 회복해서 관절의 기능장애를 제거하는데 있다. "관절 기능장애의 상태는 수기 치료에 반응하는 유일한 병적인 상태이다"(Mennell 1964). 이런 양상들의 목표는 회전하는 관절의 회전 움직임, 측굴곡, 그리고 굴곡/신장을 회복하고, 통증이 있다면 그것을 제거하는데 있다.

한 예비연구(Rowe et al. 2006)는 척추측만증 치료를 위해 의료적인 것(관찰과 보조기)과 카이로프락틱을 비교하였다. 단지 6명의 환자가 속한 작은 집단이 연구되었다. 그 결과는, 관찰이나 관찰과 보조기로 치료된 세명의 환자와 카이로프락틱 치료를 받은 한 명은 기본적으로 콥각도가 변하지 않았다고 밝혔다. 허위의 수기로 치료된 환자는 유일하게 5도 이상 진행되었고 카이로프락틱 치료를 받은 한 명은 요추에서 10도 감소했지만, 결과들은 결정적이지 못했고 그 집단은 혼합 양상을 가졌으며 집단의 수가 너무 작았다.

현재까지의 결론은, 척추측만증의 자연적인 전개(진행)에 영향을 주는 데 있어서, 도수치료나 그것의 역할을 지지해주는 과학적인 데이터가 부족하다는 것이었다(Romano and Negrini 2008). 또 다른 체계적인 검토는, 성인의 카이로프락틱 사용에 대해 약한 Level IV 증거로 결론 지었다(Everett and Patel 2007). 더 최근에는, 한 예비연구에 따르면 충격파를 이용한 분절 운동성 개선이 실제로 변형에 긍정적 효과가 있다고 주장되었다(Weiss, Seibel, Moramarco 2014).

3.3 증거가 부족하거나 사용금지 사유가 되는 방식

현재, 척추측만증 치료에 있어 요가의 사용에 대한 과학적인 증거는 존재하지 않는다. 요가가 대칭적 신체를 가진 사람들에게는 이로울 수 있지만, 임상 경험에 따르면 척추측만증에 대한 요가의 사용금지 지시가 반복적으로 내려진다. 이것은 척추측만증 환자의 복잡한 비대칭적 신체구조에 기인한다. 게다가, 요가 처방은 일반적으로 척추 변형의 보존적 관리 면에서 특수한 훈련이 부족하거나 방사선 전문지식이 부족하고, 척추측만증 만곡 형태에 익숙치 않아 보이는 사람들에 의해 내려진다. 이것은 형태들 간의 차이점, 더 나아가 개인별 만곡 형태를 위한 특화운동의 의미를 이해하지 못하는 결과를 낳는다. 요가 그리고 필라테스 역시 척추측만증을 위한 운동 프로그램의 필수적인 요소인, Fusco et al. (2011)가 말한 자동 교정 목표를 포함하고 있지 않다.

미국에서 사용되는 다른 방식은 경추의 수동 견인에 초점을 둔다. 이 방법 또한 높은 수준의 증거는 부족하다. 견인을 활용하는 방법들이 진행 위험이 있는 환자의 자세나 최종 결과를 향상시켜 준다는 것을 보여주는 긍정적인 결과의 연구는 없다. 게다가, 수동 견인은 보존적 관리의 일반적 범위이내 각도의 작은 수치일 뿐이다(White and Panjabi 1976). 견인은 한 때 원래의 슈로스 프로그램에 추가된 것으로 사용된 적이 있지만, 역효과들이 발견된 이후 30년이 넘는 시기 이전에 중단되었다(그림 3.4, 3.5). 이러한 부정적 효과들은 두통, 마비, 불안정화와 후두경부 연결점의 과잉운동성을 포함한다. 추가적으로, 그 적용된 견인력은 흉추의 강직성이나 변형 자체보다는 경추에 더 많은 충격을 준 것으로 알려져 있다. 오늘날, 수동 견인은 실제로 위험한 방법일 수 있고(Zhang et al. 2010) 명확한 증거의 부족함으로 적용하지 말아야 한다.

최근의 증거들에 따르면 척추측만증 특화 교정운동은 일상생활 속에서 잘 활용될 수 있는 가장 효과적인 것임이 증명된다. 오늘날의 Schroth Best Practice 프로그램에 포함된 측방이동은 전두면에서 매우 교정력이 뛰어나다. 최대의 효과를 얻기 위해서는 시상면과 관련하여 교정운동이 3차원적으로 적용되어야만 한다. 척추측만증에 특수한 호흡 역학과 통합될 때, 심폐기능을 위한 이로운 결과들이 합리적으로 기대되는 것이다.

이러한 여러 가지 원리들이 Katharina Schroth가 시작한 치료 개념들과 통합되었고, 그 결과는 척추측만증을 위한 만곡 형태에 특화된 운동의 최신의 진화가 Schroth Best Practice 프로그램이다. 이러한 최근의 발전들은 성공적인 만곡의 관리로 가는 가장 안전하

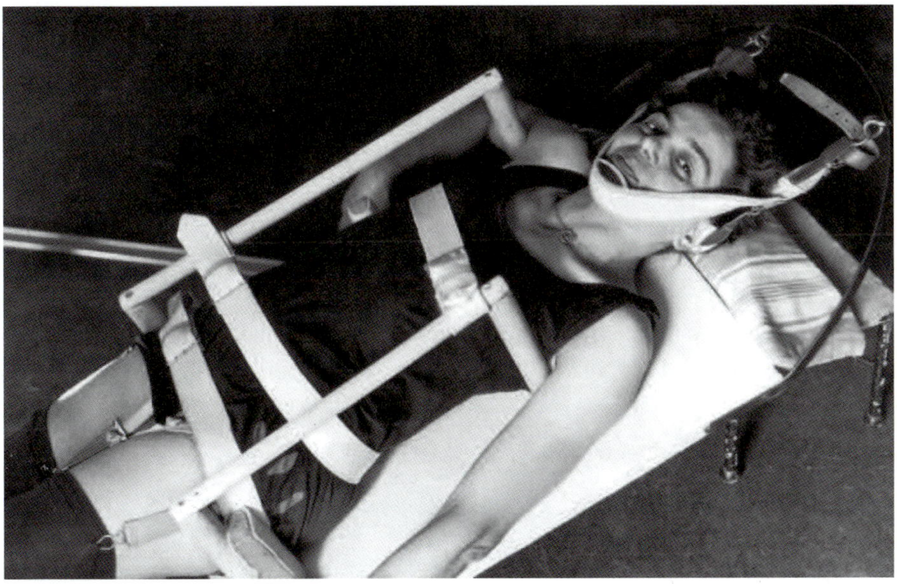

그림 3.4 100년 이상 전에 사용된 교정 장비에 있는 횡력의 적용을 결합한 수동 견인[Christa Lehnert-Schroth의 사진 자료집에서 가져온 과거 사진]

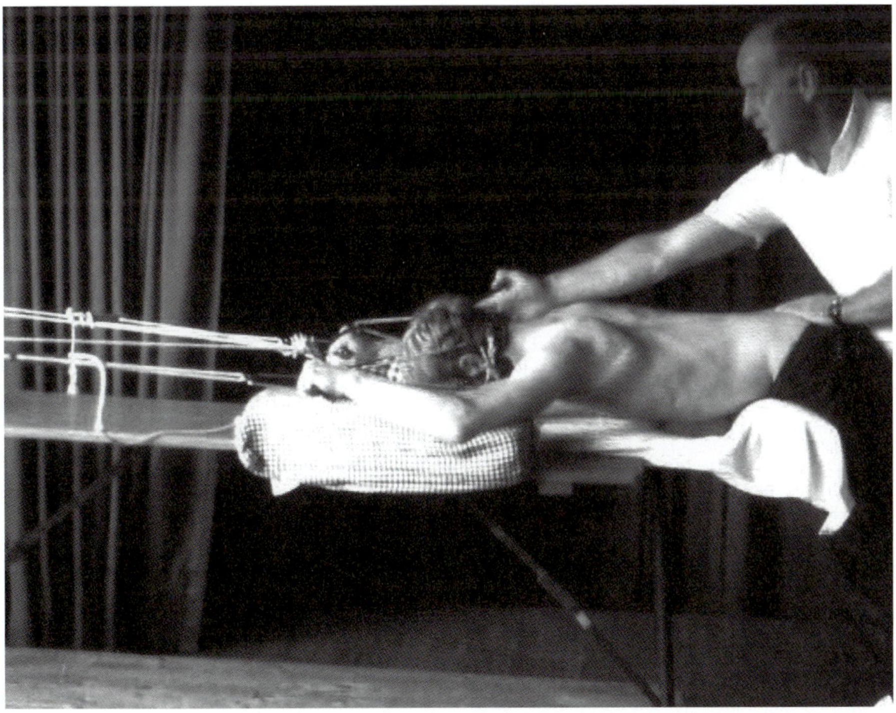

그림 3.5 70년대, 슈로스 프로그램과 결합된 도움을 받은 능동적 교정의 적용을 결합한 수동 견인[Christa Lehnert-Schroth의 사진 자료집에서 가져온 과거 사진]

고 가장 쉬운 방법이며, 가르치기에 쉽게 만들어져 있고, 표준화할 수 있다. 오늘날 사용되는 어떤 다른 적용 방법도 슈로스의 성공 기록을 공유하지 못하고, 또한 척추측만증의 많은 징조와 증상과 관련하여 개선이 증명된 증거들로 지지되지 못하고 있다.

◈ 참고문헌

Aronsson DD. Stokes IAF. Nonfusion Treatment of Adolescent Idiopathic Scoliosis by Growth Modulation and Remodeling. Jan-Feb 2011; 31(1 Suppl) S99.

Asher MA, Burton DC. Adolescent idiopathic scoliosis: natural history and long-term treatment effects. Scoliosis. 2006;1(1):2.

Borysov M, Borysov A. Scoliosis short-term rehabilitation (SSTR) according to 'Best Practice' standards - are the results repeatable? Scoliosis. 2012 Jan;7(1):1.

Bridwell KH, Glassman S, Horton W, Shaffrey C, Schwab F, Zebala LP, Lenke LG, Hilton JF, Shainline M, Baldus C, Wootten D. Does treatment (nonoperative and operative) improve the two-year quality of life in patients with adult symptomatic lumbar scoliosis: a prospective multicenter evidence-based medicine study? Spine (Philadelphia PA 1976) 2009;34(20):2171–2178.

Everett CR, Patel, RK. A Systematic Literature Review of Nonsurgical Treatment in Adult Scoliosis. Spine (Philadelphia, PA 1976); 2007; 32, (19S):130 –134.

Fusco C, Zaina F, Atanasio S, Romano M, Negrini A, Negrini S. Physical exercises in the treatment of adolescent idiopathic scoliosis: an updated systematic review. Physiother Theory Pract. 2011;27(1):80–114.

Glassman SD, Bridwell K, Dimar JR, Horton W, Berven S, Schwab F. The impact of positive sagittal balance in adult spinal deformity. Spine (Philadelphia PA 1976) 2005; 30:2024-2029.

Glassman SD, Carreon LY, Shaffrey CI, Polly DW, Ondra SL, Berven SH, Bridwell KH. The costs and benefits of nonoperative management for adult scoliosis. Spine (Philadelphia PA 1976). 2010; 35(5):578–582.

Goldberg CJ, Moore DP, Fogarty EE, Dowling FE. Adolescent idiopathic scoliosis: natural history and prognosis. Stud Health Technol Inform. 2002; 1:59–63.

Hawes, MC. Scoliosis and the Human Spine, West Tuscon Press, 2nd Edition 2003.

Hawes MC. The use of exercises in the treatment of scoliosis: an evidence-based critical review of the literature. Pediatr Rehabil. 2003;6(3-4):171–182.

Hawes MC, O'Brien JP. The transformation of spinal curvature into spinal deformity: pathological processes and implications for treatment. Scoliosis. 2006;1:3.

Kuru T, Yeldan I, Dereli EE, et al.. The efficacy of three-dimensional Schroth exercises in adolescent idiopathic scoliosis: a randomised controlled clinical trial. Clin Rehabil. 2016;30(2):181-90

Landauer F, Wimmer C, Behensky H. Estimating the final outcome of brace treatment for idiopathic thoracic scoliosis at 6 month followup. Pediatr Rehabil. 2003;6(3- 4):201–207.

Lehnert-Schroth C. Three-dimensional Treatment for Scoliosis: a Physiotherapeutic Method for Deformities of the Spine. The Martindale Press 2007.

Lee SG. Improvements of curvature and deformity in a sample of patients with Idiopathic Scoliosis with specific exercises. OA Musculoskeletal Medicine; 2014 Mar 12;2(1):6.

Li G, Passias P, Kozanek M, Fu E, Wang S, Xia Q, Li G, Rand FE, Wood KB. Adult scoliosis in patients over sixty-five years of age: outcomes of operative versus nonoperative treatment at a minimum two-year followup. Spine (Phila Pa 1976) 2009;34(20):2165–2170.

Lonstein JE, Carlson JM. The prediction of curve progression in untreated idiopathic scoliosis during growth. J Bone Joint Surg Am. 1984;66(7):1061–1071.

Maruyama T, Kitagawal T, Takeshita K, Nakainura K. Side shift exercise for idiopathic scoliosis after skeletal maturity. Stud Health Technol Inform. 2002;91:361–364.

Maruyama T, Matsushita T, Takeshita K, Kitagawa K, Nakamura K, Kurokawa T. Side shift exercises for idiopathic scoliosis after skeletal maturity. J Bone Joint Surg (Br). 2003; 85B(Supp 1):89.

McKenna M, Hicks J. The efficacy of the Schroth method for treatment of adolescent idiopathic scoliosis in the United States. 2011. http://scoliosis3dc.com/wpcontent/uploads/2011/12/SchrothMethodResultsPoster.pdf

Mennell JM. Joint Pain, Diagnosis and Treatment Using Manipulative Techniques. Little Brown and Co.1964.

Monticone M, Ambosini E, Cazzaniga D, Rocca B. Active self-correction and taskoriented exercises reduce spinal deformity and improve quality of life in subjects with mild adolescent idiopathic scoliosis. Results of a randomized controlled trial. Eur Spine J. 2014 Feb 28.

Moramarco M, Fadzan M, Moramarco K, Heller A, Righter S. The Influence of Short-Term Scoliosis-Specific Exercise Rehabilitation on Pulmonary Function in Patients with AIS. Curr Pediatr Rev. 2016;12(1):17-23

Mordecai SC and Dabke HV. Efficacy of exercise therapy for the treatment of adolescent idiopathic scoliosis: a review of the literature. Eur Spine J. Mar 2012;21(3):382-389.

Morrissy RT, Goldsmith GS, Hall EC, Kehl D, Cowie GH. Measurement of the Cobb angle on radiographs of patients who have scoliosis. Evaluation of intrinsic error. J Bone Joint Surg Am. 1990 Mar;72(3):320-7.

Ng SY, Nan XF, Lee SG, Tournavitis N. The Role of Correction in the Conservative Treatment of Adolescent Idiopathic Scoliosis. Open Orthop J. 2017 Dec 29;11:1548-1557

Otman S, Kose N, Yakut Y. The efficacy of Schroth's 3-dimensional exercise therapy in the treatment of adolescent idiopathic scoliosis in Turkey. Saudi Med J. 2005;26:1429–1435.

Pugacheva N. Corrective exercises in multimodality therapy of idiopathic scoliosis in children - analysis of six weeks efficiency - pilot study. Stud Health Technol Inform. 2012; 176:365-371.

Risser JC. The Iliac apophysis; an invaluable sign in the management of scoliosis. Clin Orthop. 1958;11:111-9.

Roaf, R. Vertebral growth and its mechanical control. Journal of Bone & Joint Surgery, 42-B: 40-59, 1960.

Romano, M, Negrini S. Manual therapy as a conservative treatment for adolescent idiopathic scoliosis: a systematic review. Scoliosis; 2008. 3:2 doi:10.1186/1748-7161-3-2.

Romano M, Minozzi S, Bettany-Saltikov J, Zaina F, Chockalingam N, Kotwicki T, Maier-Hennes A, Negrini S. Exercises for adolescent idiopathic scoliosis. Cochrane Database Syst Rev. 2012 Aug 15;8:CD007837.

Rowe DE, Feise RJ, Crother ER, Grod JP, Menke JM, Goldsmith CH, Stoline MR, Souza TA, Kambach B. Chiropractic manipulation in Adolescent Idiopathic Scoliosis: a pilot study. Chiropractic and Osteopathy 2006, 14:15 doi: 10.1186/1746-1340-14-15.

Stokes IAF, Burwell RG, Dangerfield PH; IBSE. Biomechanical spinal growth modulation and progressive adolescent scoliosis - a test of the 'vicious cycle' pathogenetic hypothesis: summary of an electronic focus group debate of the IBSE. Scoliosis. 2006 Oct 18;1:16.

van Loon PJ, Kühbauch BA, Thunnissen FB. Forced lordosis on the thoracolumbar junction can correct coronal plane deformity in adolescents with double major curve pattern idiopathic scoliosis. Spine. 2008 Apr 1;33(7):797–801.

Wan L, Wang G-X, Bian R. Exercise therapy in treatment of essential S-shaped scoliosis: evaluation of Cobb angle in breast and lumbar segment through a followup of half a year. Chinese J Clin Rehabil. 2005;9:82 84.

Weinstein SL, Dolan LA, Wright JG, Dobbs MB. Effects of bracing in adolescents with idiopathic scoliosis. N Engl J Med. 2013 Oct 17;369(16):1512-21.

Weiss HR. The Effect on an Exercise Program on Vital Capacity and Rib Mobility in Patients with Idiopathic Scoliosis. Spine. 1991 16: 88-93.

Weiss HR, Cherdron J. Befindlichkeitsänderungen bei Skoliosepatienten in der stationären krankengymnastischen Rehabili-tation. Orthopädische Praxis 1992;28:87-90.

Weiss HR. Imbalance of electromyographic activity and physical rehabilitation of patients with idiopathic scoliosis. Eur Spine J. 1993a; 1: 4. 240-243 Mar.

Weiss HR. Scoliosis-related pain in adults - treatment influences. European Journal of Physical Medicine and Rehabilitation. 1993b; 31: 91-94.

Weiss HR, Cherdron J. Effects of Schroth's rehabilitation program on the self concept of scoliosis patients Rehabilitation. 1994; 33: 1. 31-34 Feb.

Weiss HR, Bickert W. Improvement of the parameters of right-heart stress evidenced by electrocardiographic examinations by the in-patient rehabilitation program according to Schroth in adult patients with scoliosis. Orthop Prax 1996, 32:450-453.

Weiss HR, Weiss G, Petermann F. Incidence of curvature progression in idiopathic scoliosis patients treated with scoliosis inpatient rehabilitation (SIR): an age- and sexmatched controlled study. Pediatr Rehabil. 2003;6(1):23–30.

Weiss HR, Hawes MC Adolescent idiopathic scoliosis, bracing and the Hueter-Volkmann principle. Spine J. 2004;4:4.484-5; author reply 485-6 Jul/Aug.

Weiss HR. Das "Sagittal Realignment Brace" (physio-logicTM brace) in der Behandlung von erwachsenen Skoliosepatienten mit chronifiziertem Rückenschmerz. Med Orthop Techn. 2005. 125: 45-54.

Weiss HR, Negrini S, Rigo M, Kotwicki T, Hawes MC, Grivas TB, Maruyama T, Landauer F. Indications for conservative management of scoliosis (guidelines). Scoliosis 2006;1:05.

Weiss HR, Hollaender M, Klein R. ADL based scoliosis rehabilitation—the key to an improvement of time-efficiency? Stud Health Technol Inform. 2006;123:594–598.

Weiss HR, Klein R. Improving excellence in scoliosis rehabilitation: a controlled study of matched pairs. Pediatr Rehabil. 2006;9:190–200.

Weiss HR, Seibel S: Scoliosis short-term rehabilitation (SSTR)-a pilot investigation. The Internet Journal of Rehabilitation 2010, 1:1.

Weiss HR. Befundgerechte Physiotherapie bei Skoliose. (Pflaum, München), 3rd Edition 2011.

Weiss HR. The method of Katharina Schroth – history, principles, and current development. Scoliosis. 2011;6:17.

Weiss HR. Physical therapy intervention studies on idiopathic scoliosis -review with the focus on inclusion criteria. Scoliosis. 2012 Jan 25;7(1):4. doi: 10.1186/1748-7161-7-4.

Weiss HR, Moramarco M. Scoliosis – treatment indications according to current evidence. OA Musculoskeletal Medicine. 2013 Mar 01;1(1):1.

Weiss HR. I Have Scoliosis. A Guidebook for Patients, Family Members, and Therapists. Lambert Academic Publishing 2013.

Weiss HR, Seibel S, Moramarco M. Adolescent Idiopathic Scoliosis: Etiological concepts and implication for treatment. OA Musculoskeletal Medicine 2013 Oct 18;1(3):21.

White AA 3rd, Panjabi MM. The clinical biomechanics of scoliosis. Clin Orthop Relat Res. 1976 Jul-Aug;(118):100-12.

Zhang Z, Zhou Y, Wang J, Chu T, Li C, Ren X, Wang W. Acute traumatic cervical cord injury in patients with os odontoideum. J Clin Neurosci. 2010 Oct;17(10):1289-93. doi: 10.1016/j.jocn.2010.01.051. Epub 2010 Jul 23.

Chapter

04 진단적 평가

Diagnostic Assessment

진단적 평가는 특수한 치료 계획에 있어서 결정적 역할을 한다. 우선, 예후를 예상하기 위해 x-ray로 척추측만증의 진단이 확인되어야 한다. 그러면 적절한 방식으로 치료가 진행될 수 있다. x-ray는 전문가가 보존적 치료를 위한 목표 계획을 세우도록 도움을 준다. 선천성 척추측만증의 경우에는 치료의 목표가 특발성 측만증(원인이 알려지지 않은 측만증)과는 다르다는 것을 알고 있어야 한다. 예후를 넘어서, x-ray는 환자의 골성숙도 표시인 Risser 징후를 알려줄 수 있다. 일반적으로 말해서, 척추의 변형은 전형적으로 성장기 동안 가장 심하게 악화된다. 50도 이상의 만곡도 환자가 성인에 이르면 수 년동안 안정을 유지할 수 있다(Weinstein 1985).

4.1 X-ray 조사 결과

4.1.1 콥에 기초한 만곡의 각도

척추 변형을 모니터링하기 위해 3차원적 척추 변형을 2차원으로 측정할 수 밖에 없지만 (그림 4.1), 콥각도(Cobb 1948)가 지배적인 방법이다. 그것은 척추측만증 모니터링을 위해 쓰이는 표준 측정 기술이다. 콥각도는 치료 계획을 위한 출발점이고, 특히 특발성 척추측만

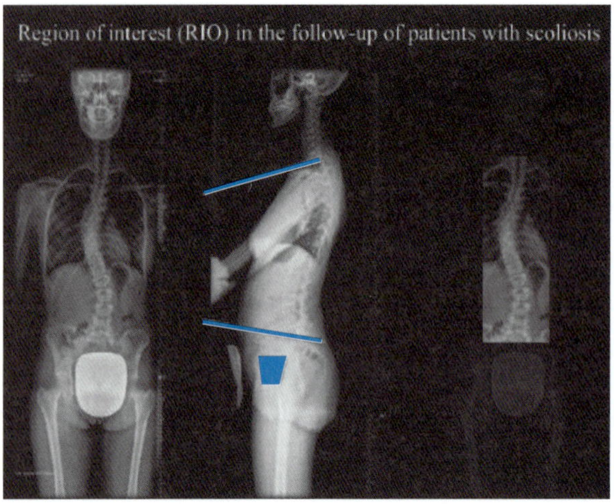

그림 4.1 특발성 척추측만증 환자의 전체 척추 사진. 머리와 다리 일부를 볼 수 있고 척추의 전 형태를 볼 수 있음으로 그 이상의 엑스레이는 필요하지 않다. 측면도(중간 사진)에서도 이와 같다. 오른쪽 사진에서 환자를 잘 진단하고, 콥각도를 측정할 수 있는 주요 측정부위(ROI)를 볼 수 있다. 부위를 제한함으로써 방사선에 대한 노출을 획기적으로 줄일 수 있다(Weiss and Seibel 2013).

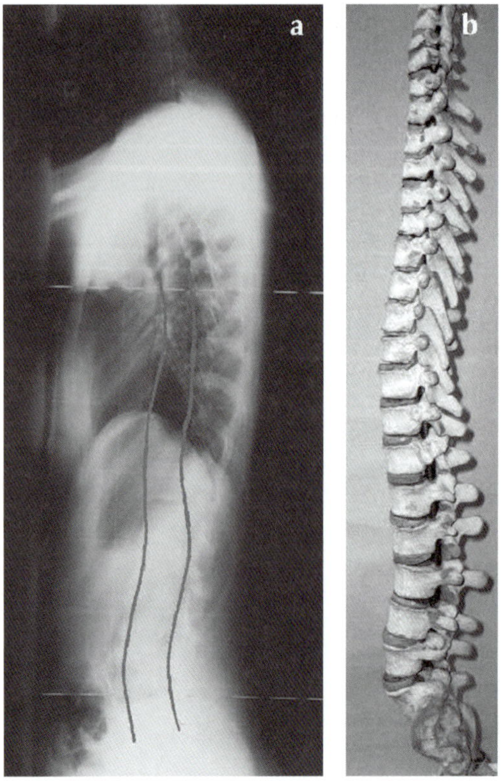

그림 4.2 (a) 시상면의 평가를 위하여 서 있는 상태로 측면에서 찍은 전체 척추 사진. 후만 각도 또한 콥각도와 같은 방법으로 측정될 수 있다. 이중 주만곡 측만증의 이 측면 사진은 요추 지역의 후만과 함께 하위 흉추 부분의 전만을 보여준다. (b) 우측은 이런 상태를 보여주는 골격 예시 사진.

증의 예후를 설정하기 위해 필수적이다. 이 각도의 측정에는 오차가 있다(Weiss 2000). 또한, 척추측만증을 모니터링하는 동안 x-ray 스크린과 환자 위치의 차이는 측정치의 정확성에 영향을 줄 수 있다. 마지막으로, 하루 중 x-ray를 찍는 시간에 따라 다를 수 있다. 캐나다의 한 연구에 따르면(Beauchamps et al. 1993), 만곡의 정도는 아침보다 저녁에 5도 더 컸고 같은 날 최대 20도까지 차이가 났다. 이러한 결과는 측정의 상대성을 확인해 준다. 이러한 이유로, 이전 x-ray보다 5도 이하의 변화는 무시해도 되는 것으로 고려된다.

적어도 구성 방식과 필름/초점 측면에서, x-ray 검사는 비교 가능해야 한다. 이것은 척추 변형이 있는 환자를 표준 환경(그림 4.1) 하에서 모니터링하기 위하여, 서 있는 자세에서 x-ray를 촬영하는 이유다.

진단을 위해서 측면에서 찍는 한 장의 전체 척추 x-ray 역시 요구된다. 이런 x-ray는 정면에서 찍거나 후방에서 찍는 것보다 방사능 노출이 더 많다. 그러나 측면 x-ray(그림 4.2a-b)로 시상면을 평가할 수 있고, 후만의 정도를 정확히 확인할 수 있다. 흉추 후만의 감소는 좋

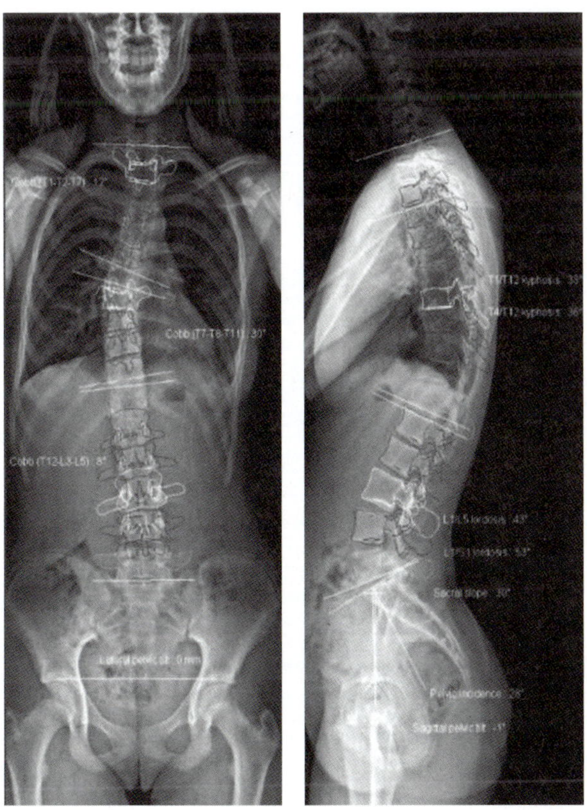

그림 4.3 만곡 각도를 자동으로 계산하는 EOS 체계의 사진(멜버른의 Daniel Comerford 허락 하에)

지 않은 예후의 징조(Perdriolle 1985, 1993)이기 때문에, 시상면은 예후의 형성에 대한 중요한 판단기준이다. 그러나, 표면 측정 체계를 이용함으로써 편평등의 평가와 모니터링이 임상적으로 발생할 수 있는지에 대한 부분은 고려할 점이다(Weiss and Verres 1998).

X-ray는 방사능 노출을 최소화하기 위해서 척추의 필요한 부분[ROI: 관심 지역(그림 1.3, 4.1)]에 제한되어야 하고, 치료를 위한 중요한 정보를 얻을 수 있는 조건 하에서 측면 사진을 찍도록 추천한다.

최근에 새로운 입체 방사선 촬영 체계가 모습을 드러냈다. EOS 이미징 체계는 척추의 3D 재구성과 후만증, 척추측만증(Cobb) 각도의 자동 객관적 측정을 가능하게 하는 전신 저용량 체계이다. 사진에 대한 접근(그림 4.3)과 종합 보고서(그림 4.4)가 자동으로 기록된다. 현재 체계의 단점은 높은 취득 비용이다.

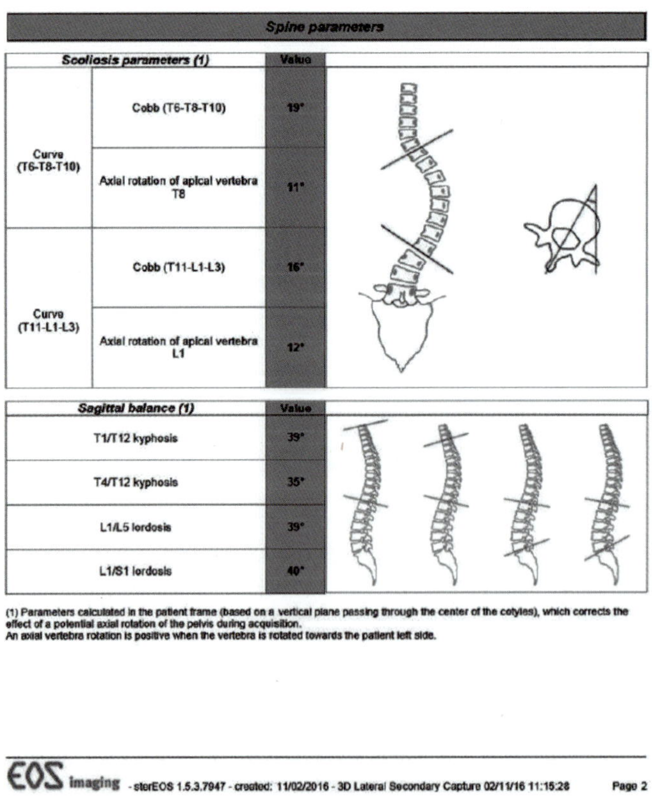
Spine parameters

Scoliosis parameters (1)		Value
Curve (T6-T8-T10)	Cobb (T6-T8-T10)	19°
	Axial rotation of apical vertebra T8	11°
Curve (T11-L1-L3)	Cobb (T11-L1-L3)	16°
	Axial rotation of apical vertebra L1	12°

Sagittal balance (1)	Value
T1/T12 kyphosis	39°
T4/T12 kyphosis	35°
L1/L5 lordosis	39°
L1/S1 lordosis	40°

(1) Parameters calculated in the patient frame (based on a vertical plane passing through the center of the cotyles), which corrects the effect of a potential axial rotation of the pelvis during acquisition.
An axial vertebra rotation is positive when the vertebra is rotated towards the patient left side.

EOS imaging - sterEOS 1.5.3.7947 - created: 11/02/2016 - 3D Lateral Secondary Capture 02/11/16 11:15:28 Page 2

그림 4.4 EOS 그림 보고의 일부(멜버른의 Daniel Comerford 허락 하에)

4.1.2 척추 회전(spinal rotation) 측정

콥각도는 하나의 임의적인 관점에서 만곡을 측정할 뿐이고 변형의 3차원적 특성을 완전하게 나타내거나 묘사할 수 없기 때문에, 유일한 판단 기준으로 추천되지는 않는다.

이런 이유로 Nash와 Moe(1969)를 따르는 회전 측정이 초기에 쓰여졌지만 오늘날에는 Perdriolle(1985)와 Raimondi(Weiss 1995)의 방법을 이용해서 추체 회전을 더 정확히 조사할 수 있다(그림 4.5-4.6). 후자의 두 가지 측정 기술과 함께, 추체의 허리 부분 2개의 수직선 사이에 첨부 척추를 위치하고, 볼록 면의 긴 척추경을 반으로 줄이기 위해 관련된 틀(도구)들이 사용된다. 측정 틀(도구)을 응용함으로써 Perdriolle의 방법을 사용하는 척추경 표시의 위치에서 회전은 해석될 수 있다. 비록 측정을 해석하는 과정이 다소 다르게 진행되지만, Raimondi의 측정 기술은 같은 측정 점에 기반을 두고 있다. 척추의 측정이 끝나면 추체의 폭이 측정 틀(도구) 계산자의 작은 창에 놓인다. 이렇게 두고 보면 볼록면 추체면의 경

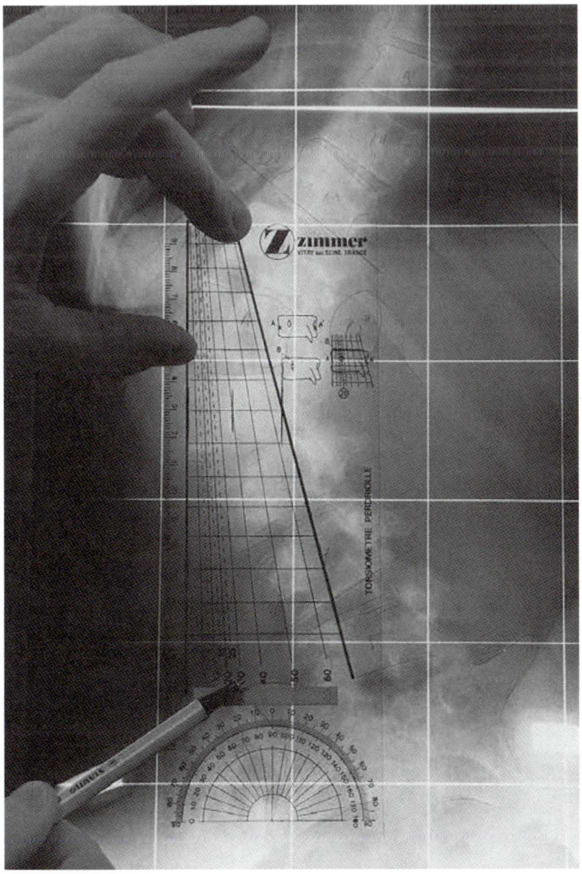

그림 4.5 Perdriolle의 측정 기술을 이용한 척추의 회전 검사. 수직 줄무늬로 표시된 척추의 허리 부분은 자를 이용해 두꺼운 흑색 측면 제한선들과 맞추어 조정된다. 이 사진의 척추경 표시는 비교적 중심에 있고, 측정치를 벗어난 것으로 해석되는 40도의 회전을 보여준다.

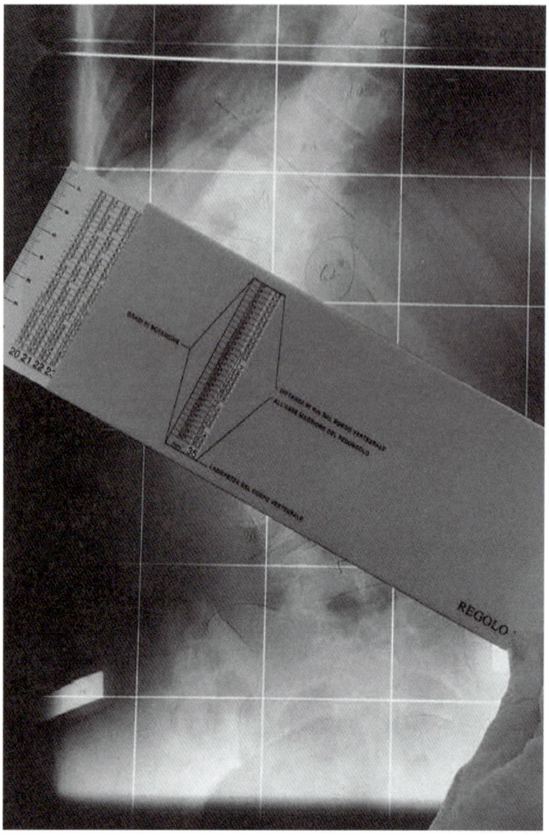

그림 4.6 Raimondi의 측정 기술을 이용한 척추 회전 검사. 추체의 폭이 자의 아래 창에 놓여 있다. 그러면 반으로 줄어든 척추경과 볼록면 척추 한계선 사이의 길이(mm) 옆에 있는 계산자의 표지판으로부터 그 각도를 읽을 수 있다.

계/척추경의 변위를 확인할 수 있다. 다음으로, 측정 슬라이드의 표지로부터 각도의 회전을 확인할 수 있다. 두 기술은 매우 정확한 결과를 만들어 낸다(Weiss 1995).

4.1.3 골성숙도(osseous maturity)의 평가

예후를 모니터링하고 측만증 치료를 계획할 때, 골성숙도의 평가는 필수적이다. 성숙의 징조가 없는 11세 환자의 25도 척추 변형은 매우 심각하게 다루어져야 한다. 사춘기 급성장기가 임박했을 때 작은 각도라고 해서 관심을 두지 않는다면, 만곡은 몇 개월 내에 수술이 권해지는 문턱까지 빠르게 증가할 수 있다. 한편, 최근에 성장이 거의 없고 생식기가 완전히 성숙한 16세 여자 환자의 같은 각도의 만곡은 그렇게 중요하지 않다. 두 번째 환자는 치료 없이도 폐경기까지 거의 변화가 없을 수 있다. 신체의 성숙과 뼈 나이와 관련된 통찰은 치료적 조치들이 정당화되는지 그렇다면 어떤 조치들이 제안되어야 하는지에 대한 질문과 관련해서 매우 중요하다.

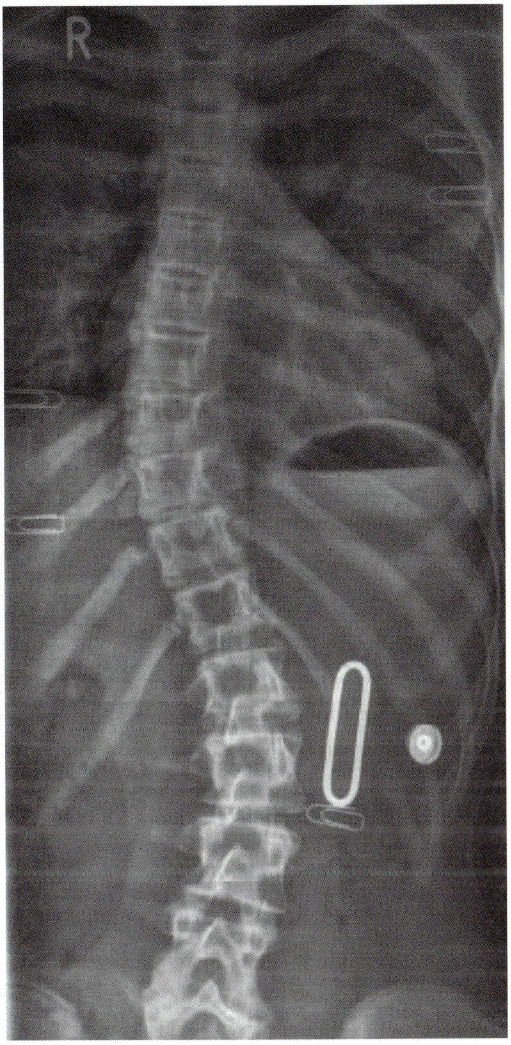

그림 4.7 보조기를 찬 전체 척추 x-ray 사진. 보조기 압박 패드의 위치를 정하기 위한 금속 표지가 있다. 이 사진은 단 한번의 노출과 노출 시간이 감소된 DR 체계로 만들어져 있다. 사진 모서리의 오른쪽과 왼쪽에 장골능 위로 장골 연골이 완전하게 연결되지 않았다(Risser 3－4).

뼈의 나이는 “Risser(1958) 수치”를 이용해서 대략적으로 확인할 수 있다(그림 1.5, 4.7). 월경을 아직 시작하지 않은 소녀와 변성이 오지 않은 소년은 보통 Risser 0을 가진다, 그리고 그것은 사춘기 급성장기의 절정이 아직 오지 않았다는 것을 의미한다. Risser 3인 경우에는, 성장의 주된 국면이 완성되었고 예후가 현저하게 더욱 양호하게 된다. Risser 4인 경우에는, 더 이상의 중요한 성장은 기대되지 않는다. Risser 5인 경우에는, 성장이 완성되었다는 것을 의미한다. x-ray 사진이 골단연골의 완성을 나타낸 후에도, 적은 양의 성장이 발생한다고 알려져 있다.

그러나, 30도 이하의 만곡에서는 이러한 것이 보통은 중요하지 않다. 45도 이상의 척추

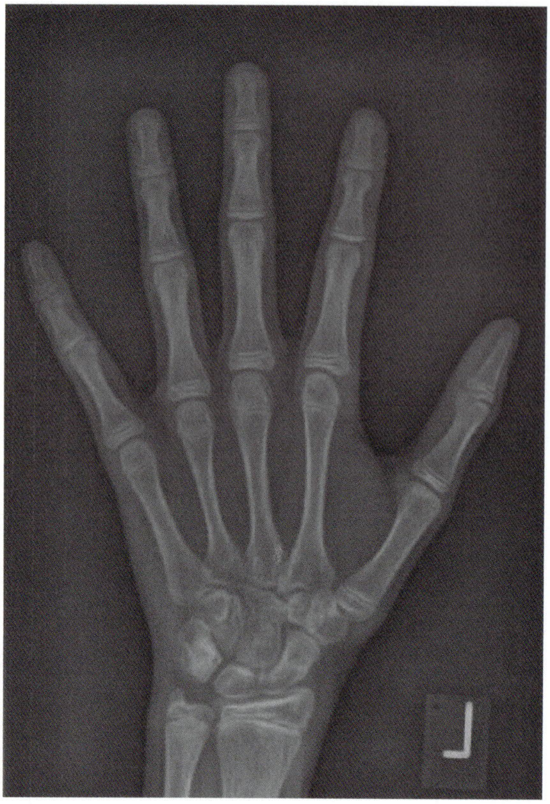

그림 4.8 왼손 X-ray 사진, 뼈 나이의 결정을 위한 AP. 이 경우에는 손가락의 모든 성장 연골이 아직 열려있고, 엄지손가락의 중수수지관절의 종자골이 이미 비교적 크다. Greulich and Pyle (1959)에 따르면, 12세의 뼈 나이는 주 급성장기의 가운데에 있다. 측만증에서 만곡이 증가할 위험이 높다.

변형이 있다면, 성장이 적게라도 남았다는 사실을 고려할 때 보조기가 처방되어야 한다. 이런 방법을 통하여, 매우 심한 만곡을 가질 것으로 예상되는 만곡의 추가적인 증가는 남아있는 성장기 동안 통제될 수 있다.

종종 Risser 수치는 척추 x-ray 사진의 장골에서 정확히 확인할 수 없는 경우도 있다. 보통 사진의 품질과 관련이 있지만, 가끔은 장골능을 어둡게 가리는 흑색점으로 사진에 나타나는 장에 가스가 모여서 그렇다. 그런 경우에 뼈 나이와 남은 성장은 왼손의 AP 사진의 도움으로 결정될 수 있다(그림 4.8). 이 기술은 뼈 나이를 결정하는 표준 절차이고 또한 턱 정형외과 전문의사가 성숙도를 결정하기 위해 이용한다. 더 어린 아동들에서, 개인별 골핵이 나타날 때-특히 손목뼈의 골핵이 보일 때-뼈 나이를 결정할 수 있다. 청년들은 특별한 순서로 발생하여 그래서 특별히 만들어진 도해의 도움으로, 뼈 나이와 남은 성장 기간이 결정될 수 있도록 하는 골단연골의 완성을 전형적으로 이용한다(Greulich and Pyle 1959).

4.2 임상적 측정 절차

임상적 측정 절차들이 척추측만증 관리와 방사능을 최소화하기 위해 필요하다. 급성장기 동안, 3개월 간격으로 모니터링을 해야 한다. 이것은 악화가 거의 없을 것 같은 경우를 확실하게 제외할 수 있고, 또한 방사능 노출을 최소화하도록 치료와 상관이 있는 다른 측정 절차들이 활용되어야 한다는 것을 의미한다. 이 경우의 한 가지 중요한 도움은 여전히 미국에서 척추측만증 검사에 활용되는 Bunnell's Scoliometer™(1984) 이다. 그러나, 이 측정 절차에는 유럽의 선구자들이 있다(그림 4.9).

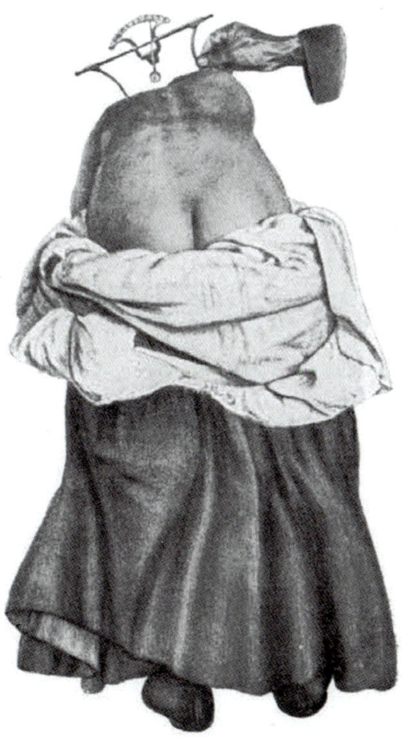

그림 4.9 Schultheß의 앞으로 숙이는 테스트를 이용한 등 표면의 측정(Blencke 1913).

측정 절차에서의 부정확성 때문에, 다른 수동의 임상적 측정 절차들(그림 4.10a-b, 4.11)은 오늘날 더 이상 쓰여지지 않는다. 표면 지형도는 몸통의 표면을 측정하는 (준)자동화

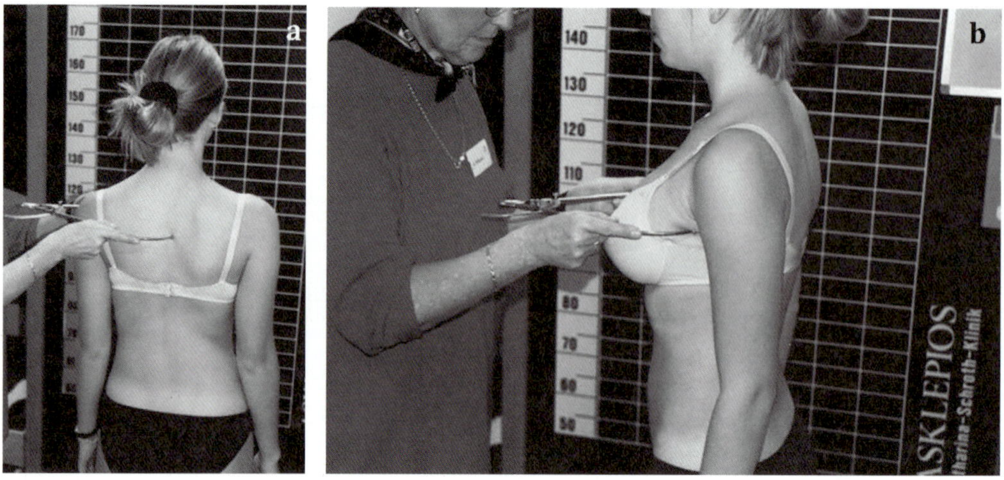

그림 4.10 (a) 정의된 위치에서 시상면 호흡의 측정. (b) 앞 겨드랑이 선에서의 전두면 호흡의 측정. 오늘날, 측정 고리는 자주 사용되지 않는다. 특정 자세에서의 둘레 값은 늑골의 운동성과 전체적인 호흡의 기능을 잘 측정해 줄 수 있다(Weiss 1991). 그러나 이러한 결과들은 비판적으로 평가되어야 하고, 측정 변화에 대한 오차가 알려져야 유효성이 결정될 수 있다.

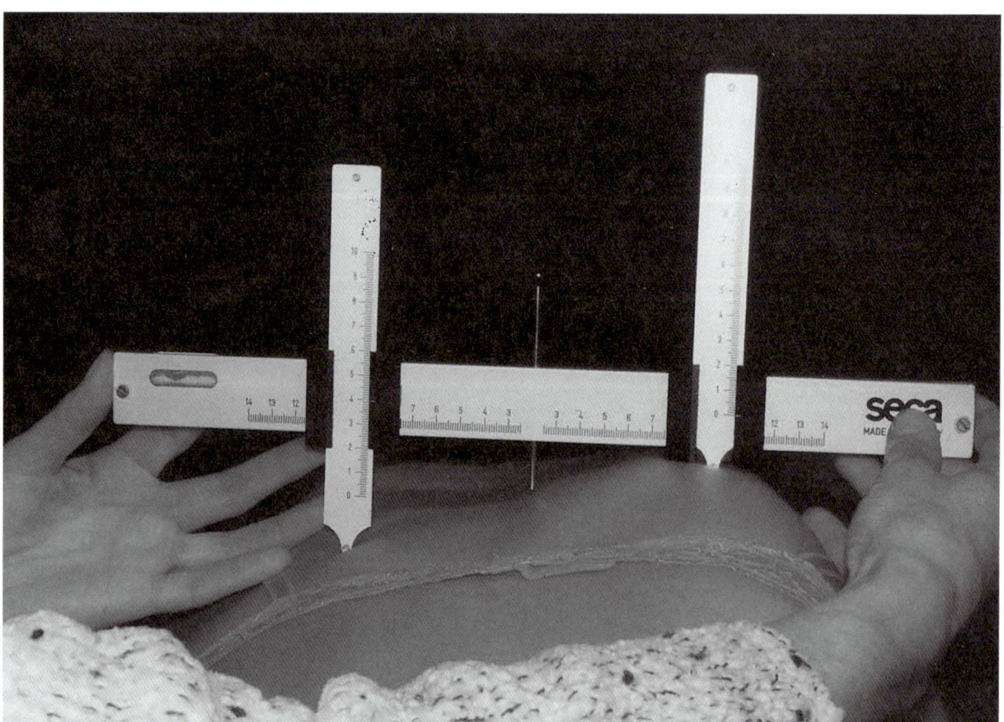

그림 4.11 늑골 돌출 높이의 측정. 이 측정에서는 반복에 따른 오차 또한 비교적 크다.

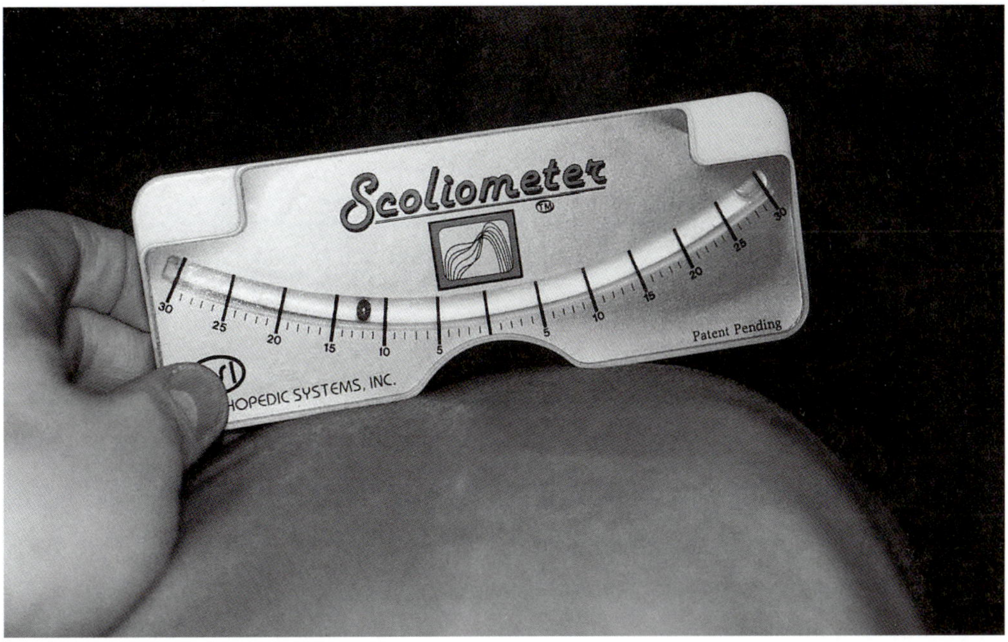

그림 4.12 전방굴곡 테스트와 Scoliometer^{TM} 측정. 이 기술은 경험있는 사람들에게는 간단하고 빠르게 실행될 수 있다. 반복된 오차는 대략 1.2-1.6도이다. 이 경우에는 흉곽이 비대칭이 측정되었다. 일반적으로 Scoliometer™는 오차를 줄이기 위해 양손으로 잡아야 한다.

된 임상적 측정이다. 그것은 상대적으로 과학적인 정밀조사까지 뒷받침하는 강력한 것이다.

4.2.1 The Scoliometer^{TM}

Scoliometer^{TM}는 장치의 중앙에 있는 공간은(오목한 부분) 극돌기의 두드러짐의 형태로 인한 검사의 부정확도를 줄일 수 있도록 공간을 남겨두는 방식으로 등의 형태를 수용하도록 설계되어 있다(Bunnell 1984). 측정은 두 다리를 고정하고서 앞으로 구부리는 테스트(그림 4.12)로 실행된다. 측정할 때 검사자는 적당한 발 아래 지지대를 사용하면서, 환자의 골반이 수평으로 되고, 측정하기 전에 천골이 기울어지는 일이 없도록 살펴야 한다. 아직 성장 중인 환자에게는 특히 그렇게 해야 한다. 성장 중인 아동 혹은 청소년을 3개월 간격으로 모니터링할 때 다리 길이의 변화가 매우 심할 수 있다. 측정 절차 자체가 비교적 간단해 보이지만, 경험의 부족으로 측정 결과에서 큰 변동이 발생하는 오류가 발생할 수 있다. 검사 시, 같은 환자에서 1.2도와 1.6도 사이에서 측정치가 변할 수 있다고 Murrell et al. (1993)은 지적하였다.

Scoliometer™ 수치는 날씬할수록 x-ray상의 척추 회전과 직접적으로 비례하며, 약간의 제한점은 있지만 예상되는 콥각도와 관련된 결론도 얻을 수 있다(Weiss and El Obeidi 1994).

경험있는 전문가에게 맡겨진 Scoliometer™는 3개월마다 x-ray를 다시 찍을 필요 없이 최소한의 노력으로 모니터링을 가능하게 해주는 큰 역할을 한다.

4.2.2 다른 임상적 측정 방법들

Scoliometer™ 수치 외에 폐 기능을 위한 측정 데이터뿐만 아니라 다른 비교 가능한 인체측정 데이터는 보존적 척추측만증 치료 결과의 질을 조사하는 것에 유용하다. 이런 데이터는 치료 전후에 만들어지고 기록된다. 추가 가능한 측정 방법은 앞서 언급한 것처럼 Bunnell Scoliometer™ 수치뿐만 아니라 체중, 편안한 상태와 차후에 교정된 상태에서의 신장, 편안한 자세로 앉았을 때의 몸길이 그리고 이어서 교정된 양 팔을 펼친 길이, 수직선에서 벗어난 정도가 포함된다.

폐활량 측정을 위한 최소 프로그램은 가장 중요한 측정 변수로서 폐활량과 강제호기량(FEV)으로 특징지어진다. 추가적으로 흡기 초기의 시간과 호흡 시 움직임이 기능적 변수로 검사된다. 호흡 움직임(편위)은 흉곽 운동성을 직접 측정하는 것으로 보여진다(Weiss 1991). 호흡양과 더불어 표준화된 측정면 영역에서의 측정고리를 사용한 전두면과 시상면에서의 호흡 편위를 기록하는 것이 가능하다(그림 4.10).

치료 목표를 설명할 때 사용할 사진이 있고 치료가 진행됨에 따라 가능한 변화를 설명하기 위해 환자의 임상 양상을 사진으로 기록하는 것이 좋다. 긍정적인 외형의 변화가 있을 경우에는 이런 일련의 사진들 또한 중요한 동기부여의 원천이 될 수 있다. 이러한 성공적 변수들의 조사는 전문가의 많은 노력이 요구되지만, 재활치료 전문가에게도 진행상황을 추적하는데 필수적이다. 척추측만증 전문가는 요구되는 변수들을 측정하기 위해 필요한 진단적 보조기구를 구성하여야 한다.

어떤 전문센터들은 포괄적인 진단프로그램과 초기 평가를 수행한다. 적어도, 척추 변형 치료를 위한 전문센터는 Scoliometer™의 사용을 배제해서는 안된다.

4.3 표면 측정을 통한 객관적인 몸통 형태 분석

척추측만증 환자가 등의 통증으로 인해 의사를 찾는 경우가 가끔 있지만, 일반적으로는 등 모양의 변화 때문이다. 표준화된 상태에서는 서있는 자세의 x-ray 사진이 척주의 뒤틀림을 평가하는 전통적인 방법이다.

보조기를 이용한 치료를 받고 있는 환자들은 간혹, 3년의 기간 동안 20회 이상의 x-ray 검사를 받는 경우도 있다(Rao and Gregg 1984, Doody et al. 2000, Don 2004, Ronckers et al. 2010, Yoshinaga 2012). 따라서 척추 변형을 가진 환자는 방사선에 대한 노출로 특히 여자 환자들에서 평균 이상으로 유방암에 걸릴 가능성을 보여 왔고(Nash et al. 1979), 또한 평균보다 더 높게 백혈병의 위험을 보여 왔다(Rao and Gregg 1984). 같은 문제에 대한 추가 연구에 따르면, 유방암 발생율은 대조군 보다 척추측만증 환자의 그룹에서 2배 높게 나타났다(Hoffmann et al. 1989).

여러가지 표면 측정 기술들이 개발되어 첫째로 필요한 x-ray 촬영이 줄었고, 둘째는 척추 변형의 3차원적 특성을 더욱 제대로 다루게 되었다. 이 표면 측정 기술들은 두 가지 다른 개념(다중 선 투영 기술과 선 주사 기술)으로 구분될 수 있다.

다중 선 투영 기술에서는 물체 전체가 평행선의 모양에 의해 비추어지고 단지 40 밀리세컨드만 필요할 뿐인(Hierholzer 1993) 짧은 순간에 측정된다. 자동 표면 측정을 사용하는 것은 CCD 카메라로 찍은 사진이 컴퓨터에 저장되고, 여러 가지 격자무늬 선들이 확인되며, 등의 형태가 자동으로 3차원적 재구성이 되어 0.5mm마다 25,000 표면점의 형태가 측정되어 분석하며 3차원적 결과로 만들어 내는 것이다(그림 4.13).

다소 오래된 선 주사 방식(ISIS: Turner-Smith 1988)에서 등의 표면은 하나의 움직이는 광선으로 스캔된다. 자동화된 표면 측정이 매우 쉽지만, 에러가 더 잘 발생할 수 있다(Weiss 2000)(그림 4.14).

오늘날, 전체적인 몸통 평가를 위해서는 격자무늬 입체사진술과 척추영상진단체계(Formetric®)가 가장 일반적으로 사용되는 기술이다. 이러한 형태의 체계로 더 큰 정확성을 가지고 척추의 변화를 계산하기 위해 필요한 주요 지형도 상의 점들을 자동적으로 인식할 수 있다는 사실 때문이다. 측정은 환자의 몸통을 손으로 접촉하지 않고 어떤 측정 표시들을

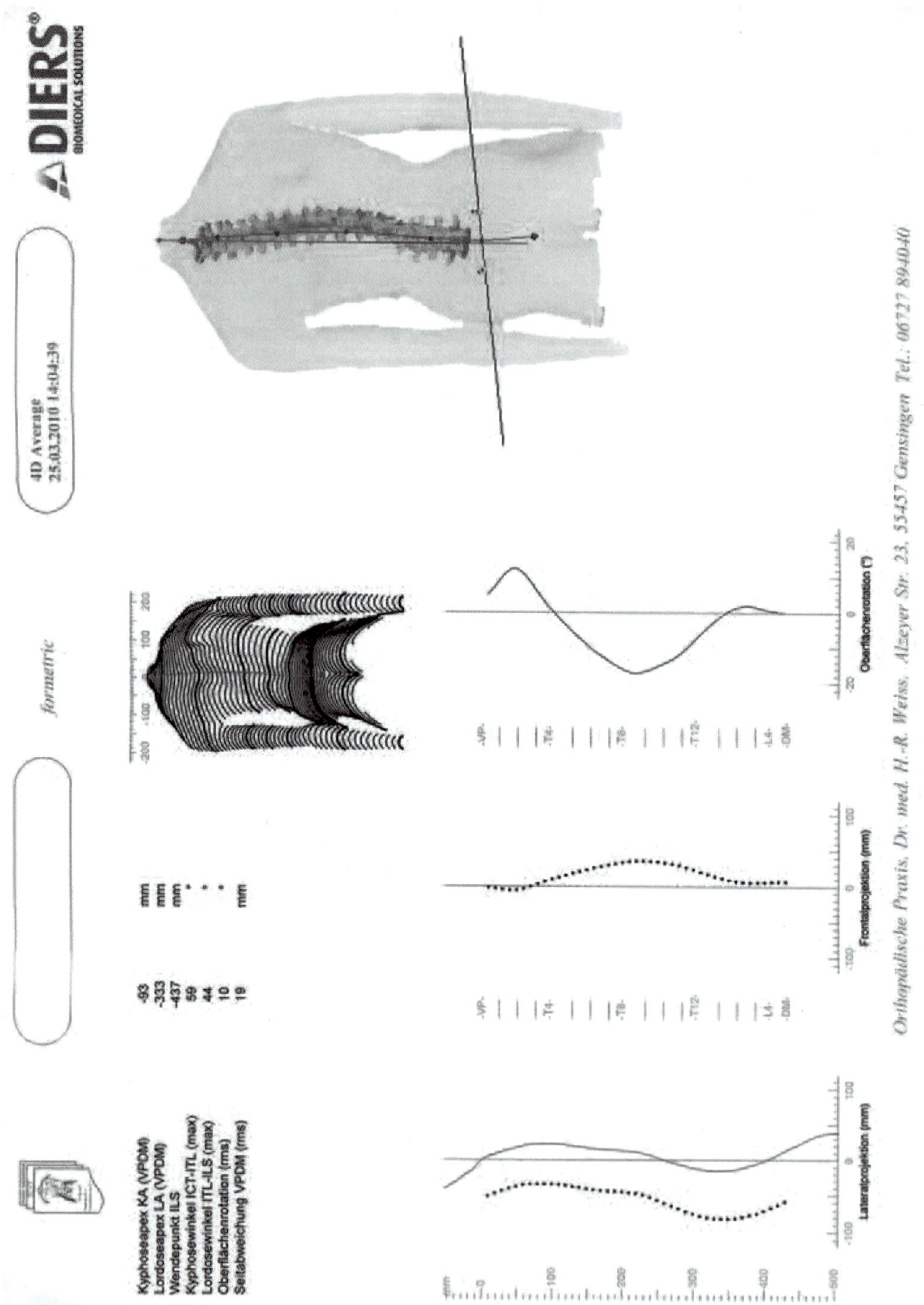

그림 4.13 흉부 오른쪽이 볼록한 척추측만증 환자의 척추 영상 진단기 사진. 상부 왼쪽 구석에서 보여진 실측치. 아래에 측면 모습, 측면 변형과 표면 회전 그래픽 평가.

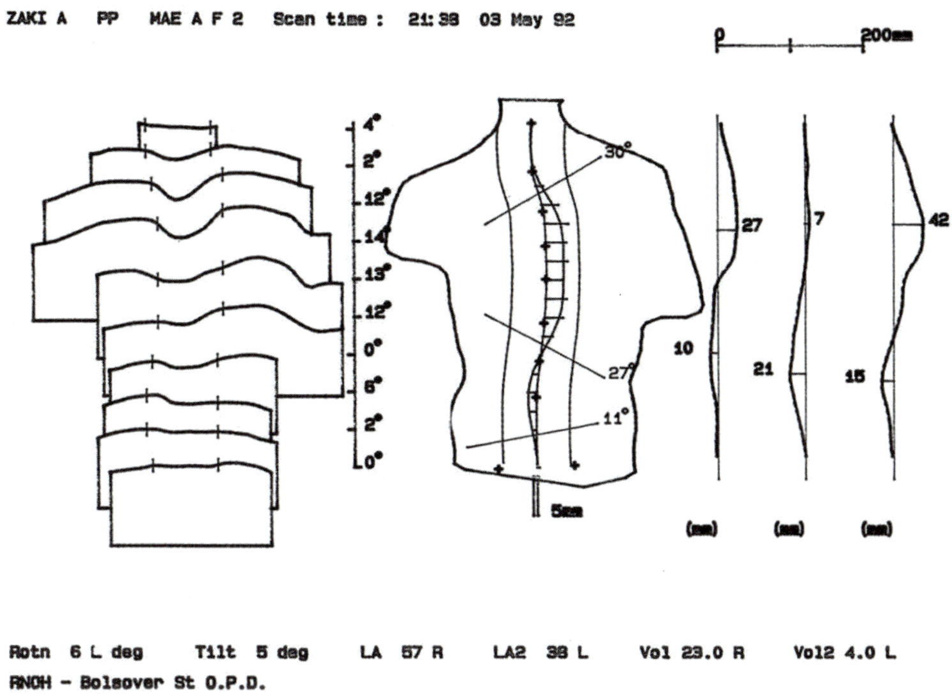

그림 4.14 선 주사(line-scanning) 방식으로 완성된 ISIS 스캔의 컴퓨터 인쇄 사진.

붙이지 않아도 완성될 수 있다는 것을 의미한다. 표면 측정을 위한 다른 체계들은 더 이상 추천하지 않는다. 측정의 오차한계는 잘 알려져 있으며, 체계에 대한 평가 알고리즘은 설명되어 왔고(Drerup 1993, Hierholzer 1993), 척추영상진단 체계는 국제적으로 가장 널리 사용된다.

보조기 준비를 위한 몸통 측정에 사용되는 3차원 전신 스캐너 테스터가 가장 최신의 개발품이다. 적절한 측정값을 위해 이런 스캐너를 사용하면 보조기를 준비하기 위해 환자의 측정치를 얻는 동시에 임상적 진행 상태를 모니터링할 수 있다. 미래에는 그러한 다기능을 사용함으로써 척추 변형을 가진 환자를 모니터링하기 위한 표면 지형도를 제공하는 전문가의 시술이 활성화 될지도 모른다.

◈ 참고문헌

Beauchamps M, Labelle H, Grimard G, et al. Diurnal variation of Cobb angle measurement in adolescent idiopathic scoliosis. Spine. 1993;18:1581–1883.

Blencke A. Orthopädische Sonderturnkurse. Stuttgart, Enke; 1913.

Bunnell WP. An objective criterion for scoliosis screening. J Bone Joint Surg (Am). 1984; 66A: 1381.

Cobb JR. Outlines for the study of scoliosis measurements from spinal roentgenograms. Phys Ther. 1948;59:764–765.

Don S. Radiosensitivity of children: potential for overexposure in CR and DR and magnitude of doses in ordinary radiographic examinations. Pediatr Radiol. 2004 Oct(34 Suppl 3):S167–172.

Doody MM, Lonstein JE, Stovall M, Hacker DG, Luckyanov N, Land CE. Breast cancer mortality after diagnostic radiography: findings from the U.S. Scoliosis Cohort Study. Spine (Phila Pa 1976). 2000 Aug;25(16):2052–2063.

Drerup B. Die Form der skoliotischen Wirbelsäule. Vermessung und mathematische Analyse von Standard-Röntgenaufnahmen. Stuttgart: Fischer; 1993.

Greulich WW, Pyle SI. Radiographic atlas of skeletal development of the head and wrist. 1959, Stanford, Stanford University Press.

Hierholzer H. Objektive Analyse der Rückenform von Skoliose-Patienten. Stuttgart: Fischer; 1993: 72–78.

Hoffman DA, Lonstein JE, Morin MM, Visscher W, Harris BS 3rd, Boice JD Jr. Breast cancer in women with scoliosis exposed to multiple diagnostic X-rays. J Natl Cancer Inst. 1989 Sep 6;81(17):1307–1312.

Murrell GAC, Conrad RW, Moorman CT, Fitsch RD. An assessment of the reliability of the scoliometer. Spine. 1993;6:709–712.

Nash CL, Moe JH. A study of vertebral rotation. J Bone Joint Surg. 1969;51A:223–229.

Nash CL, Gregg EC, Brown RH. Risks of exposure to x-rays in patients undergoing longterm treatment for scoliosis. J Bone Joint Surg. 1979;61A:371.

Perdriolle R, Vidal J. Thoracic idiopathic scoliosis curve evolution and prognosis. Spine. 1985;10:785–791.

Perdriolle R. Natürlicher Verlauf und Prognose der thorakalen und thorakolumbalen idiopathischen Skoliose. In: Weiss HR (Hrsg). Wirbelsäulendeformitäten Bd 2. Stuttgart, Jena, New York: Fischer; 1993: 83–84.

Risser JC. The Iliac apophysis; an invaluable sign in the management of scoliosis. Clin Orthop. 1958;11:111-9.

Ronckers CM, Land CE, Miller JS, Stovall M, Lonstein JE, Doody MM. Cancer mortality among women frequently exposed to radiographic examinations for spinal disorders. Radiat Res. 2010 Jul;174(1):83–90.

Rao PS, Gregg EC. A revised estimate of the risk of carcinogenesis from x-rays to scoliosis patients. Investigative Radiology. 1984; Jan–Feb: 58–60.

Turner-Smith AR. A television/computer three-dimensional surface shape measurement system. J Biomech. 1988;21:515–529.

Weinstein SL. Adolescent idiopathic scoliosis: prevalence, natural history, treatment indications. Iowa: University of Iowa Printing Service; 1985.

Weiss HR. The effect of an exercise program on vital capacity and rib mobility in patients with idiopathic scoliosis. Spine. 1991(a);1:89–93.

Weiss HR, El Obeidi, N. Die Wiederholbarkeit der Bestimmung der Winkelgrade nach Cobb. Paper read at the 4th. ‚Skoliose-Workshop,' April 1994, Sobernheim.

Weiss HR. Measurement of vertebral rotation: Perdriolle versus Raimondi. Eur Spine J. 1995(a); 4:34–38.

Weiss HR, Verres C. Der Einsatz von Oberflächenvermessungssystemen zur Beurteilung von Haltungsstörungen und Kyphosen. Orthop Prax. 1998;11:765-769.

Weiss HR. Skolioserehabilitation. Qualitätssicherung und Patientenmanagement. Stuttgart: Thieme, 2000.

Weiss HR, Seibel S. Region of interest in the radiological followup of patients with scoliosis. Hard Tissue. 2013 Jun 01;2(4):33.

Yoshinaga S. Epidemiological findings on health effects of medical radiation exposures. Nihon Rinsho 2012 Mar;70(3):410–414

Chapter

05

보존적 치료 적용

Indications for Conservative Treatment

보존적 측만증 치료를 위한 가이드라인은 독일 형식에 맞추어져 왔다. 이 체제는 원래 Weiss가 주재한 이태리 밀란에서의 2005 SOSORT 회의 동안 보존적 측만증 치료 분야의 국제적 전문가들 간에 상세한 협의의 결과로서 개발되어져 왔고, 대중에게 공표되었다(Weiss et al. 2006, 독일어 가이드라인 Weiss 2012). 차후 검토 결과 복잡한 특징들과 상세함이 추가되었지만 중요한 변화는 없었다(Negrini et al. 2012). 이 장에서는 보존적 치료를 위한 독일의 가이드라인(Weiss 2012)을 제시하였다.

과학적으로 3장에서 언급한 바와 같이 보조기를 통한 보존적 치료와 슈로스 기반의 척추 측만증 훈련에 관한 명확한 적응증이 존재하는 반면, 수술적 관리의 필요성은 현재 의문시된다(Weiss and Moramarco 2013, Moramarco 2013, Westrick and Ward 2011, Ward et al. 2017).

치료의 적응증을 위한 가이드라인의 개요와 슈로스에 기반한 치료법의 추가된 유형들이 제시됐다.

5.1 정의

척추측만증은 척주의 측만곡과 함께 척주와 몸통의 비틀림을 동반하고 시상면 또한 어긋남으로 정의된다.

5.2 병인

특발성 측만증은 척추 측면 변형의 모든 형태 가운데 가장 흔한 것이다. 정의에 따르면, 보통 건강한 어린이나 청소년에게서 발생하는 척주의 측만곡으로, 인식 가능한 원인은 발견되지 않았다. 최근의 조사는 복부의 과잉팽창으로 이어지는 기능적 척수견인증후군이나 신경-골성 장애(Weiss, Seibel and Moramarco 2013)에 초점을 두고 있다. 아직도 요추전만의 손실은 명확하게 설명되지 않고 있다. 덜 일반적이지만 더 잘 정의되는 장애의 병인에는 신경근육 원인의 측만증, 선천성 측만증, 신경섬유종증의 측만증, Prader Willi 신드롬 그리고 Marfan 신드롬과 같은 간엽성 장애가 포함된다(1장 참조).

5.3 역학

콥각도 10도 이상의 만곡으로 정의할 때, 청소년 특발성 측만증의 유병률은 2~3% 이다. 20도 이상되는 만곡의 유병률은 0.3~0.5% 이다. 콥각도 40도 이상의 만곡은 인구의 0.1% 이하에서 발견된다. AIS 이외의 병인으로 인한 다른 측만증은 더 적게 발견된다(Weiss et al. 2006, Weiss and Moramarco 2013).

5.4 분류

임상의들은 척추측만증 분류의 기초로서 변형의 해부학적인 면에 초점을 두어 왔다. 첨부 추체의 위치(즉, 흉추, 흉요추, 요추 혹은 이중 주만곡)는 설명을 위한 간단한 기초를 형성한다. 1988년 King et al.은 척추 유합의 범위로써 다른 만곡 형태를 분류했다. 그러나 사실상 이 분류는 신뢰성이 부족하다(Lenke et al. 1998). Lenke에 의해 개발된 또 다른 방법은 시상면과 만곡 구성요소에 관하여 측만증과 후만증에 대한 임상적 평가를 요구한다. 슈로스 기반의 보존적 관리를 위해 설계된 체계는 Lehnert-Schroth(2007; 6장 참조)와 Weiss (2011; 6장 참조)에 의한 분류를 사용한다.

5.5 보존적 관리의 목표

척추측만증 관리의 주된 목표는 만곡의 진행을 멈추게 하는 것이다. 외형 자세의 향상이 중요한 것처럼, 폐기능(폐활량)의 향상과 통증 치료 또한 매우 중요하다.

보존적 척추측만증 관리는 재활치료와 보조기 착용에 기반하고 있다. 치료 프로토콜은 Méthode Lyonaise, Side-Shift, Schroth, Schroth Best Practice 그리고 다른 것들을 포함한다. 비록 국제 문헌에서 대조되는 견해와 논쟁을 겪고 있지만, 오늘날 재활치료 만을 사용한 척추측만증 치료의 효과에 대한 증거가 있다(Monticone et al. 2014). 이때 다음과 같은 점들이 강조되어야 한다. (1) 측만증 치료는 단순히 일반적인 운동으로 구성되어야 하는 것이 아니라, 척추 변형의 특정적이고, 미묘한 차이를 다루기 위해 고안된 측만증에 특화된 방법들 중 하나여야 하며, (2) 그러한 방법들을 적용하려면 임상의들은 세밀하게 훈련돼야 하고, 이러한 목표를 가지고 있는 보존적 개입 방법에 대한 공인 인증을 받아야 한다(Monticone et al. 2014)

상당 기간 동안 입원 재활치료는 척추측만증의 여러가지 징후와 증상, 그리고 만곡의 진행 예방에 대하여 효과적인 단기적 결과들을 만들어냈다. 지금은 방법론의 발전으로 비슷하거나 훨씬 나은 결과들을 아주 효과적으로 만들어 내는 외래환자의 재활치료가 가능하게 되었다(Lee 2014). 과거에는 6주의 집중 입원 프로그램이 기록된 결과물이 조사됐다. 그렇지만 최근에는 입원 치료에 대한 기록이 부족했다. 상대적인 용이성과 효과 덕분에 외래 프로그램들이 추진력을 얻고 있다.

다른 형태의 보존적 관리는 보조기 치료이다. 보조기는 지시사항을 잘 따르는 환자의 만곡 진행을 예방하는데 효과적인 것으로 나타났고(Nachemson and Peterson 1995, Weinstein et al. 2013), 따라서 특발성 척추측만증((idiopathic scoliosis, IS)의 자연적 경과를 바꾸어 놓는다. 보조기는 수술 발생률을 줄이고 시상면을 회복시켜주며, 보조기에 따라서는 척추 회전에 영향을 줄 수 있다(Weiss and Moramarco 2013). 보조기 치료의 최종 결과는 환자가 얼마나 순응하느나와 상관관계가 있나는 시침이 있다. 그러나 연성 보조기에 관한 독립적 연구들은 엄격한 TLSO에 비해 효과가 감소한 것으로 나타났기 때문에, 이러한 결론은 경성 보조기에만 적용된다(Wong et al. 2008). 최근의 한 무작위 통제 연구도 비슷한 결과를 보였다(Guo et al. 2013).

5.6 콥각도와 골성숙에 관련된 물리재활치료와 보조기의 적용

다음에 설명되는 SOSORT 가이드라인(Weiss et al. 2006)은 주어진 시간 내에 상당한 만곡 진행의 위험과 관련하여 최근 정보에 기초를 둔 보존적 중재에 관한 것이다.

각각의 척추측만증은 임상 평가와 환자 과거의 맥락에서 개인별 기준으로 고려돼야 한다. 척추측만증으로 진단된 아이들에서 역학적인 조사들에 기초한 진행성의 위험에 대한 평가는 시간이 지나는 동안 만곡 크기의 변화를 정기적으로 측정하기 위해 방사선으로 기록됐다. 그러한 조사들은 특발성 척추측만증 진단을 받은 아이들의 모집단에서 진행성의 위험이 관찰 기간 동안의 성장 잠재력과 높은 상관관계가 있다는 전제를 지지해 준다. 소년의 경우에, 진행의 예후가 더 양호하고, 40도나 그 이상으로 진행되는 만곡을 가지는 경우가 상대적으로 적다.

독일 가이드라인(Weiss et al. 2006에 근거)에서는 사춘기 급성장기 동안의 예후적 위험의 추정은 Lonstein and Carlson(1984)에 결정되는 계산에 근거하고 있다. 이 계산은 미네소타(미국)의 학교 검사 프로그램에서 1974년과 1979년 사이에 진단되고, 골성숙 때까지 추적조사된 727명의 환자들(여성 575명, 남성 152명)에서 관찰된 만곡 진행에 근거를 두고 있다.

I. 아동(성숙의 징후가 없다, 나이 6-10세)

a. 콥각도 < 15도: 관찰(6-12개월 간격).
b. 콥각도 15 – 20도: 치료 주기 없는 물리치료(만곡 진행 위험이 낮은 환자는 6-12주간 물리치료를 하지 않음).
c. 콥각도 20 – 25도: 물리치료.
d. 콥각도 > 25도: 물리치료와 단시간으로 보조기 착용(12-16 시간).

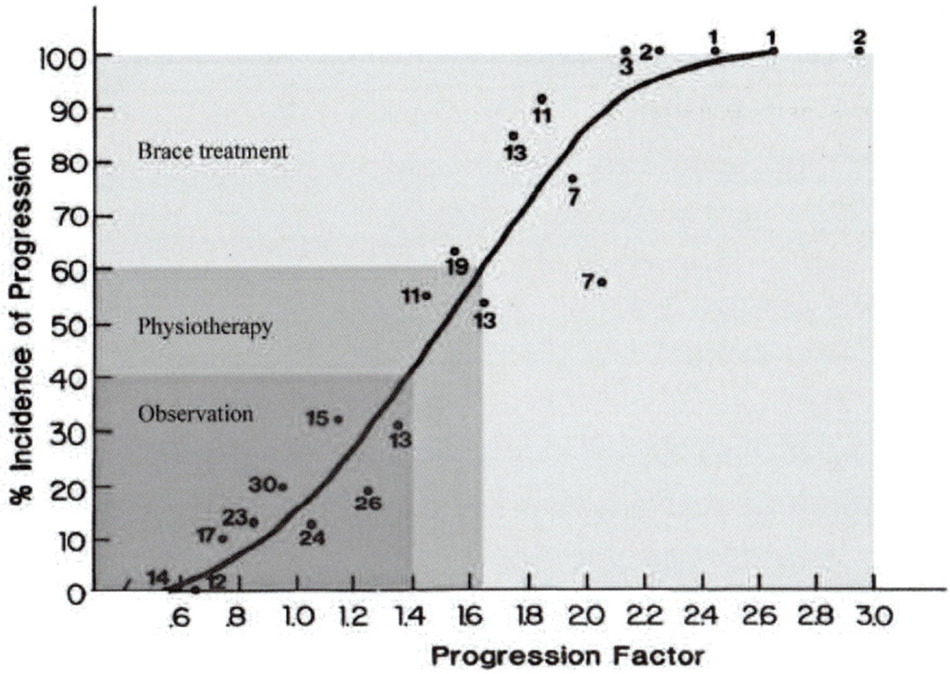

그림 5.1 그림은 Lonstein and Carlson(1984)의 진행 요인에 기초한 진행의 발생률을 보여준다. 공식은 다음과 같이 계산된다: 콥각도-(3 x Risser 징후)/실제 나이=진행 요인(Lonstein and Carlson 1984의 원래 그래프에서 수정됨)

II. 아동과 청소년, Risser 0 – 3, 성숙의 징후, 성숙된 키의 98% 이하

다음 항목은 골격이 성숙함에 따라 변형의 위험정도가 변하기 때문에, 콥각도 측정보다는 진행 위험률에 기초한다. 진행 위험은 그림 5.1의 공식으로 계산한다.

a. 진행 위험 < 40%: 관찰(3개월 간격).

b. 진행 위험 40-60%: 물리치료.

c. 진행 위험 60-80%: 물리치료 + 단시간 보조기 처방[16-23시간(저위험)].

d. 진행 위험 > 80%: 물리치료 + 전시간 보조기 처방[23시간(고위험)].

III. Risser 4를 나타내는 청소년(성숙된 키의 98% 이상)

a. 콥각도 < 20도: 관찰(6-12개월 간격).

b. 콥각도 20-35도: 물리치료.

c. 콥각도 > 35도: 물리치료 + 보조기(단시간, 약 16시간이면 충분).

d. 보조기 벗기: 물리치료 + 보조기 착용 시간 감소

IV. Risser 4 – 5로 처음 나타남(성장이 완성되기 이전, 성숙된 키의 99.5% 이상)

a. 콥각도 > 25도: 물리치료.

b. 콥각도 > 35도: 물리치료 + 보조기(단시간, 수술을 피할 수 있는 경우 외형 개선 목적으로 16시간 정도의 착용이면 충분하다).

V. 콥각도 30도 이상의 성인

물리치료, 입원 재활치료.

VI. 척추측만증(정도에 상관없이)과 만성 통증이 있는 청소년과 성인

물리치료, 재활치료 프로그램(다중양상 통증 개념/행동 + 신체 개념), 특수한 검사를 진행 시 양성 효과가 입증된 경우 보조기 치료.

치료를 위한 예후적 추정과 치료 적응증은 가장 일반적인 형태인 특발성 척추측만증에 적용된다. 다른 형태의 척추측만증에 대해서는 전문가가 금기사항을 고려하여 비슷한 방법들을 적용할 수 있다. 휠체어가 필요한 신경근육 척추측만증(앉는 능력을 유지하기 위한 수술이 필요할 수도 있다)과 같은 예후가 확실히 악화되는 경우에는 예외를 둔다. 대안 치료를 고려하는 다른 이유는 다음과 같다.

- 중증의 대상부전
- 구조적 요추후만증(편평등)이 있는 중증 시상면의 변형
- 콥각도에 비하여 불균형한 회전과 하부 관절연결 부근에서의 불안정의 위험이 큰 요추, 흉요추 그리고 하부의 이중 만곡
- 중증의 관절 구축과 근육의 단축
- 특히 시상면에서의 척주 운동성 감소
- 개별적으로 고려되는 기타사항

5.7 예상되는 치료 결과

주 급성장기 동안 치료적 운동의 적용은 개인에 따라 다르다. 콥각도, 정점의 위치, Risser 징후 그리고 환자의 순응과 같은 변수들이 보존적 치료 결과에서 중요한 역할을 한다. 주

급성장기 동안 치료를 받지 않은 환자의 경우에 약 30%는 관찰과 함께 변하지 않은 채로 남아있었다. 슈로스 기반 입원 치료를 받은 후에는(1980년대 결과) 50%가 안정화 되었다(Weiss, Weiss and Petermann 2003). 보조기와 관련해서는, 물리치료 없이 보스톤 보조기를 사용하면서 70%가 안정화되었고, 체뉴 보조기의 이전 형태를 사용하면서는 80%가 안정화되었다. 이것은 만곡이 진행 중일때 보조기처방은 단지 적용하는 것을 넘어, 보존적 운동관리보다 더 중요하다는 것을 설명해 준다(그림 5.2). 그러나, 만곡 형태에 특화된 척추측만증 재활치료는 골격의 성숙도에서 최적의 결과를 위한 기회를 청소년에게 제공하기 위해 주 급성장기 이전, 동안 그리고 이후에, 보조기와 함께 사용될 수 있다.

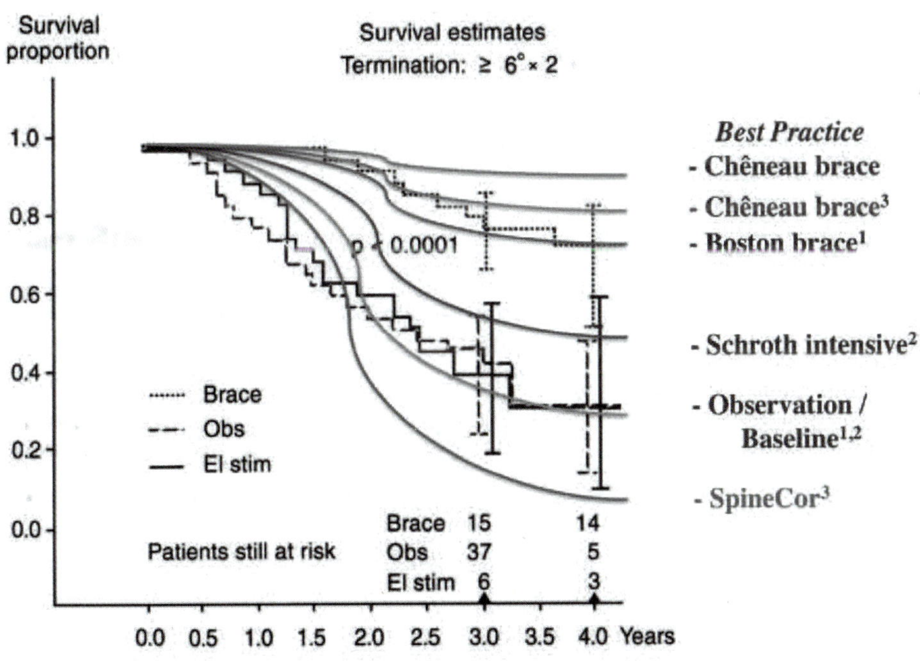

그림 5.2 주 급성장기 동안 다른 치료방법들의 생존분석 (생존율 = 비진행 환자 수의 통계적 설명). "생존율"이란 비진행 환자들의 비율, 즉, 만곡이 증가하지 않은 환자를 가리킨다.

[1] 치료 0.3 없는(만곡 증가가 없는 30%), 집중 입원환자 슈로스 치료,

[2] 0.5(만곡 증가가 없는 50%), 미국에서, 물리치료 없는 보스톤 보조기(만곡 증가 없는 70%),

[3] 1999년 석고 틀 이후의 표준 체뉴 보조기,

[4] 가끔 물리치료와 함께(만곡 증가가 없는 80%), CAD/CAM 보조기(90% 이상이 만곡 증가가 없음).

(Nachemson와 Peterson 1995의 원래의 그래프에서 수정됨)

주 급성장기 동안에 집중 재활치료를 통한 보존적 방법들을 실행하는 또 다른 추가적인 이유는 심리적인 이점에 있다. 심한 통증이나 심각한 폐기능 장애가 있는 척추측만증 환자에게 입원 재활치료 방법은 양호한 예후를 위해 여전히 선호되는 방법이다. 그러나, 임상의가 정한 한정된 외래환자 시간이나, 며칠 간 진행되는 하나의 단기 외래환자 재활치료는 종종 보통 수준의 환자가 가정 운동 프로그램에 필요한 기술들을 습득하고 비대칭 척추를 바로 하는 방법을 배우기 위해 필요하다. 만곡의 정도와 학습된 개념들을 통합하는 능력에 따라 결과들이 달라진다.

물론 이것은 치료 방법이 만곡 형태에 적절하고, 가장 최근의 방법들을 사용하는 경험 있는 전문가에 의해 전달된다는 것을 전제로 한다.

최근의 과학적인 조사 결과에 따르면, 최신의 체뉴 보조기들, 체뉴 경량보조기와 겐징겐 보조기(GBW)는 23시간 착용시간과 성장이 남아 있을 때(잔류 성장) 만곡이 일반적으로 개선되면서 대략 90%의 성공률을 보인다(Weiss and Werkmann, 2012, Weiss et al. 2016).

추가적으로, 단기 척추측만증 재활치료 프로그램들은 외래환자를 위한 효과에 대해서 검토되어 왔다. 초기의 긍정적 결과들은 이미 나와있다(Lee, 2014). 일상생활의 활동을 고려하는 최근의 개념(Schroth Best Practice Program)에서는 자세습관을 바꾸는 것이 문제이다. 환자가 단기 재활치료 기간 후 반응이 성공적이었고, 새로 교정된 자세가 자동적으로 설명된다면 추가적인 치료가 필요하지 않을 수도 있다.

보조기와 재활치료요법에 의한 최신의 보존적 방법들은 장단기적으로 삶의 질을 고려하여 일상생활에서의 간섭을 가급적 최소화하도록 고안되었다.

◈ 참고문헌

Guo J, Lam TP, Wong MS, Ng BK, Lee KM, Liu KL, Hung LH, Lau AH, Sin SW, Kwok WK, Yu FW, Qiu Y, Cheng JC. A prospective randomized controlled study on the treatment outcome of SpineCor brace versus rigid brace for adolescent idiopathic scoliosis with follow-up according to the SRS standardized criteria. Eur Spine J. 2014 Dec;23(12):2650- 7.

King HA. Selection of fusion levels for posterior instrumentation and fusion in idiopathic scoliosis. Orthop Clin North Am. 1988 Apr;19(2):247–255.

Lee SG. Improvement of curvature and deformity in a sample of patients with Idiopathic Scoliosis with specific exercises. OA Musculoskeletal Medicine. 2014; Mar 12;2(1):6.

Lenke LG, Betz RR, Bridwell KH, Clements DH, Harms J, Lowe TG, Shufflebarger HL. Intraobserver and interobserver reliability of the classification of thoracic adolescent idiopathic scoliosis. J Bone Joint Surg Am. 1998 Aug;80(8):1097–1106.

Lehnert-Schroth C. Three-dimensional Treatment for Scoliosis: a Physiotherapeutic Method for Deformities of the Spine. The Martindale Press 2007.

Lonstein JE, Carlson JM. The prediction of curve progression in untreated idiopathic scoliosis during growth. J Bone Joint Surg. 1984;66A:1061–1071.

Monticone M, Ambosini E, Cazzaniga D, Rocca B. Active self-correction and taskoriented exercises reduce spinal deformity and improve quality of life in subjects with mild adolescent idiopathic scoliosis. Results of a randomized controlled trial. Eur Spine J. 2014 Feb 28.

Moramarco K. For adolescent idiopathic scoliosis patients, treatments should incur the least potential harm. Hard Tissue 2013 Dec 15;2(5):44.

Nachemson AL, Peterson LE. Effectiveness of treatment with a brace in girls who have adolescent idiopathic scoliosis. A prospective, controlled study based on data from the Brace Study of the Scoliosis Research Society. J Bone Joint Surg Am 1995 Jun;77(6):815-22.

Negrini S, Aulisa AG, Aulisa L, Circo AB, de Mauroy JC, Durmala J, Grivas TB, Knott P, Kotwicki T, Maruyama T, Minozzi S, O'Brien JP, Papadopoulos D, Rigo M, Rivard CH, Romano M, Wynne JH, Villagrasa M, Weiss HR, Zaina F. 2011 SOSORT guidelines: Orthopedic and rehabilitation treatment of idiopathic scoliosis during growth. Scoliosis. 2012 Jan 20;7(1):3.

Ward WT, Friel NA, Kenkre TS, Brooks MM, Londino JA, Roach JW. SRS-22r Scores in Non-Operated Adolescent Idiopathic Scoliosis Patients with Curves Greater than Forty Degrees. Spine. 2017 Aug 15;42(16):1233-1240.

Weinstein SL, Dolan LA, Wright JG, Dobbs MB. Effects of bracing in adolescents with idiopathic scoliosis. N Engl J Med. 2013 Oct 17;369(16):1512-21.

Weiss HR, Weiss G, Petermann F. Incidence of curvature progression in idiopathic scoliosis patients treated with scoliosis inpatient rehabilitation (SIR): an age-and sexmatched controlled study. Pediatr Rehabil. 2003 Jan–Mar;6(1):23–30.

Weiss HR, Weiss G. Brace treatment during pubertal growth spurt in girls with idiopathic scoliosis (IS): a prospective trial comparing two different concepts. Pediatr Rehabil 2005; 8: 3. 199-206 Jul/Sep.

Weiss HR, Negrini S, Rigo M, Kotwicki T, Hawes MC, Grivas TB, Maruyama T, Landauer F. (SOSORT guideline committee). Indications for conservative management of scoliosis (guidelines). Scoliosis 2006 May 8;1:5.

Weiss HR. Befundgerechte Physiotherapie bei Skoliose. (Pflaum, München), 3rd Edition 2011.

Weiss HR, Werkmann M. Rate of surgery in a sample of patients fulfilling the SRS inclusion criteria treated with a Chêneau brace of actual standard. Stud Health Technol Inform. 2012;176:407–410.

Weiss HR. Spezielles Rehabilitationskonzept Wirbelsäulendeformitäten, AWMF online (German Guidelines), 2012; Register No 033 / 045.

Weiss HR, Moramarco M. Indication for surgical treatment in patients with adolescent idiopathic scoliosis – a critical appraisal. Patient Saf Surg. 2013 May 24;7(1):17. doi:10.1186/1754-9493-7-17.

Weiss HR, Seibel S, Moramarco M. Adolescent Idiopathic Scoliosis: Etiological conceptsand implication for treatment. OA Musculoskeletal Medicine 2013 Oct 18;1(3):21.

Weiss HR, Tournavitis N, Seibel S, editors. Preliminary results of a prospective AIS cohort treated with a Gensingen brace (GBW). 10th Hellenic Spine Congress; 2016 October 26th - 29th; Thessaloniki, Greece.).

Westrick ER, Ward WT. Adolescent idiopathic scoliosis: 5-year to 20-year evidencebased-surgical results. J Pediatr Orthop. 2011 Jan-Feb;31(1 Suppl):S61-8.
doi: 10.1097/BPO.0b013e3181fd87d5.

Wong MS, Cheng JC, Lam TP, Ng BK, Sin SW, Lee-Shum SL, Chow DH, Tam SY. The effect of rigid versus flexible spinal orthosis on the clinical efficacy and acceptance of the patients with adolescent idiopathic scoliosis. Spine. 2008, 33(12):1360-1365.

Chapter

06

물리치료적 결과들

Physiotherapeutic Findings

척추측만증에 특수한 보존적 치료방법을 위한 적절한 치료를 결정하기 위해 전문가는 만곡의 형태를 확인해야 한다. 모든 형태의 만곡이 특정한 기본 형태로 요약될 수는 없지만, 척추측만증 환자의 90% 이상에서 특수한 형태를 확인할 수 있고, 각 형태에 대해 특수한 운동들이 개발되어 왔다. 이런 운동들은 임상적 환경에서 교육될 수 있고, 그런 다음 독립적으로 가정에서 실행할 수 있다. 외래환자 치료에서 척추측만증 형태에 따라 환자들은 개인적인 교육과 지시를 받거나 같은 그룹으로 분리될 수 있다. 척추측만증 치료에서 만곡 형태의 확인은 재활치료 운동의 올바른 선택과 조합을 가능하게 한다.

현대의 학문적 지식에 따르면, 생리적 시상면 정렬의 정상화(경추의 전만, 흉추의 후만, 요추의 전만)는 등 표면의 실질적인 3차원적 교정으로 이어질 수 있다(Weiss and Moramarco 2013). 또한 단지 특발성 척추측만증으로 반전된 시상면을 교정함으로써, 전두면에서의 척추측만증 교정(콥각도)에 영향을 줄 수 있다고 밝혀졌다(van Loon et al. 2008). Dickson et al.(1984)과 Tomaschewski(1987)에 따르면, 시상면에서의 편평화와 반전은 특발성 척추측만증의 출발점으로 보아야 한다(그림 6.1). 특발성 척추측만증과 흉추 만곡 형태가 있는 환자의 경우에는 흉추 시상면의 편평화인 흉추 전만증 정도까지 관찰된다(그림 6.2). 요추 만곡의 경우에는 요추 전만의 편평화인 요추 후만증 정도까지도 볼 수 있다. 이중 주만곡 형태의 경우에, 시상면의 반전을 확인할 수 있다(그림 6.3-6.4). 그림 6.4에서 보는

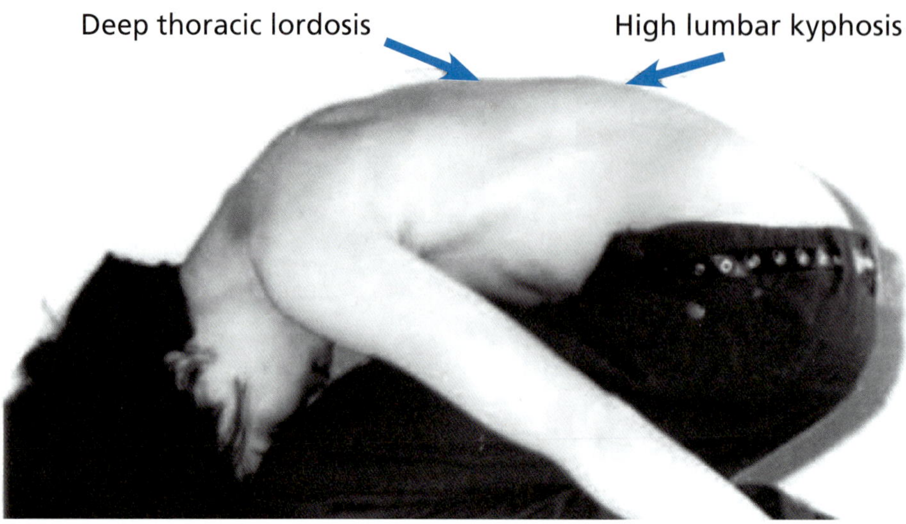

그림 6.1 Tomaschewski의 "통합적 앉기 자세"를 취한 초기 특발성 측만증 환자. 깊은 흉추 편평과 심한 요추 후만적 보상을 볼 수 있고, 그것들은 생리학적 시상면의 구조적인 반전의 표현들이다.

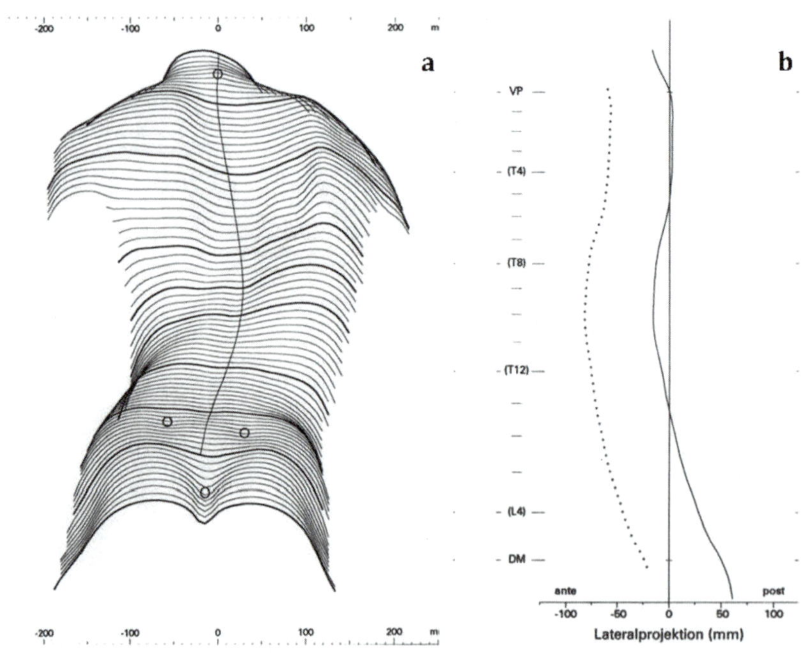

그림 6.2 (a) 과도한 늑골 돌출이 있는 중증의 오른쪽 흉추 특발성 측만증을 Formetric 스캔으로 볼 수 있다. (b) 흉추 주만곡 부분의 전만을 측면에서 볼 수 있다.

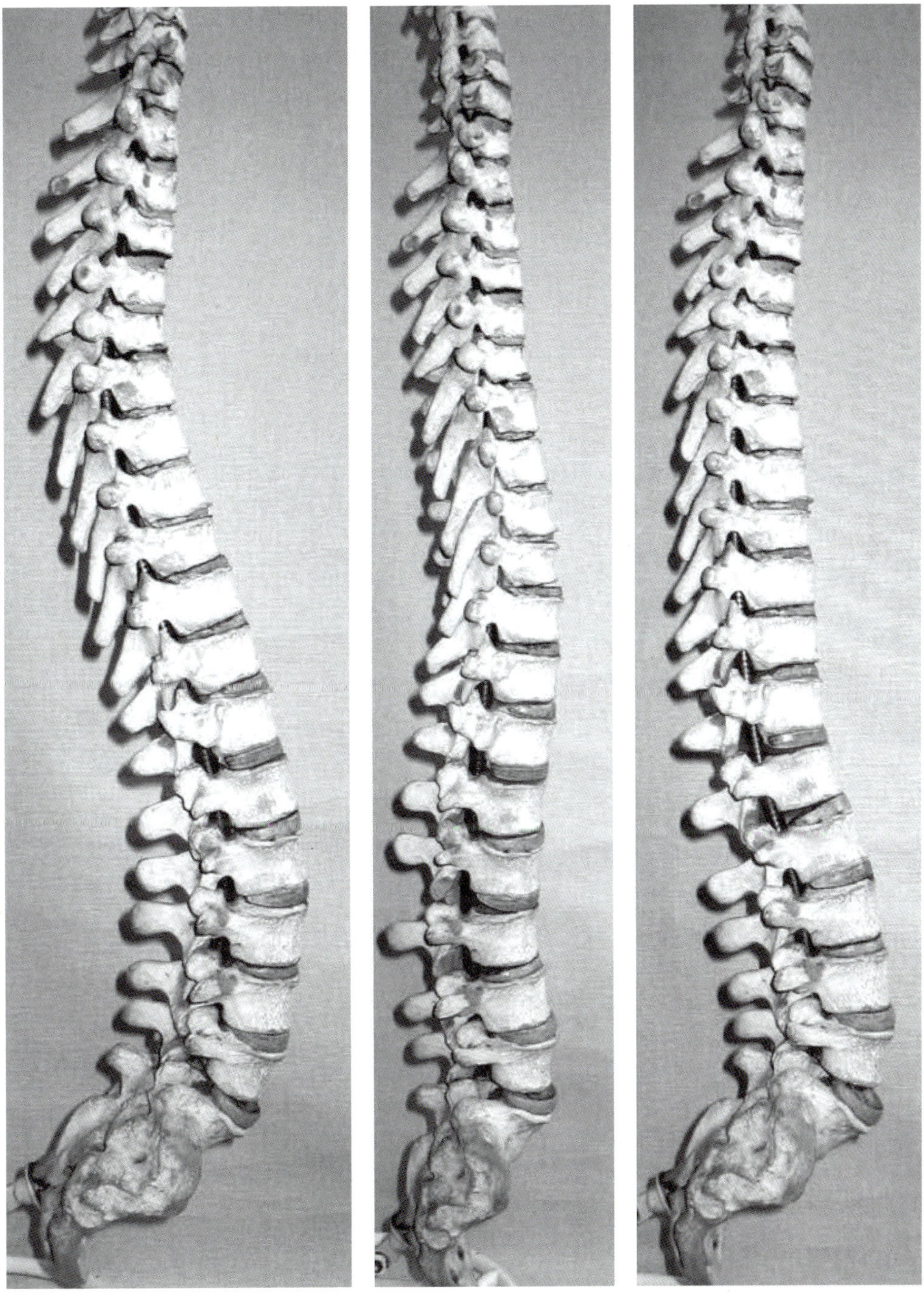

그림 6.3 왼쪽은 흉추 부위에 후만이 있고, 요추 부분 전체에 걸쳐 전만이 있는 척주의 생리적 시상면. 중앙은 흉추 지역의 전만증과 요추 지역에 후만증이 있는 이중 주만곡 측만증의 구조적으로 반전된 시상면을 볼 수 있다. 오른쪽은 앉은 자세에서 운동할 때 나타나는, "앉은 자세 후만증"의 사진. 그러나 이런 상태는 흉요추 측만증과 요추측만증에서 종종 발견된다. 일반적으로, 요추 전만 역시 감소되고 급성의 천골 위치를 확인할 수 있다. 이것은 L5/S1의 관절돌기와 척추 만곡 지역에 증가된 압박을 만들어 낸다. 전체 전만증은 상위 분절을 공유하지 않는 이 부분에 국한된 것으로 보인다.

것처럼 흉추의 관절돌기 배열은 요추와는 다르다. 정상적인 시상면은 회전 및 측면에서 안정된 것으로 고려되지만, 반면에 축의 회전 중심에서의 변화들은 불안정을 초래하게 된다. 흉추 영역의 척추체에서 흉추가 있는 축회전 중심 둘레에 회전이 가능하도록 추간관절은 더욱 정면으로 위치해 있다. 측만성 편평등(흉추 전만증)에서 축 하중(회전)의 중심은 극돌기의 맨 아래에 있다. 그러므로 움직임은 저하가 되고 이것은 척추가 경직되게 한다.

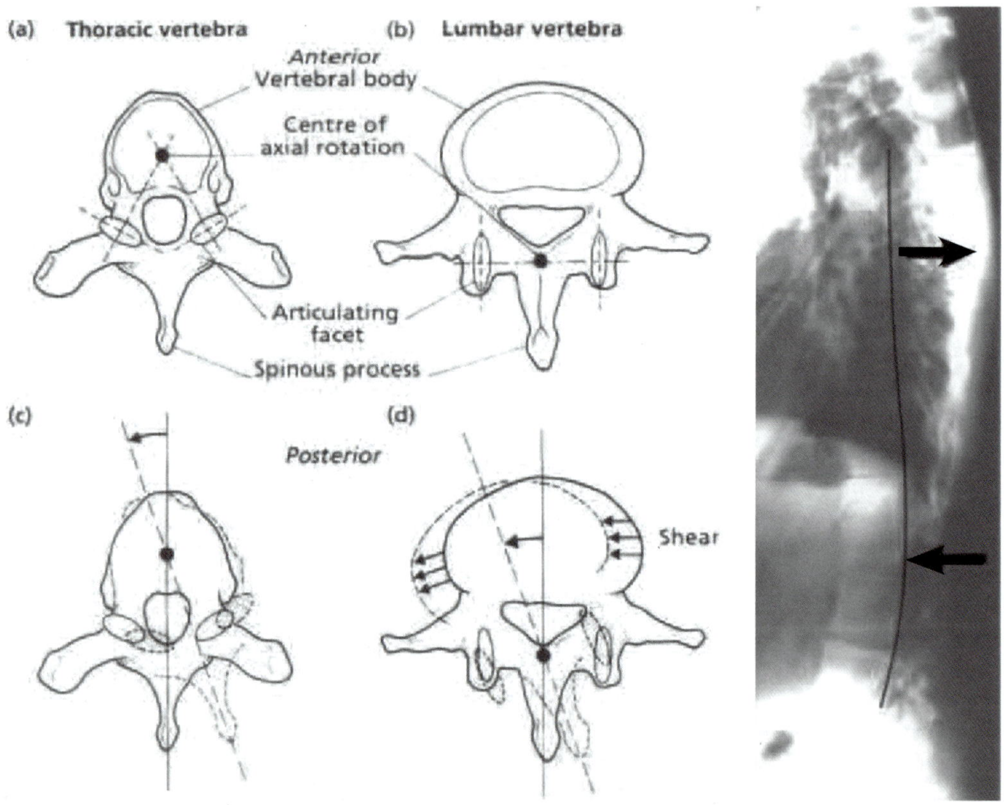

그림 6.4 왼쪽: 흉추 부분에서 관절돌기의 방향은 요추 부분과는 상당히 다르다. 흉추 후만과 전체 요추지역의 전만이 생리적인 조건에 있을 때, 회전의 중심은 척추체의 중심에서 관절 방향과 하중을 지지하는 관계에 따라 흉추에 위치한다. 하지만 요추에서는 더 등쪽으로 놓여있는 축 하중을 지지하는 관계 때문에 그것은 일반적으로 척추 몸체의 극돌기 아래에 위치해 있다. **오른쪽:** 시상면의 반전이 있는 특발성 측만증에서 관절 방향은 확실히 같지만 축회전의 중심은 반대로 생리적인 중심으로 이동된다. 결과적으로 척추는 불안정해지고 변형되는 힘에 저항할 수 없다(Burwell 2003에서 수정됨).

우리가 시상면의 반전을 특발성 척추측만증 전개에 있어서 초기 변형이라고 본다면(그림 6.1), 흉추의 정추는 회전과 측면 변형이 나타나기 전에 측만증 진행 초기에 복부 쪽으로 먼저 움직인다. 요추의 정추는 회전이 발생하기 전에 후만 방향인 등쪽으로 먼저 움직이고, 그것은 요추 돌출의 발달로 이어지며 측면 변형이 나타난다. 이 형식은 그림 6.5에서 볼 수 있다.

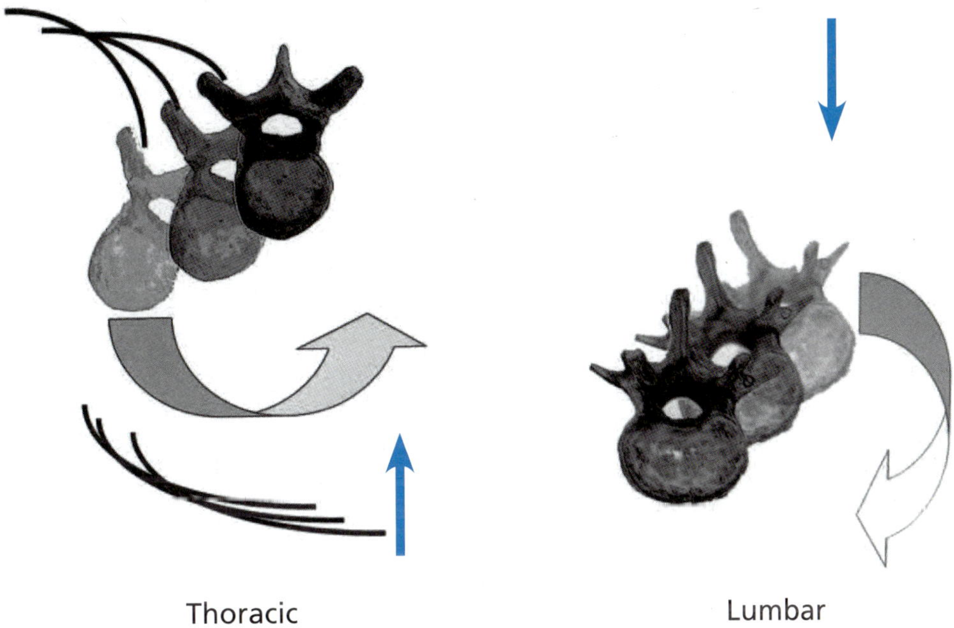

그림 6.5 **왼쪽:** 특발성 척추측만증의 진행과 함께 측면 변형과 회전이 나타나기 전에 흉곽 뒤틀림 속의 정추는 처음에 복부 방향으로 움직인다. 오른쪽에 보여진 요추 부위의 정추는 등 쪽으로 더 많이 움직인다. 따라서 흉곽 부위에서는 복부에서 등쪽으로 명확한 교정력이 요구된다. **오른쪽:** 요추 부위에서는 화살 표시로 보여준 것처럼 등에서 복부 쪽으로의 교정력이 필요하다(Weiss 2005에서 수정됨).

이러한 발견에 부합하여 시상면의 교정 요소는 신체적 재활 치료에서 뿐만 아니라 보조기를 착용할 때도 적용되어야 한다. 우리가 특발성 척추측만증을 확실하게 3차원적 변형으로 여긴다면, 2차원적인 교정 방법들의 관점을 고려할 경우 방해 효과/운동성 저하가 발생하여 최적의 교정을 불가능하게 할 것이다. 측만증 환자의 시상면이 적절한 재활치료에서 점점 더 고려되는 것은 이러한 이유때문이다.

슈로스 용어에 따라, 물리치료는 "기능적 3-만곡 측만증"과 "기능적 4-만곡 측만증" 사이에서 구별되어야 한다. "기능적 3-만곡 측만증"에서는 어깨-목 부분, 흉추 부분 그리고 요추-골반 부분이 전두면, 시상면 그리고 횡난면에서 비틀리고 기울어진다(그림 6.6).

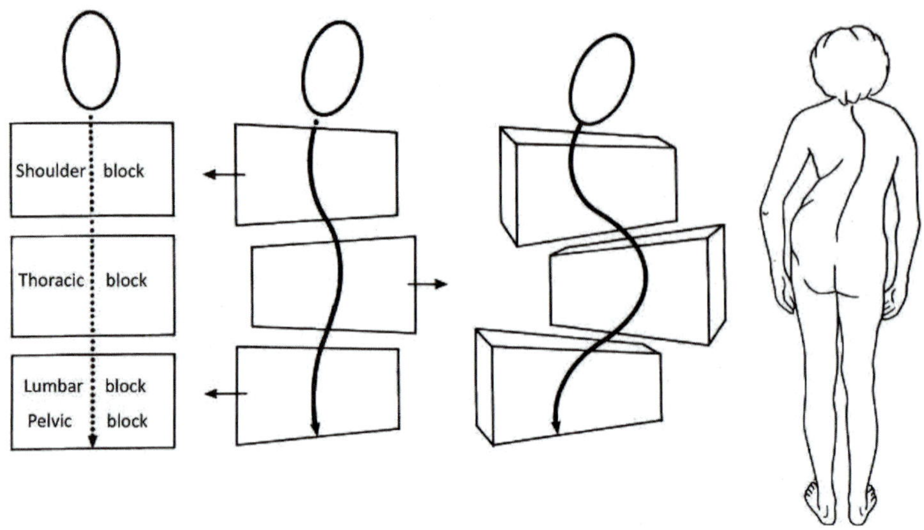

그림 6.6 3CH, 기능적 3-만곡 형태. 상부와 하부 2개의 균등화 만곡이 있는 흉추 주만곡. 이런 만곡 형태는 3개의 몸통 블럭으로 하부 분할할 수 있다. 구체적인 교정을 고려할 때, 이 3개의 블럭은 정적 상태에서 비보상되고, 변형되며 뒤틀려진다. 몸통은 흉추 볼록면까지 비보상된다. 가장 낮은 몸통 부분에 해당하는 골반은 흉추의 오목면을 향하여 이동한다(Lehnert-Schroth 2007).

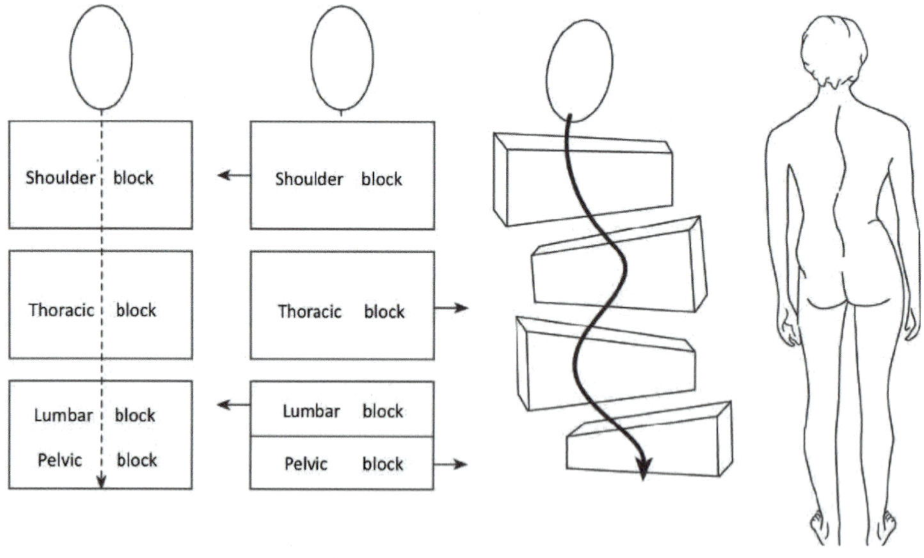

그림 6.7 일반적인 기능적 4-만곡 형태. 결합된 흉추과 요추(혹은 흉요추) 만곡, 요추 천골 보상 만곡을 통해 하부 방향으로 보상됨. 요추 만곡과 흉요추 만곡은 보통 강도와 경직성면에서 주만곡이다. 설명된 요추골반 블럭은 기능적 용어로 두 개의 하부 지역인 요추블럭과 골반블럭으로 나누어진다. 몸통은 일반적으로 흉부 오목면까지 비보상된다. 골반은 흉추의 볼록한 쪽으로 돌출되어 있고, 체중 부하는 일반적으로 흉추 오목면 다리로 지지된다(Lehnert-Schroth 2007).

기능적 4-만곡 측만증에서는 요추-골반 부분이 요추 부분과 골반 부분으로 더 분할되고, 골반은 개인에게 맞춰진 물리치료 방법의 맥락에서 독립적인 교정 원칙을 위한 출발점으로서 역할을 하는 추가적인 기능적 만곡으로 볼 수 있다(그림 6.7). 기능적 3-만곡 측만증에서는 흉부 오목한 쪽으로 돌출된 둔부를 가진 측만증(= 3CH)과 중심에 있는 골반을 가진 기능적 3-만곡 측만증(= 3CN)으로 구별된다.

기능적 4-만곡 측만증은 흉추의 볼록한 쪽으로 돌출한 둔부(= 4C)로 구별된다. 일반적으로 요추 혹은 흉요추 만곡이 있고, 요추는 비스듬한 형태로 천골에서 비롯된다("비스듬한 성장"). 기능적인 면에서 기능적 4-만곡 측만증은 대개 생체역학적 환경으로 인해 다리 길이에서 기능적 차이를 가지고 있다. 이 경우에 흉추가 볼록한 쪽의 장골능은 오목한 쪽보다 더 높이 위치한다(Lehnert-Schroth 1981). 아담스 전방굴곡 테스트에서 이런 비대칭적 힘의 적용은 상쇄되고 이러한 방식으로 천골의 수평 위치에서 골반의 균형을 확인하기 위해 전방굴곡 테스트를 사용할 수 있다. 다리가 차이나는 것과 관련하여 여전히 부정확한 양성의 결과를 만드는 유일한 것은 천장관절의 방해이다.

분명히 말해서, 여기 언급된 기능적 만곡 형태들은 방사선적 용어인 "단일 만곡"과 "이중 만곡"과는 관련이 없다. 천골에서 요추의 "비스듬한 성장"이 있는 방사선적 단일 요추 만곡은 "기능적 4-만곡"과 일치하고, 천골로부터 요추의 "똑바른 성장"이 있는 단일 흉추 만곡은 "기능적 3-만곡"으로 분류된다. 방사선 분야와는 대조적으로 슈로스 분류에서는 균등화된 만곡들은 기능적으로 독립된 것으로 간주한다. Katharina Schroth의 3차원적 척추측만증 치료를 위한 이론적 기초에 따르면 만약 작은 기능적 보상 만곡까지도 고려하는 것에 실패한다면 물리치료적 방법의 부적절한 적용으로 인해 척추측만증이 증가할 수 있는 위험성이 있다(Lehnert-Schroth 2007). 그러나 기능적 보상 만곡의 올바른 영향에 관한 문제는 여러 각도에서의 관찰을 요구한다. 한편, 우리는 개별 조사 결과에 따라 존재하는 모든 만곡을 교정하기 위해 최선을 다해야 한다. 다른 한편으로 특히 다중 만곡(이중 주만곡, 이중 흉추 만곡)의 경우에 생체역학적인 부분에서의 한계를 자주 발견한다. 그렇다면 다음의 질문을 하게 된다, "현존하는 어떤 만곡에 어떤 도움도 줄 수 없을 때, 우리는 어떤 변수를 따라야 하는가?"

이중 만곡은 가장 눈에 띄지 않을 뿐만 아니라 성장이 완료된 후 가장 안정화된다는 것이 확인된 이후(Asher and Burton 2006), 첫 저자는 다음의 변수를 소개하였다. 만약 성장이 끝날 무렵, 이전에 측만증에 특화된 운동과 보조기의 도움으로 2차 만곡이 고려되고 있고 비보상된 만곡이 더 이상 충분히 보상되지 않는다면, 정확한 교정 양상의 모든 기초적 규칙들을 살펴본다. 그런 다음에 이것이 주만곡의 재보상으로 이어진다면, 2차 만곡의 증가를 절대적으로 받아들일 수 있다.

이 접근법은 언제 실행 가능하게 되는가? 이중 주만곡(4C, 아래 참조)은 보조기 치료를 통하여 요추 부위는 상당히 교정되어 왔지만, 흉추 부위(3CL이 나타난다, 아래 참조)에서 교정이 부족한 이중 주만곡은, 초기에 잘 보상된 만곡이 지금은 보상하지 못하는 상황으로 이어질 수 있다. 이 시점에서 초점은 주 흉추 만곡과 전체 몸통의 정적 재보상을 가능케 하기 위해서 이 만곡을 재보상하는데 두어야 한다. 3CL 만곡 형태의 치료는 초기에 기능적 4-만곡 측만증으로 다루어지고 결과가 뒷받침 될 경우, 성장 단계가 끝날 무렵에는 기능적 3-만곡 원칙에 따른 치료법으로 변경되어야 한다.

우리는 두 개의 만곡 형태를 명명했다. 이제는 만곡 형태의 분류에 초점을 둘 것이다. Lehnert-Schroth의 형태 분류(Lehnert-Schroth 2007)는 여러 가지 만곡 형태과 그 교정의 차별화를 위한 간단하고, 쉽게 이해할 수 있는 기준이 된다. 또한 이것은 가능한 가장 포괄적인 방법으로 만곡 형태의 많은 구성을 다루는 새로운 분류로 확장하기 위한 출발점 역할을 할 것이다. 이러한 확장에 대해서는 다음 부분에서 설명되어 있다.

그러나 개별적인 만곡 형태를 제시하기 전에 몇 개의 지형도 개념을 정의해야 한다.

- Parcel side는 늑골 돌출이 발견되는 쪽이다. 그것은 돌출의 정도와는 별개의 것이고 또한 만곡 형태와도 무관하다. 따라서 parcel side라는 용어는 항상 흉추 만곡의 방향을 가리킨다. 흉추 주만곡에서 parcel side는 결정하기 쉽다. 그러나 요추 만곡 형태와 마찬가지로 눈으로 볼 때, 늑골 돌출이 보이지 않을 수도 있다. 그러나 우리가 완전한 요추 만곡의 사례에서 parcel side를 이야기하더라도 그 뜻은 흉추의 볼록한 만곡을 의미한다.

- Weak side는 늑골의 오목한 형태가 발견되는 쪽이다. 따라서 weak side라는 용어는 항상 흉추 만곡을 가리키는 것이다. 그러므로 weak side는 항상 parcel side의 반대편에 있다.

- 완전한 비보상은 경추 7번에서 항문틈새의 수직선(중력선)으로부터 방사선적으로 측정할 수 있는 편위로 정의된다.

- 상대적 비보상은 전두면에서 다른 몸통 부위와 대조적으로, 더 정확히 말하면 방사선

학적으로 인정되는 수직 편위가 없는 몸통 부위 하나의 임상적 편위이다. 간단히 말해서, 우리는 parcel side의 비보상을 흉추 비보상으로, 그리고 weak side의 비보상을 요추 비보상으로 표현한다. 슈로스 용어에서 추가적인 정의들을 발견할 수 있다(Lehnert-Schroth 2007). 그러나 우리의 의도는 전문용어를 가장 중요한 용어에 한정 되도록 하여 치료를 단순화하는 것이다.

6.1 Lehnert–Schroth 분류의 확장

형태 분류는 물리치료에서 뿐만 아니라, 보조기 사용과 수술적 만곡 교정을 위한 계획을 세우는데 도움을 준다. 70년대에 만들어진 가장 오래된 분류법 중 하나는 Lehnert-Schroth (1981, 2007)로 거슬러 올라갈 수 있고, 그것은 나중에 그의 이름을 지닌 보조기의 계획을 세우기 위해 Jacques Chêneau가 사용했다.

King 분류법(1998)은 수술 준비를 위해 80년대에 도입되었지만 부정확한 것으로 결론이 났고, 90년대에 여러 번 수정되었다. 그것은 마침내 Lenke 분류법으로 대체되었다(Lenke et al. 1998, Lenke 2005). Lenke 분류법은 전두면 만곡의 분류뿐만 아니라 시상면 형태의 고려사항도 포함하고 있다.

Rigo(2004)는 Lenke 분류법에서 그의 첫 분류를 고안하였고, 그것은 이 책의 이전 판에서 볼 수 있다. 2010년에 Rigo(et al.)는 그의 분류를 수정했고 다소 불명확하고 더욱 복잡한 새로운 용어를 소개하였다. 그래서 전문가와 정형외과 전문의를 위해 가치있는 실무 중심의 도움이 되기를 희망하며 Lehnert-Schroth 분류법의 확장을 여기에 제시했다(Weiss 2010).

첨부된 개요에서 보이는 이 새로운 분류의 개별 만곡 형태는 다음과 같다(부록 참조).

3CH(기능적 3-만곡, 둔부의 이동)
3CTL(기능적 3-만곡, 흉요추 만곡)
3CN(기능적 3-만곡, 짧은 요추 보상 만곡)
3CL(기능적 3-만곡, 긴 요추 보상 만곡이 있는)
4C(기능적 4-만곡, 이중 만곡)

4CL(기능적 4-만곡, 요추 주만곡이 있는)

4CTL(기능적 4-만곡, 흉요추 주만곡이 있는)

6.1.1 3CH 만곡 형태의 일반적인 특징(그림 6.8)

3CH 형태는 Katharina Schroth가 설명한 첫 번째 형태이다(그림 6.6). 이 형태의 환자는 전형적으로 흉추에 주만곡을 가지고 있으며, 상부와 하부에 각각 균등한 만곡을 가진다.

골반과 요추는 함께 하나의 기능적 단위를 구성한다. 비록 구조적인 뒤틀림의 징후가 부족하지만, 요추 보상 만곡은 완전히 구별될 수 있거나 부분적인 만곡으로 보일 뿐이다.

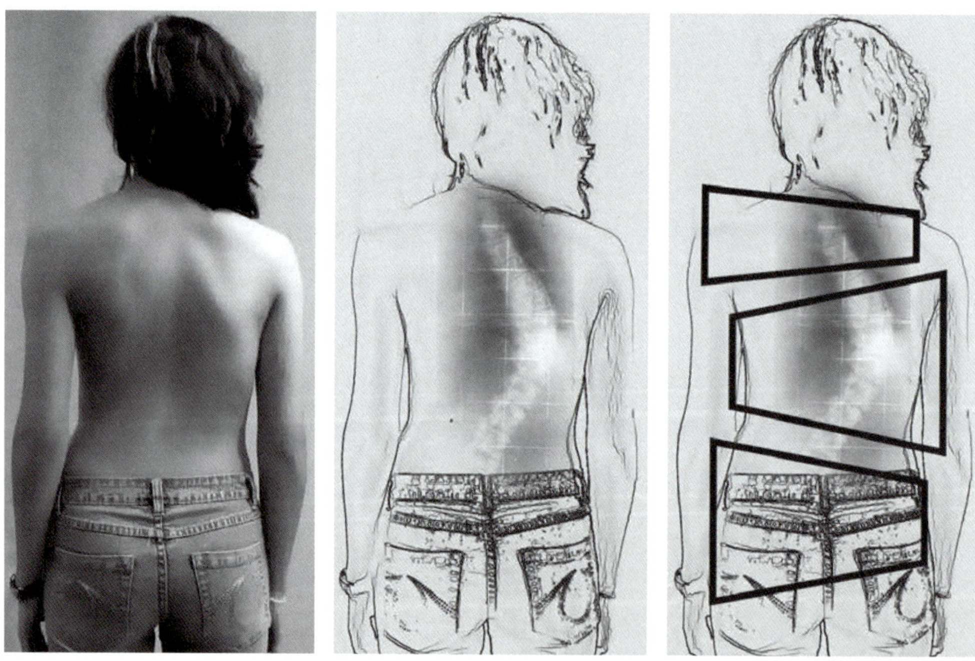

그림 6.8 3CH 형태는 흉곽이 흉추 볼록 면까지 골반과 관련하여 급격하게 측면으로 이동되어 보인다는 특징이 있다(그림 6.6 참조). 이 경우에 흉추 비보상은 일반적으로 방사선상에서 증명될 수 있다. 중앙에 몸통의 실루엣이 x-ray에 겹쳐 보인다. 오른쪽에 몸통 쐐기는 명확성을 위해서 3차원적으로 표시하지 않았다. 주의: 쐐기의 두꺼운 끝이 특징인 몸통의 돌출된 부분은 항상 등 방향으로 뒤틀어져 있다.

도식적인 면에서 3CH 형태는 서로를 밀어서 변형이 된 부분으로 구분될 수 있는 3개의 몸통 지역이 있다. 상부에서 하부를 살펴 보면서, 다음을 발견하였다.

- 골반과 함께 요추-골반 부분, 복부, 요추 그리고 그것들과 연결된 2개의 하부 흉추 부분과 부유늑골.

- 흉추와 흉곽의 대부분인 흉추 부분. 추가적으로 양 견갑골의 하부 약 3분의 1이 주 흉추 만곡에 의해 영향을 받는다.

- 어깨-목 부분과 함께 견갑대를 따라 상부 흉추 부위(상부 균등화 만곡)와 경추.

3CH 형태의 오른쪽이 볼록한 흉추 만곡을 포함하는 전형적인 측만증에서 요추-골반 부분은 오른쪽 흉곽 아래에 쐐기 모양의 형식으로 압박되고, 쐐기의 긴쪽면 즉, 왼쪽은 등 쪽으로 뒤틀린 상태에서 왼쪽 측면으로 밀려있다. 흉추 부분은 요추 돌출부(만약 있다면) 위로 좌측에 쐐기 모양의 형식으로 압박되고 쐐기의 긴쪽면인 오른쪽은 등 쪽으로 뒤틀린 상태에서 요추 골반 부분에 위로 맞서고, 오른쪽으로 밀려있으며 그 결과 늑골 돌출이 나타나있다.

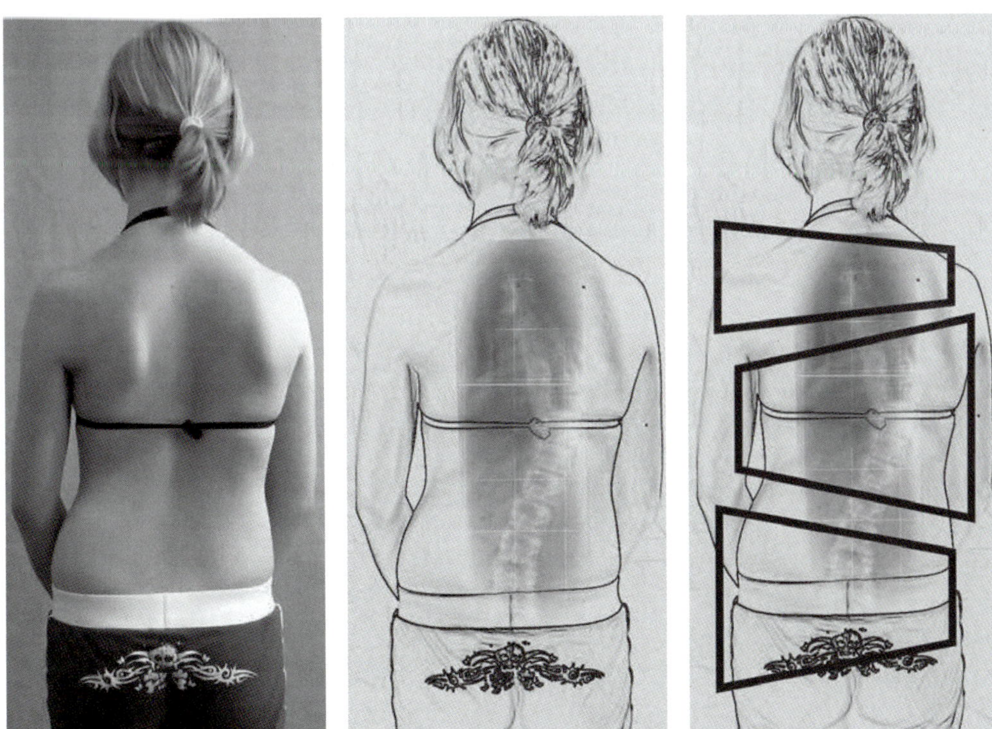

그림 6.9 3CH 형태의 다른 예. 중앙에 몸통의 실루엣이 x-ray에 겹쳐 보인다. 오른쪽에 몸통 쐐기는 명확성을 위해서 3차원적으로 표시하지 않았다. 주의: 쐐기의 두꺼운 끝이 특징인 몸통의 돌출된 부분은 항상 등 방향으로 뒤틀어져 있다.

어깨-목 부분은 요추골반 부분과 비슷한 방식으로 밀려있고 쐐기의 긴쪽면인 왼쪽 어깨는 뒤쪽으로 돌아 뒤틀려있다. 정적인 상태에서 관찰해 보면 이런 만곡의 환자 몸통은 흉추 볼록 면의 전두면에서 비보상되어 있다. 흉추 오목 면의 둔부 돌출은 이런 기능적 3-만곡의 진단을 가능케 한다. 몸무게는 흉추 볼록 면의 다리에서 압도적으로 지지되는 것으로 보인다.

오른쪽이 볼록한 흉추측만증에서 흉추 부분은 오른쪽으로 회전되어 있고(시계방향), 반대로 요추 골반 부분과 어깨-목 부분은 왼쪽으로(반시계 방향)으로 회전되어 있다.

3CH 형태에서 시상면의 특징은 일반적으로 흉추 부위의 지속적인 전만이며, 천골이 오른쪽 아래로 내려가면서 나타난다. 첫눈에 요추전만의 감소는 식별되지 않는다.

더욱 세밀하게 관찰해야만 이 만곡 형태에서 요추의 상대적 경직성을 확인할 수 있다(그림 6.2와 비교).

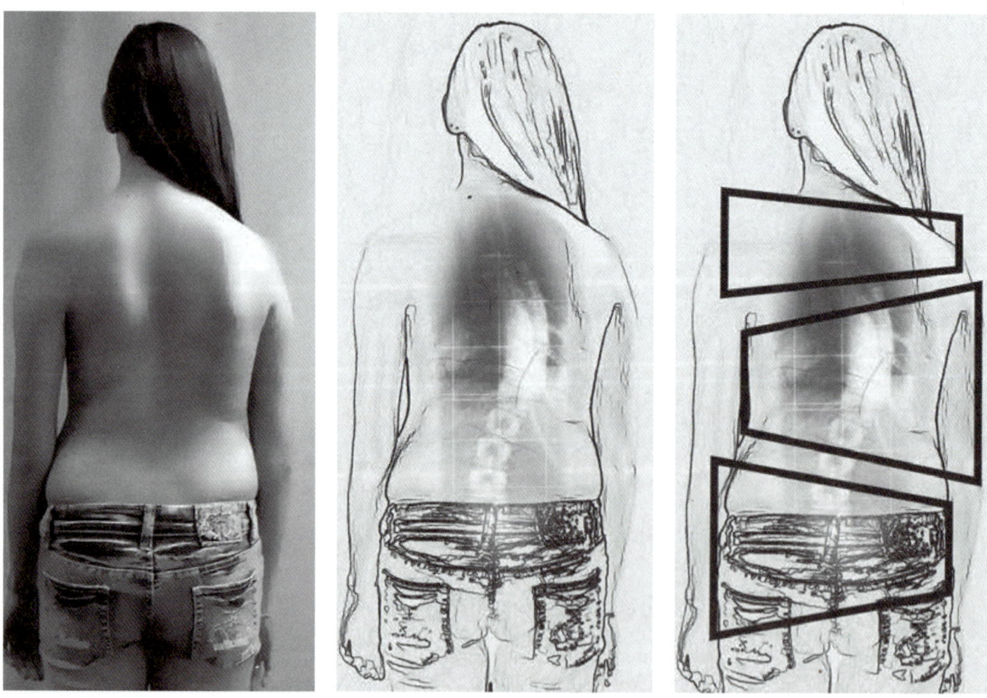

그림 6.10 작은 요추 보상 만곡이 있는 3CH 형태의 다른 예. 방사선상으로 수직선(경추 7번-항문틈새)에서 분명한 변형을 볼 수는 없다. 그러나 임상적으로 이런 만곡은 상대적 흉추 비보상이 있고, 3CH의 모든 특징에 부합됨으로 그에 맞춰 다루어져야 한다. 중앙에 몸통의 실루엣이 x-ray에 겹쳐 보인다. 오른쪽에 몸통 쐐기는 명확성을 위해서 3차원적으로 표시하지 않았다. 주의: 쐐기의 두꺼운 끝이 특징인 몸통의 돌출 부분들은 항상 등 쪽으로 뒤틀어져 있다.

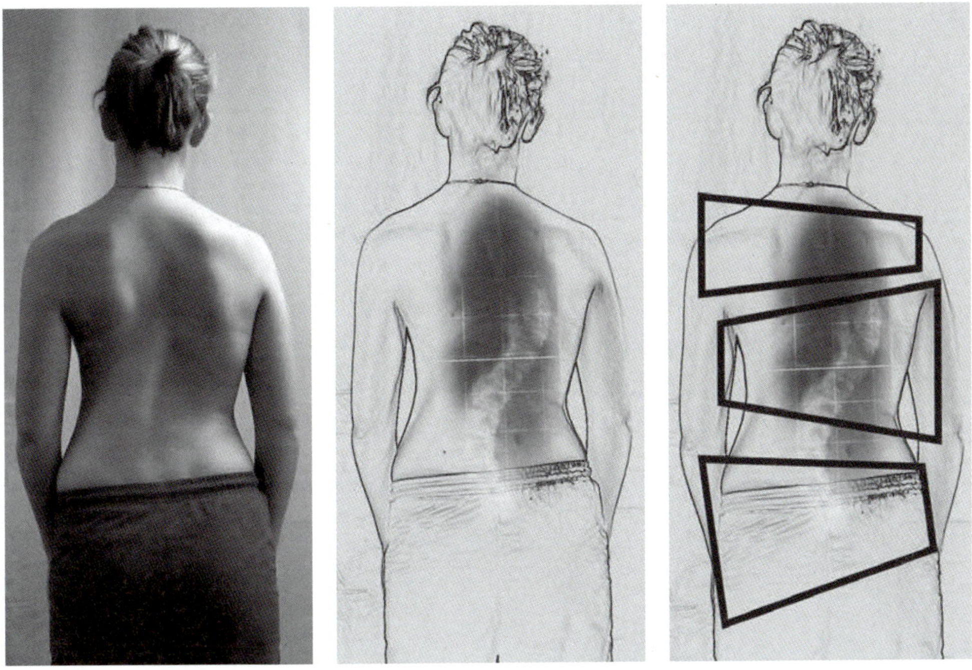

그림 6.11 3CH 형태의 다른 예. 흉추의 오목한 쪽으로 골반이 기울어진 분명한 요추 보상 만곡이 있다. 방사선상으로 수직선(경추 7번-항문틈새)에서의 변형은 볼 수가 없다. 그러나 임상적으로 이 만곡은 흉추 비보상이 있고, 3CH의 모든 특징에 부합됨으로 그에 맞춰 다루어져야 한다. 중앙에 몸통의 실루엣이 x-ray에 겹쳐 보인다. 오른쪽에 몸통 쐐기는 명확성을 위해서 3차원적으로 표시하지 않았다. 주의: 쐐기의 두꺼운 끝이 특징인 몸통의 돌출 부분들은 항상 등 쪽으로 뒤틀어져 있다.

3CH 형태의 추가적인 전형적 예가 그림 6.9에서 보인다. 방사선상으로 이 그림에 나타난 형태에서 요추는 보상 만곡을 나타내지 않고 천골에서 시작하여 흉추 볼록 면(parcel side)으로 향한다. 그러나 x-ray 사진이 형태의 분류를 항상 명확하게 밝혀주는 것은 아니다. 그림 6.10 과 그림 6.11에서 둘 다 짧은 요추 보상 만곡이 있는 2명의 환자를 볼 수 있다. 그림 6.11에서 왼쪽의 다리가 더 짧기 때문에 parcel side로 골반이 기울어지기도 한다. 그러나 전체적인 임상 조건이 3CH 형태로 분류되기 때문에 이런 만곡들은 또한 3CH에서 적절한 방식으로 다루어진다.

6.1.2 3CTL 만곡 형태의 일반적인 특징(그림 6.12)

3CTL 형태는 3CH 중 하나의 특별한 형태로 볼 수 있다. 흉추 12번 또는 요추 1번에서 만곡 정점을 가진 측만증은 흉요추 만곡으로 정의되지만, 흉추 12번에 만곡 정점을 가진 만곡은 흉추 비보상과 흉추 편평등을 가진 3CH 형태의 명확한 특징을 가지고 있다. 비록 정

추가 흉추 12번에 있는 흉요추 척추측만증에서 종종 기능적 4-만곡의 개별적인 사례도 나타나기는 하지만, 이 하위분류는 실제적인 것보다는 교육적인 이유에 더 기초하고 있다.

물리치료적 관점에서 보면 이 형태는 상부와 하부에 보상 만곡이 있는 흉추 주만곡으로 묘사된다. 그러나 방사선 용어에서는 일반적으로 단일 만곡으로 분류된다.

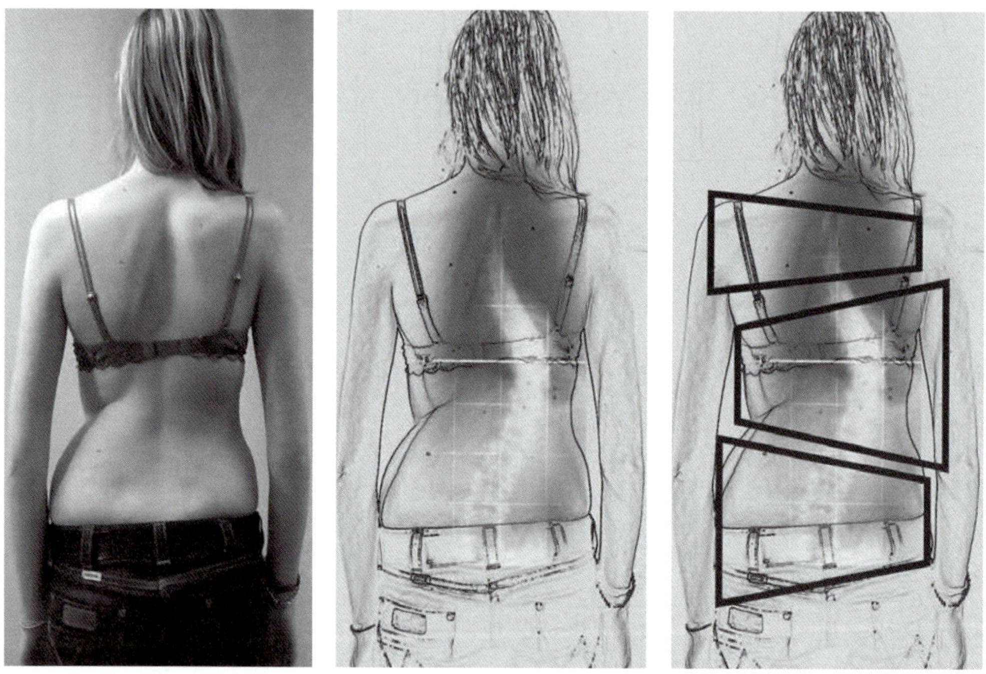

그림 6.12 3CH 형태와 비슷하게 3CTL 형태의 특징은 골반에 대하여 흉추의 볼록한 쪽으로 흉곽의 급격한 측방 이동이 나타난다는 사실이다. 이 경우에는 완벽한 흉추 비보상이 있으며, 수직선에서의 변형을 관찰할 수 있다. 중앙에 몸통의 실루엣이 x-ray에 겹쳐 보인다. 오른쪽에 몸통 쐐기는 명확성을 위해서 3차원적으로 표시하지 않았다. 주의: 쐐기의 두꺼운 끝이 특징인 몸통의 돌출 부분들은 항상 등 쪽으로 뒤틀어져 있다.

흉추 주만곡이 길어짐과 동시에 몸통이 흉추의 볼록한 쪽으로 비보상된다. 하부에서는, 천추 위의 요추 5번은 중앙에 있고, L4는 이미 흉추 만곡 쪽으로 기울어져 있다. 정추의 척추 축 회전 방향을 명확하게 확인하기 위해서는 요추 2번이나 요추 3번을 잘 관찰해야 한다. 만곡은 요추 부위로 도달하지만 물리치료 용어로는 흉요추 만곡으로 볼 수 없다. 왜냐하면 그 정점이 흉추 지역에 놓여 있기 때문이다. 일반적인 긴 늑골 돌출(parcel)은 척추의 측면 뒤틀림이 길어진 것에서 점점 발달한다. 종종 늑골 돌출(weak spot) 아래에서 보이는 요추의 만곡은 일반적인 만곡으로 인정하기는 어렵다. 따라서 이런 측면에서 요추 만곡을 거의 발견할 수 없기 때문에, 주름살을 볼 수 없는 것이 보통의 사례이다. 그러나 이 부위까지 세로로 뻗어 있는 요추와 흉추의 척추기립근 다발들은 늑골 돌출 아래에서 짧아져있다. 실제로 이것은 자세교정과 운동의 선택을 위한 또 다른 과제를 제시한다.

6.1.3 3CN 만곡 형태의 일반적인 특징(그림 6.13)

3CN 형태는 또 다른 기능적 3-만곡으로 오른쪽이 일반적으로 볼록한 흉추지역에 주만곡이 있는 척추측만증이다. 추가적으로 의미 없는 크기의 보상적 요추만곡이 있으나 구조적인 용어로는 완전한 것으로 보아야 한다(그림 6.13). 이 요추 보상 만곡은 중앙선(중앙 천골선: CSL)을 초과하고 매우 제한된 회전으로 인해 척추는 거의 서로 뒤틀어져 보이지 않는다. 요추 보상 만곡은 유연하고 실제로 완전히 세울 수 있다. 전두면에서 골반의 위치는 균형이 잡혀 있으며 흉추의 오목한 쪽에서는 의미있는 골반 돌출을 볼 수 없다. 골반 위로 몸

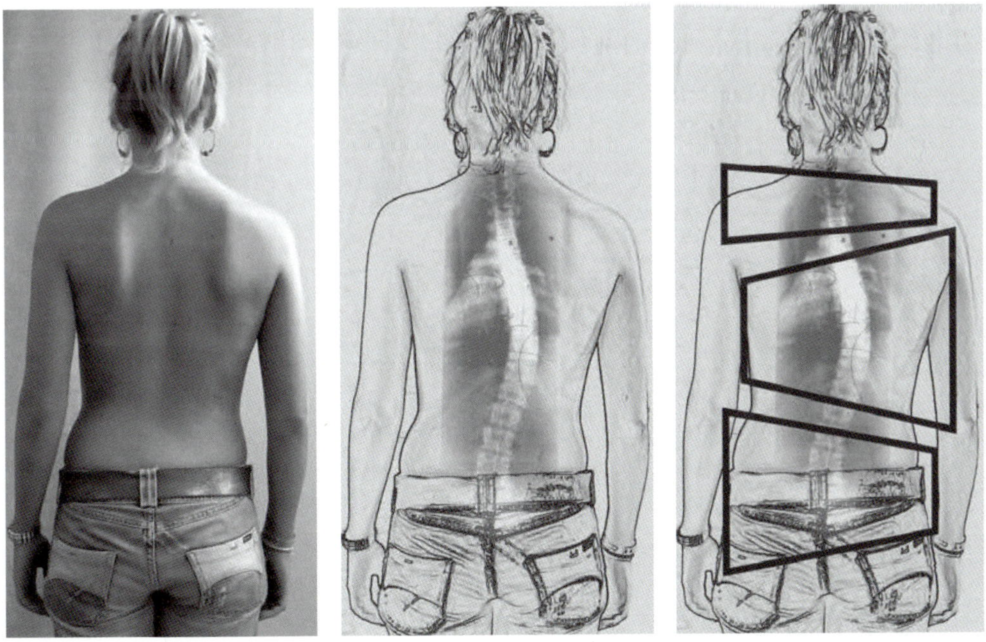

그림 6.13 3CN 형태는 흉곽이 흉추의 볼록한 쪽으로 골반과 견갑대와 관련하여 측면으로 약간 이동된 것으로 보이는 것이 특징이다. 이 형태는 수직선(경추 7번 – 항문틈새)에서 변형을 관찰할 수 없을지라도 상대적 흉추 비보상이 있다. 중앙에 몸통의 실루엣이 x-ray에 겹쳐 보인다. 오른쪽에 몸통 쐐기는 명확성을 위해서 3차원적으로 표시하지 않았다. 주의: 쐐기의 두꺼운 끝이 특징인 몸통의 돌출 부분들은 항상 등 쪽으로 뒤틀어져 있다.

통이 균형 잡혀 있을 때에는 정적인 상태의 비보상을 확인할 수 없다. 전방 굴곡 검사를 하는 동안 요추골반 부분은 단지 약간 비대칭적일 뿐이다. 그러나, 골반 회전은 횡단면에서 확인할 수 있다.

기능적으로 보았을 때 3CN 형태는 흉추 주만곡이 있고, 큰 둔부 돌출이나 수직선에서 방사선적으로 분명한 변형이 없는 기능적 3-만곡의 측만증이다. 그러나 흉추 부분을 검사해 보면 이것은 견갑대와 골반대에 관련하여 비보상된 것으로 보인다(상대적 흉추 비보상).

6.1.4 3CL 만곡 형태의 일반적인 특징(그림 6.14)

3CL 형태는 기능적 3-만곡 측만증의 특수한 형태이다. X-ray 사진에서 수직선상의 큰 변형이 없고, 요추 보상 만곡이 연장되어 있으며 상대적으로 비보상된 흉추 주만곡(기능적 3-만곡을 정의하는 속성)이 특징이다. 완전한 요추 천골 하부의 균등화 만곡은 발견할 수 없

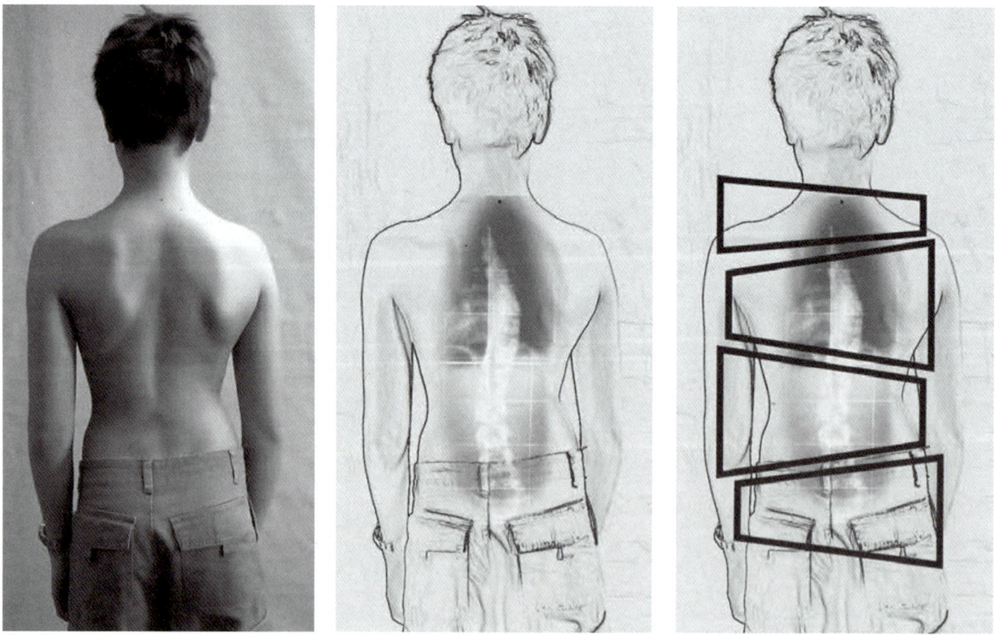

그림 6.14 3CL 형태는 요추 보상 만곡이 연장되고 비교적 비보상된 흉추 주만곡(기능적 3-만곡의 주요 특성)의 특징이 있다. 요추 천골 하위 균등화 만곡은 관찰되지 않는다. 요추 4번과 천추 1번 사이에서 하나 혹은 몇 개의 쐐기 모양의 추간 공간들을 볼 수 있다면 이런 균등화 만곡을 방사선상에서 확인할 수 있다. 3CL 형태에서 요추 4번에서 천추 1번의 추간 공간들은 비교적 평행하므로, 완전한 요추천골 보상만곡의 정의에 부합되지 않는다. 중앙에 몸통의 실루엣이 x-ray에 겹쳐 보인다. 오른쪽에 몸통 쐐기는 명확성을 위해서 3차원적으로 표시하지 않았다. 주의: 쐐기의 두꺼운 끝이 특징인 몸통의 돌출 부분들은 항상 등 쪽으로 뒤틀어져 있다.

다. 방사선상으로 요추 4번과 천추 1번 사이에서 하나 혹은 몇 개의 쐐기 모양의 추간 공간들의 확인을 통해 균등화 만곡을 감지하는 것은 가능하다. 3CL 형태의 경우 요추 4번에서 천추 1번의 추간 공간들은 비교적 평행하므로, 아래 설명한 바와 같이 완전한 요추 천골 보상 만곡의 정의에 부합되지 않는다. 주요추 보상 만곡으로 인해 기능적 3-만곡 방법으로 접근 시 요추 만곡이 상당히 증가할 가능성이 있으므로, 이러한 형태의 첫 번째 치료는 기능적 4-만곡(이중 주만곡)의 접근 방법으로 다루어진다.

6.1.5 4C 만곡 형태의 일반적인 특징(그림 6.15, 6.16)

기능적 4-만곡 측만증(이중 주만곡)에서 정적인 상태의 변화들은 70년대 말에 처음으로 기술되었고, 80년대 초에 처음으로 발표되었다(Lehnert-Schroth 1982). 방사선상으로 해부학적 관점에서 중앙선을 넘어 확장되는 구조로 발달된 요추 뒤틀림과 가변적 크기의 흉추 만곡의 결합이 관찰된다. 게다가 하위에서 완전한 요추 천골 보상 만곡으로 끝나는 이런 기

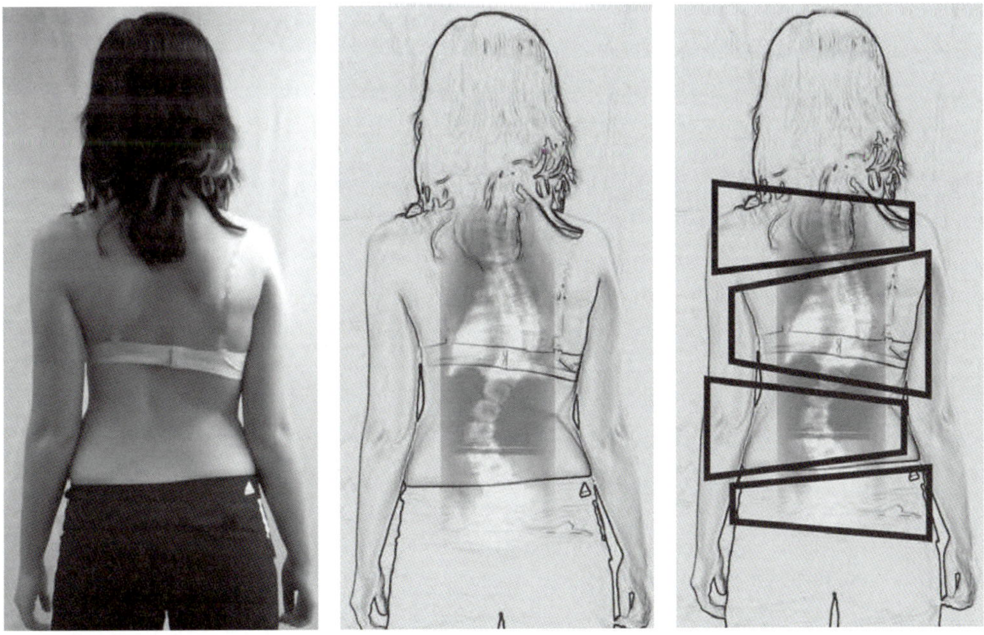

그림 6.15 4C 형태 혹은 이중 만곡을 가진 기능적 4-만곡의 특징은 적절한 상부와 하부에 균등화 만곡이 있고, 2개의 주만곡이 존재한다는 것이다. 이 형태의 비보상은 드물게 일어나며, 비보상 된다면 만곡은 요추의 볼록한 쪽으로 일어난다(요추 비보상). 정의하자면 네 번째 만곡은 요추천골 하부의 균등화 만곡이다. 이 만곡은 요추 4번과 천추 1번 사이에서 하나 혹은 더 많은 쐐기 모양의 추간 공간들을 방사선상에서 확인할 수 있다. 중앙에 몸통의 실루엣이 x-ray에 겹쳐 보인다. 오른쪽에 몸통 쐐기는 명확성을 위해서 3차원적으로 표시하지 않았다. 주의: 쐐기의 두꺼운 끝이 특징인 몸통의 돌출 부분들은 항상 등 쪽으로 뒤틀어져 있다.

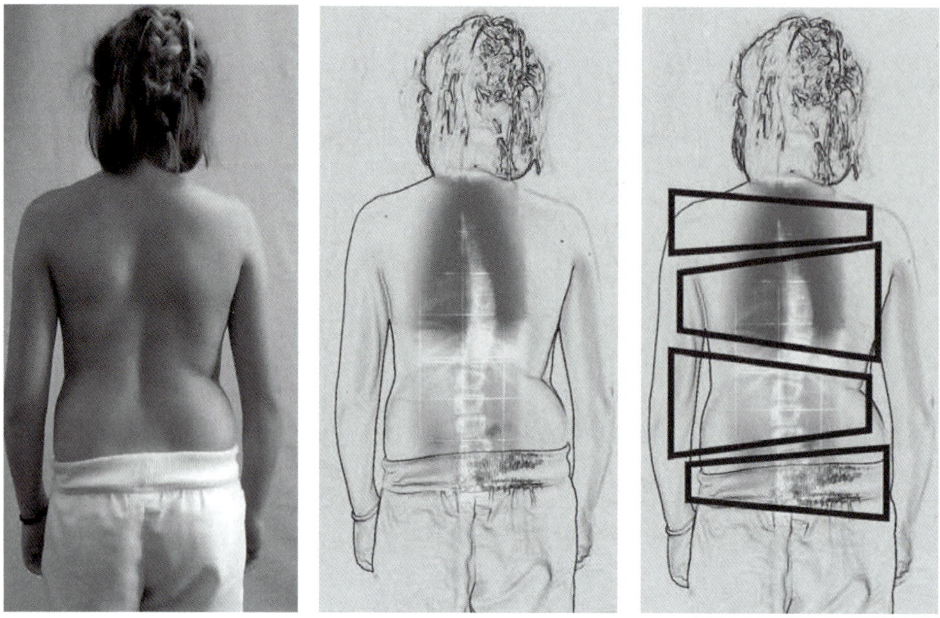

그림 6.16 4C 형태 혹은 이중 만곡을 가진 기능적 4-만곡의 다른 예의 특징은 적절한 상부 및 하부의 균등화 만곡과 함께 두 개의 주만곡이 존재한다는 사실이다. 이 형태는 거의 비보상되지 않는다. 중앙에 몸통의 실루엣이 x-ray에 겹쳐 보인다. 오른쪽에 몸통 쐐기는 명확성을 위해서 3차원적으로 표시하지 않았다. 주의: 쐐기의 두꺼운 끝이 특징인 몸통의 돌출 부분들은 항상 등 쪽으로 뒤틀어져 있다.

능적 형태와 더불어 만약 만곡 정점이 요추 1번에 위치해 있고, 흉요추 만곡이 상위에 있는 흉추 만곡보다 더 크고, 더 경직되어 있다면 흉요추 만곡 또한 이 형태의 하위로 분류할 수 있다.

임상적으로 요추 천골 만곡은 흉추의 볼록한 쪽 둔부의 돌출로 분명해진다. 기능적 4-만곡 측만증의 경우 그림 6.1에서 설명된 요추 골반 부분은 서로 반대로 회전하는 쐐기 모양 형태로 존재하는 요추 부분과 골반 부분으로 나누어진다(그림 6.7). 정적인 상태에서 관찰해 보면 흉추의 볼록한 쪽 둔부 돌출부와 함께 흉추의 오목한 쪽으로 비보상이 발견된다. 흉추의 오목한 쪽 다리는 체중의 대부분을 지탱하는 것으로 보인다.

요추 및 골반 부분은 서로 마주보며 회전되고, 쐐기 형태의 큰 끝단은 등으로 위치해 있으며, 쐐기의 끝은 복부 쪽으로 위치해 있다. 기능적 4-만곡 측만증에서 골반 위치의 변화는 여러 방사선학 연구들에서 설명되어 왔다. 전두면에서 이 만곡 형태를 관찰하면 골반은 흉추의 오목한 쪽에서 하위 방향으로 기울어지고, 흉추의 볼록한 쪽으로 밀려있다. 횡단면에서는 역회전 때문에 흉추의 볼록한 쪽 골반이 등쪽으로 돌아가있다. 이러한 서술들은 환자 중심의 협응 체제를 고려한 골반의 공간적 위치를 나타낸다. 이를 위해 "기하학적" 그리고 "공간적 골반 비틀림"이라는 용어를 사용한다. 반대로 천장관절 구조뿐만 아니라 자생적인 등근육계의 본질적인 요추 부분의 편측의 신장은 흉추의 볼록한 쪽 장골 날개의 전경을 만들어낸다(흉추의 볼록한 쪽에서 요추 횡돌기는 원래 요추 근육계 각각의 접근과 기시와는 거리가 있는 복부 방향에서 장골능으로부터 회전되어있다).

묘사된 정적인 상태의 변화로 인한 올바르지 못한 골반의 위치는 기능적 4-만곡 측만증의 경우에 고관절 연결에 충격을 준다. 그러므로 흉추의 오목한 쪽 둔부관절은 상대적 외전, 외회전 그리고 신전을 경험하지만, 무릎 아래 쪽의 하퇴 부위는 더욱 안으로 회전하는 경향이 있다.

변화된 골반의 기하학적 형태는 하지의 해부학적 기준점의 대칭에 바람직하지 않은 영향을 미친다.

기능적 4-만곡 측만증에 대해 Lehnert-Schroth(1981)는 전상장골극(ASIS) 위치에서 전형적인 비대칭을 확립했다. 흉추의 오목한 쪽(thoracic concave side)의 전장골극은 흉추의 볼록한 쪽(thoraccic convex side)의 복부 하부와 관련이 있다.

기능적 4-만곡이 있다면 일반적으로 요추 혹은 흉요추 측만증의 경우이고, 이 만곡은 흉추 균등화 만곡보다 가끔 더 크고, 더 경직되어 있다. 이런 만곡 형태에서는 흉추의 오목한 쪽을 향한 몸통의 비보상, 흉추의 볼록한 쪽 둔부의 돌출 그리고 흉추의 오목한 쪽 다리의 긴장이 증가된 것을 볼 수 있을지도 모른다.

6.1.6 4CL 만곡 형태의 일반적인 특징(그림 6.17, 6.18)

4CL 형태(기능적 4-만곡 요추 혹은 단일 요추 만곡을 가진 기능적 4-만곡)는 적절한 상부 및 하부의 균등화 만곡이 있는 요추 주만곡의 존재가 특징이다. 요추 천골 보상 만곡은 쐐기 모양의 추간 공간 요추 4번 – 천추 1번을 통해 방사선상으로 확인될 수 있다. 제2 흉추 만곡은 조금 볼 수 있을 뿐이고, 경흉추 균등화 만곡은 보통 이 형태에서는 볼 수 없다. 이 형태는 요추의 볼록한 부분(weak side)에서 정상적으로 비보상되어 있다. Parcel side에서 전형적인 둔부 돌출을 확인할 수 있는데, 이것은 교정 기법을 위한 접근이다.

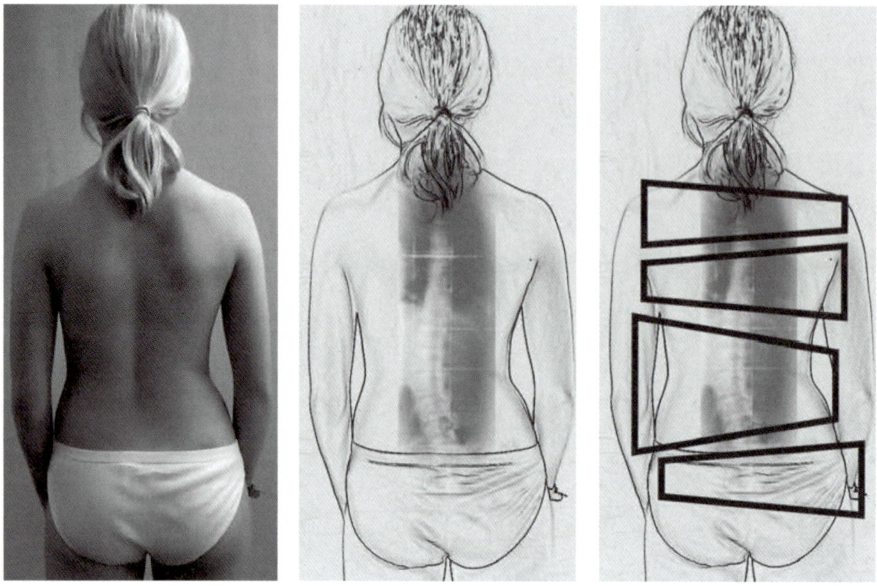

그림 6.17 4CL 형태 혹은 단일 요추 만곡이 있는 기능적 4-만곡은 적절한 상부 및 하부의 균등화 만곡과 함께 단일 주만곡이 존재한다는 것이 특징이다. 제2 흉추 만곡은 조금 보일 뿐이고, 경흉추 균등화 만곡은 훨씬 적게 보인다. 이 형태는 보통 요추 지역에서 비보상되었다. 중앙에 몸통의 실루엣이 x-ray에 겹쳐 보인다. 우측에 몸통 쐐기는 명확성을 위해서 3차원적으로 표시하지 않았다. 주의: 쐐기의 두꺼운 끝이 특징인 몸통의 돌출 부분들은 항상 등 쪽으로 뒤틀어져 있다.

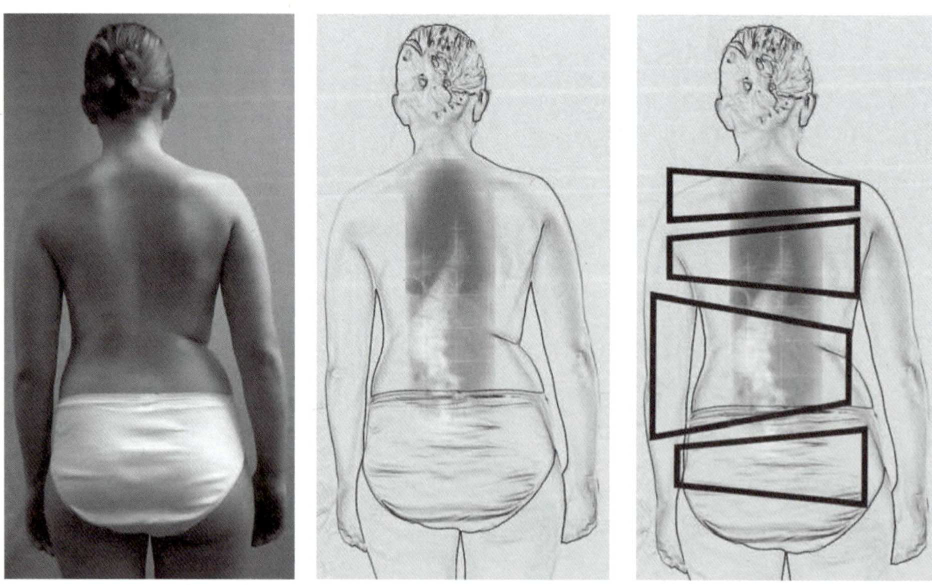

그림 6.18 4CL 형태의 다른 예. 중앙에 몸통의 실루엣이 x-ray에 겹쳐 보인다. 오른쪽에 몸통 쐐기는 명확성을 위해서 3차원적으로 표시하지 않았다. 주의: 쐐기의 두꺼운 끝이 특징인 몸통의 돌출 부분들은 항상 등 쪽으로 뒤틀어져 있다.

6.1.7 4CTL 만곡 형태의 일반적인 특징(그림 6.19)

4CTL 형태 (기능적 4-만곡, 흉요추) 혹은 단일 흉요추 만곡이 있는 기능적 4-만곡은 적절한 상부 및 하부의 균등화 만곡이 있는 흉요추 주만곡이 특징이다. 4CTL 형태에서 정추는 보통 요추 1번 이다. 드문 경우에(그림 6.20), 정점은 또한 흉추 12번/요추 1번에 있을 수 있다. 흉추 12번에서의 정추는 3CTL 형태를 선택하는 이유가 될 것이다(그림 6.12와 비교). 쐐기 모양의 추간 공간 요추 4번 – 천추 1번 때문에 요추 천골 보상 만곡은 방사선상으로 발견할 수 있다. 제2 흉추 만곡은 조금 보일 뿐이고, 경흉추 균등화 만곡은 보통 이 형태에서는 볼 수 없다. 이 형태는 요추 부위에서 비보상된다(weak side로). Parcel side에서 전형적인 둔부 돌출을 확인할 수 있는데, 이것은 교정 기법을 위한 접근이다.

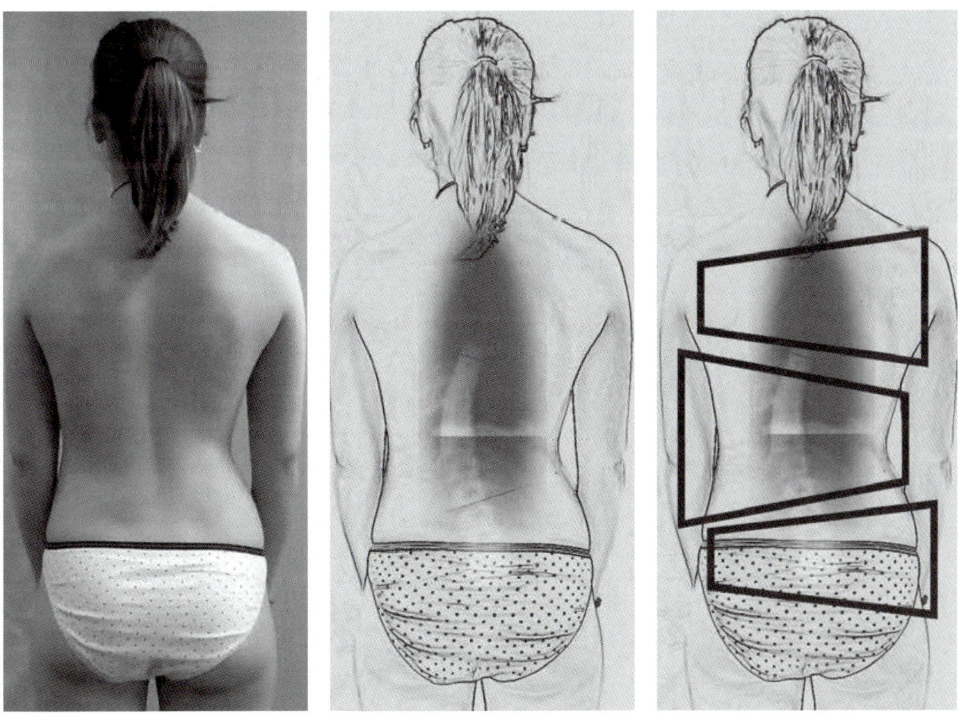

그림 6.19 4CTL 형태 혹은 단일 흉요추 만곡이 있는 기능적 4-만곡은 적절한 상부 및 하부의 균등화 만곡과 함께 흉요추 주만곡이 존재한다는 것이 특징이다(척추 정점 요추 1번). 제2 흉추 만곡은 조금 보일 뿐이고, 경추흉추 균등화 만곡은 훨씬 적게 보인다. 이 형태는 정상적으로 요추 지역에서 비보상된다(혹은 흉요추 부위에서). 중앙에 몸통의 실루엣이 x-ray에 겹쳐 보인다. 오른쪽에 몸통 쐐기는 명확성을 위해서 3차원적으로 표시하지 않았다. 주의: 쐐기의 두꺼운 끝이 특징인 몸통의 돌출 부분들은 항상 등 쪽으로 뒤틀어져 있다.

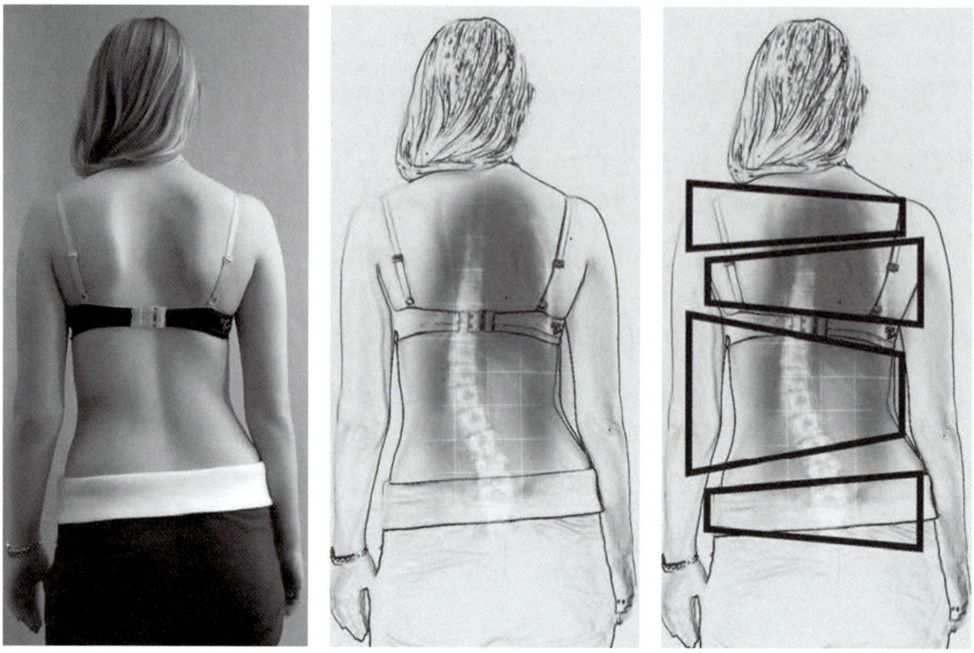

그림 6.20 4CTL 형태의 다른 예. 이 만곡에서 만곡의 정점은 4CTL의 추간 공간에 위치해 있다. 중앙에 몸통의 실루엣이 x-ray에 겹쳐 보인다. 오른쪽에 몸통 쐐기는 명확성을 위해서 3차원적으로 표시하지 않았다. 주의: 쐐기의 두꺼운 끝이 특징인 몸통의 돌출 부분들은 항상 등 쪽으로 뒤틀어져 있다.

6.1.8 구조적인 이중 흉추 측만증의 일반적인 특징(그림 6.21)

보여지는 것 보다 더 많은 형태의 만곡이 제시되어 왔다. 그 중 어떤 것들은 드물게 나타나기 때문에 체계적으로 다룰 수 없고, 개별적으로 접근해야만 한다. 그러나 이중 흉추 측만증은 매우 일반적이고 특별한 경우로 언급되어야 한다. 이중 흉추 만곡은 기능적 3-만곡이나 기능적 4-만곡 중 하나로 분류되어질 수 있고 모든 기능적 3-만곡 형태와 함께 나타날 수 있으며 4C 형태에서는 드물게 나타날 수 있다.

이중 흉추 측만증은 저절로 혹은 보조기 치료의 합병증으로 나타날 수 있다. 이 형태는 경추흉추 균등화 만곡이 구조적인 변화의 weak side에 이른바 "어깨 돌출"의 모양이 나타나는 것이 특징이다. weak side의 어깨는 높이 올라가고, 방사선상으로 parcel side로 기울어진 흉추 1번을 관찰할 수 있다(정의 King V). 이 형태는 일반적으로 크게 비보상되지는 않는다. 구조적인 경/흉추 만곡은 짧고, 물리치료나 보조기를 통해 최적으로 교정될 수는 없다. 이 형태는 또한 경직성으로 인해 하부에 위치한 흉추 만곡의 교정에 장애가 된다. 구조

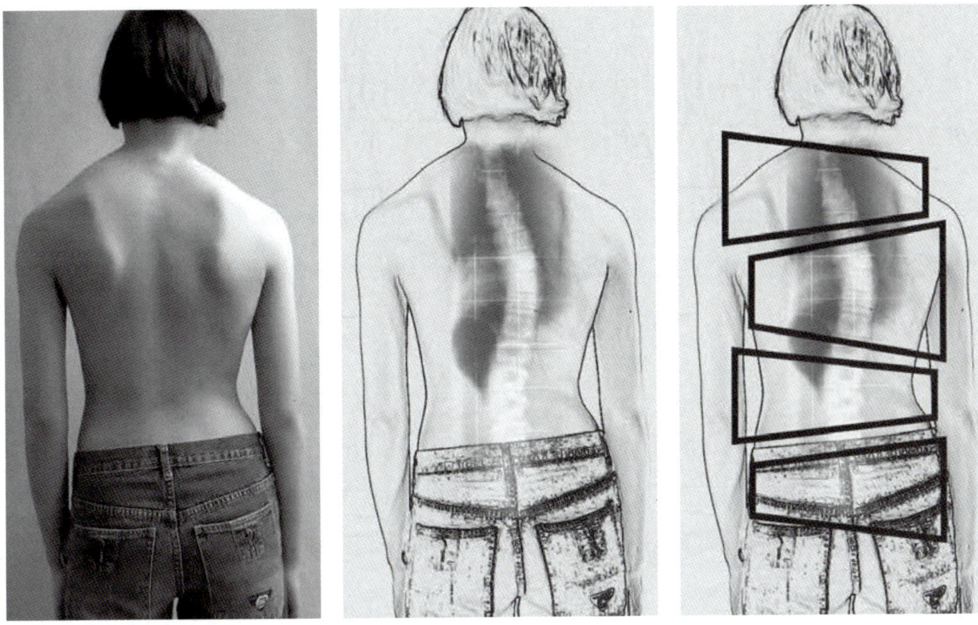

그림 6.21 이중 흉추 측만증은 경/흉추 균등화 만곡이 구조적으로 변화되고 "어깨 돌출"이 나타난다는 것이 특징이다. Weak side의 어깨는 높이 올라가 있고, 방사선 사진상 흉추 1번은 percel side로 기울어져 있다(정의 King V). 이 형태는 일반적으로 크게 비보상되지는 않는다. 중앙에 봄통의 실루엣이 x-ray에 겹쳐 보인다. 오른쪽에 몸통 쐐기는 명확성을 위해서 3차원적으로 표시하지 않았다. 주의: 쐐기의 두꺼운 끝이 특징인 몸통의 돌출 부분들은 항상 등 쪽으로 뒤틀어져 있다.

적인 경/흉추 만곡은 흉추 주만곡을 보여주는, 위에서 설명한 모든 형태와 함께 나타날 수 있다.

◈ 참고문헌

Asher MA, Burton DC. Adolescent idiopathic scoliosis: natural history and long-term treatment effects. Scoliosis. 2006;1(1):2.

Burwell RG. Aetiology of idiopathic scoliosis: current concepts. Pediatr Rehabil. 2003 Jul-Dec;6(3-4):137-70.

Dickson RA, Lawton JO, Archer IA, Butt WP. The pathogenesis of idiopathic scoliosis. Biplanar spinal asymmetry. J Bone Joint Surg Br. 1984 Jan;66(1):8–15.

King HA. Selection of fusion levels for posterior instrumentation and fusion in idiopathic scoliosis. Orthop Clin North Am. 1988 Apr;19(2):247–255.

Lehnert-Schroth C. Unsere Erfahrungen mit einem Verkürzungsausgleich in der Skoliosebehandlung. Orthop Prax. 1981;27:255–262.

Lehnert-Schroth C. Three-dimensional treatment for scoliosis. The Martindale Press; 2007.

Lenke LG, Betz RR, Bridwell KH, Clements DH, Harms J, Lowe TG, Shufflebarger HL. Intraobserver and interobserver reliability of the classification of thoracic adolescent idiopathic scoliosis. J Bone Joint Surg Am. 1998 Aug;80(8):1097–1106.

Lenke LG. Lenke classification system of adolescent idiopathic scoliosis: treatment recommendations. Instr Course Lect. 2005;54:537–542.

Rigo M. Intraobserver reliability of a new classification correlating with brace treatment. Pediatric Rehabilitation. 2004;7:63.

Rigo MD, Villagrasa M, Gallo D. A specific scoliosis classification correlating with brace treatment: description and reliability. Scoliosis. 2010 Jan 27;5(1):1. doi: 10.1186/1748-7161-5-1.

Tomaschewski R. Die Frühbehandlung der beginnenden idiopathischen Skoliose. In: Weiss, H.R.: Wirbelsäulendeformitäten (Vol. 2), Gustav Fischer Verlag, Stuttgart, 51–58, 1992.

van Loon PJ, Kühbauch BA, Thunnissen FB. Forced lordosis on the thoracolumbar junction can correct coronal plane deformity in adolescents with double major curve pattern idiopathic scoliosis. Spine. 2008 Apr 1;33(7):797–801.

Weiss HR. “Brace technology” thematic series - the Gensingen brace™ in the treatment of scoliosis. Scoliosis. 2010 Oct 13;5:22.

Weiss HR, Moramarco M. Scoliosis – treatment indications according to current evidence. OA Musculoskeletal Medicine 2013 Mar 01;1(1).

Chapter

07

The Schroth Best Practice® 프로그램

The Schroth Best Practice® Program

2006년, '척추측만증에 대한 결과 기반 물리치료' 두 번째 판을 완성된 후, 보존적 측만증 치료의 "Best Practice" 첫 번째 판이 Pflaum 출판사에 의해 출판되었다. 네 번째 판은 2012년에 제공되었으며, 여기에 상세한 프로그램의 간결한 설명을 포함한다(Weiss 2012).

Schroth에 기초한 Scoliologic® Best Practice 프로그램은 2004년 이후 개발되어 왔고, 그 개별적인 구성 요소들은 2006년 이후 과학적 테스트를 받아오고 있다(Weiss and Klein 2006, Weiss, Hollaender and Klein 2006). 그 과정에서 시상면의 형태는 전통적인 슈로스 치료법의 결과들을 최적화하기 위해 개선되어야 한다고 밝혀졌다. 뿐만 아니라 이를 바탕으로 한 긍정적인 연구에 따르면 측만증 재활치료는 일상 활동을 특별히 고려하면서 이러한 최신의 기술들로 더 짧은 기간 동안 가능하다는 것을 보여주었다(Weiss, Hollaender and Klein 2006).

이런 새로운 통찰에 뒤이어 소개된 발전들은 이제 외래환자 치료 혹은 측만증 특수학교를 통해 제공된 가장 효율적이고, 효과적인 단기 재활치료 프로그램의 기반이 되었다(Weiss and Seibel 2010, Borysov and Borysov 2012, Pugacheva 2012, Lee 2014). 보조기 착용과 최적의 교육 프로그램을 이용한 재활치료를 통해, 전문가들은 측만증 환자들의 삶의 질을 위태롭게 하는 것을 최소화하기 위한 방법들을 그들에게 찾도록 지시한다.

현재, 외래환자의 재활치료 개념은 적어도 수술 발생율 측면에서 입원 집중 재활치료와 비슷한 결과를 가지고 있다(Maruyama 2003, Weiss, Reiter and Rigo 2003). 입원 집중 재활치료의 결과들은 1980년대부터 1990년대 초까지 6주간 치료된 환자 집단에 근거한다(Weiss, Weiss and Petermann 2003).

최근 검토에 따르면 재활치료 시간 단축으로 수정된 측만증 입원 환자 재활치료의 의미있는 현대적 개념에 대한 결과들은 없다(Yilmaz and Kozikoglu 2010). 따라서, 단기 외래환자 재활의 단계가 정당화된다.

Schroth Best Practice 프로그램®은 다음의 구성요소를 포함한다:
- 시상면 교정을 위한 physio-logic® 프로그램
- 일상 활동과 관련된 교육(ADLs)
- "3D made easy" 프로그램
- 새로운 "Power Schroth" 프로그램

언급된 치료 기술의 사용이 아래에 설명되어 있다.

7.1 Physio-logic® 프로그램

몇몇 저자들은 Farkas가 1925년에 언급했던 것처럼, 흉추 편평등이 흉추 특발성 측만증을 촉진할 수 있다고 결론지었다(Deacon and Flood 1984, Tomaschewski 1987, Weiss and Lauf 1995, Burwell 2003, Raso 2000)(그림 7.1-7.2). 만약 척추의 회전과 측면 변형이 특발성 측만증의 이차적인 특징이라면, 오로지 시상면에 힘의 운동을 적용하여 교정함으로써 3차원적 측만증 변형을 바로잡거나 개선시키는 것이 가능할 수 있다.

적어도 특발성 측만증 환자들에게 보조기를 적용할 때, 편평등은 더 큰 문제이다. 편평등은 사실상 특정한 보조기 개념에 의해 증가될 수 있다는 것을 보여주는 글들이 게재되어 왔다. 예를 들면, 시상면의 교정을 위한 압박대가 보스톤 보조기나 찰스톤의 구부려지는 보조기 혹은 대부분의 다른 형태의 보조기에도 발견되지 않는다. 원래의 체뉴 보조기 이후에야 흉추 후만감소증의 교정을 위한 압박대가 도입되었다(Weiss and Moramarco 2013). 현재까지 치료프로그램은 주로 전두면 변형에 초점을 두어 왔다(Klapp 1907, von Niederhöffer 1942, Ocarzuk 1994). 척추 회전의 교정을 목표로 하는 프로그램은 거의 없었다(Rigo et al. 1991, Klisic and Nikolic 1985, Mollon and Rodot 1986, Lehnert-Schroth 2007). 시상면은 물리치료적 방법에서 관심이 적었다(Tomaschewski 1992, Weiss and Moramarco 2013). 1992년 이전 Antonio Negrini는 시상면은 교정운동을 이용하여 회복되어야 함을 지적했다(Negrini 1992). 어떤 운동 프로그램에서는 편평등이 가장 중요한 사항이다. 그러나 일반적인 후만 운동으로서는 양호한 결과들을 얻지 못했다(Ducongé 1992). 전체 몸통을 과도하게 후만하는(전체적 후만) 프로그램을 통해 치료된 모든 환자들은 헌신적으로 치료한 1년 동안 그들의 상대가 더 악화된 것을 경험했다. 이 후속 연구에 의하면 전체적 후만의 방향으로 척추를 움직이는 것은 합리적이지 않나고 결론지어 질 수 있다. 슈로스 프로그램에서는 흉추 후만을 유도하는 효과가 있는 특화운동과 함께 특수 호흡 기술을 이용해 흉추 후만을 회복하려고 노력한다.

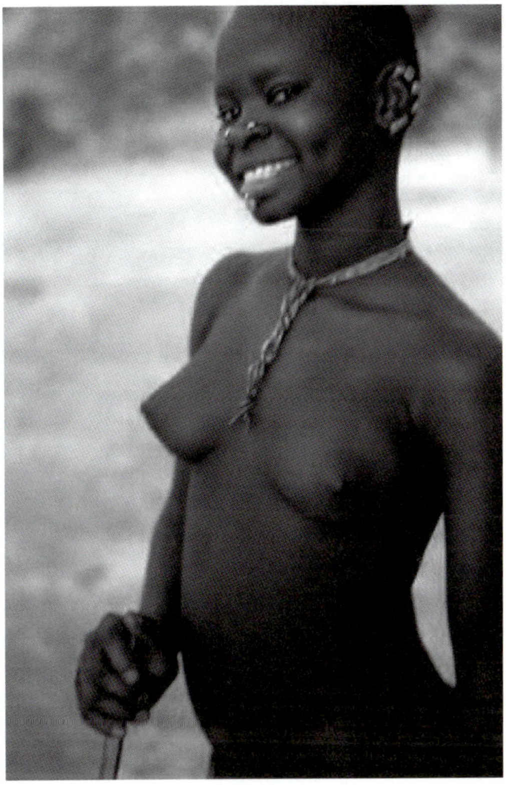

그림 7.1 원시시대 사람들에게서 몸통의 '전방 배치'는 자주 관찰될 수 있고 이러한 이유로 그것은 자연적이고 '합리적인' 것으로 보여진다(Photo © LRP, published in Weiss HR, Weiss G. 생리적 균형-건강한 척추로 가는 간단하고 편안한 방법. 뮌헨 Pflaum 출판사, 2013). 증가된 요추 전만과 더불어 이런 몸통 자세는 또한 척추 뒤틀림을 바로 펼 수 있는 측면 안정화로 이어진다(van Loon et al. 2008).

시상면에 작용하는 교정력은 또한 횡단면과 전두면의 변형을 교정할 수 있다는 것을 보여주는 최근의 증거가 있다(van Loon et al. 2008). 두개의 다른 보조기의 단기적 교정효과의 표면 측정의 순서화를 이용하는 것을 목표로 가진 한 실험적 연구는 시상면의 교정력이 체뉴 보조기로 작용하는 3차원적 교정력에 의한 교정과 비슷한 단기 교정효과를 낼 수 있다는 것을 보여주었다(Weiss et al. 2006).

Lehnert-Schroth의 3차원적 측만증 치료가 측만증 환자의 장기적인 변화들을 달성할 수 있다면(Lehnert-Schroth 2007), 앞서 언급한 연구의 결과들은 시상면의 교정을 증가시킴으

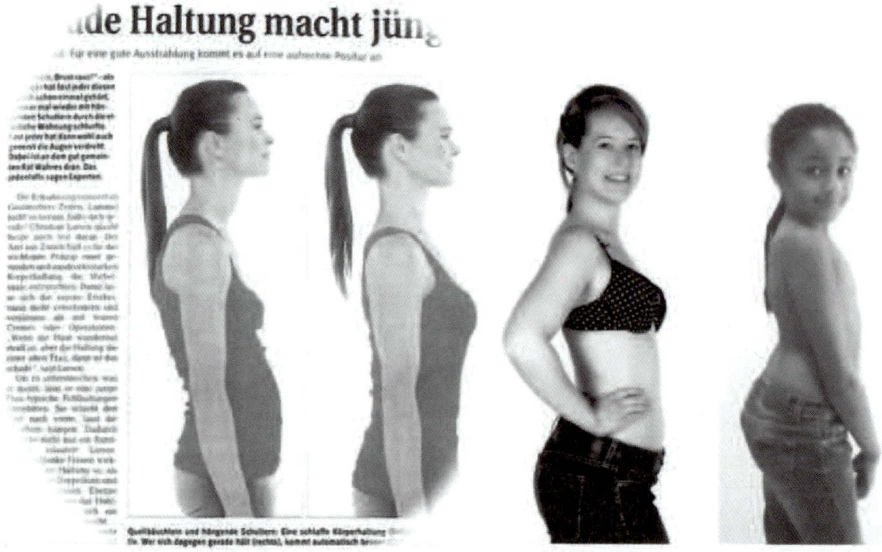

그림 7.2 왼쪽: 우리 신문이 제공하는 페이지에서(Public Gazette Nr. 182 – 8.8.2009): 볼록한 배와 늘어진 어깨: 축 늘어진 자세(왼쪽)는 매력적이지 못하다. 자신을 적절히 유지하는 사람(중앙 왼쪽)은 자동적으로 더 좋은 인상을 만든다. '왼쪽 끝에 있는 자세는 분명히 바람직해 보이지 않는다! 그러나 직립 자세는 여성이 금속 막대를 삼킨 것처럼 보인다. 우리의 의견으로는 오른쪽에 있는 두 여성이 가장 좋은 인상을 준다(중앙 우측, 최적의 자연적인 자세 그리고 오른쪽 끝, 자연적이고 강한 자세의 8세 소녀).

로써 물리치료적 측만증 재활치료의 질이 개선될 수 있다는 것을 의미한다. 이러한 토대 하에 생리학적 시상면(그림 7.3-7.4)을 회복하는 것을 목표로 하는 운동 프로그램이 개발되어 왔다. 이런 운동들은 같은 기본적 원리를 가지고 있는데 중간 흉추 지역의 흉추 후만을 강화하고 개선하는 것 뿐만 아니라 요추 2번 수준에서 전만을 강화하고 개선하는 것이다(그림 7.1, 7.2, 7.5).

이런 운동들이 physio-logic® 운동이다. 일치하는 나이, 성별, 만곡 형태 그리고 콥각도를 이용한 한 연구에서 얻어진 결과들은 physio-logic® 운동을 적용하면 측만증 치료 결과를 향상시킬 수 있다는 가설과 의견을 같이 한다(Weiss and Klein 2006).

성인기에 요추 전만을 유지하는 것은 다른 무엇보다도 중요하다는 언급이 있다. Glassman et al.(2005)은 시상면이 측만증의 안정화에 결정적인 영향을 준다는 것을 발견했다. van Loon, Kühbauch 그리고 Thunnissen(2008)은 요추 전만의 회복은 측만증 환자의 척추 만곡이 교정되는 결과를 낳는다는 것을 보여준다. 이를 고려해 볼 때, 요추의 "전만

커브 회복"이 측만증의 교정과 안정화를 위해 중요하다는 것은 이제 과학적으로 받아들여지고 있다.

7.1.1 Physio-logic® 운동 프로그램

Physio-logic® 운동 프로그램은 다음과 같이 구성되어 있다.

- 요추 1번/2번의 목표 과정으로 요추 전만을 개선하기 위함과 하부 흉추의 후만을 동원하기 위한 대칭적 동원 운동.
- 일상 활동에 대한 physio-logic® 방법과 관련된 교육.

대칭적 동원 운동들은 반복적으로 행해진다. 이러한 운동들은 수동적 저항의 도움 혹은 자세 반사의 도움으로만 실행될 수 있을 뿐이다. Physio-logic® 운동의 초점은 요추 전만을 증가시키는 것에 있지만, 동시에 힘을 하부 흉추의 후만으로 돌리는 것에도 초점을 둔다. 서 있을 때, 요추 전만은 골반을 기울임으로 증가될 수 있다(전만을 반해 후방으로 약간 풀리는 몸통의 상부 부분으로). 이 시작 자세는 특발성 흉추 측만증에 바람직한 교정 행동인 흉추의 후만을 반사적으로 개선시킨다. 그러나 이 운동의 목표는 요추 5번/천추 1번 수준에서의 요추 전만을 증가시키는 것이 아니다. 왜냐하면 이것은 허리통증을 유발할 수 있기 때문이다. 대신에 전만은 요추 2번 수준이나 추간 디스크 수준 요추 1번/요추 2번에서 그 정점을 가져야만 한다. 양 하부 늑골궁을 앞으로 가져 온다면, 이것은 보장될 수 있다(Weiss and Klein 2006). 최적으로 실행할 때, 이런 방법으로 교정되는 몸통 자세는 근육 긴장이 나타나지 않는다(그림 7.3).

비대칭적인 3차원적 자세교정을 위해서 우리는 슈로스 운동을 하고 physio-logic® 프로그램의 원리에 따라 그것을 수정한다. 골반을 기울이고 하부 늑골궁을 복부 쪽으로 하는 것이 원래의 슈로스 프로그램의 첫 번째와 두 번째 골반교정을 대체한다.

일상 활동(ADL 훈련)은 습관적 자세에 변화를 주기 위해 가장 중요한 것이다. 이런 이유로, physio-logic® 일상 훈련 프로그램은 걸을 때 뿐만 아니라 선 자세에서도 실행된다(그림 7.4-7.6). 또한 환자들은 'NUBA' 자세(그림 7.1)가 시작점인 것처럼 physio-logic® 프로그램의 기본원리가 포함되는 catwalk를 배운다. 이 자세는 자연적인 방식으로 살고 있는 북아프리카 한 종족의 생리적 자세에서 비롯되었다. Physio-logic® 프로그램의 더 많은 운동들이 그림 7.7, 7.8 그리고 그림 7.9에 제시되어 있다.

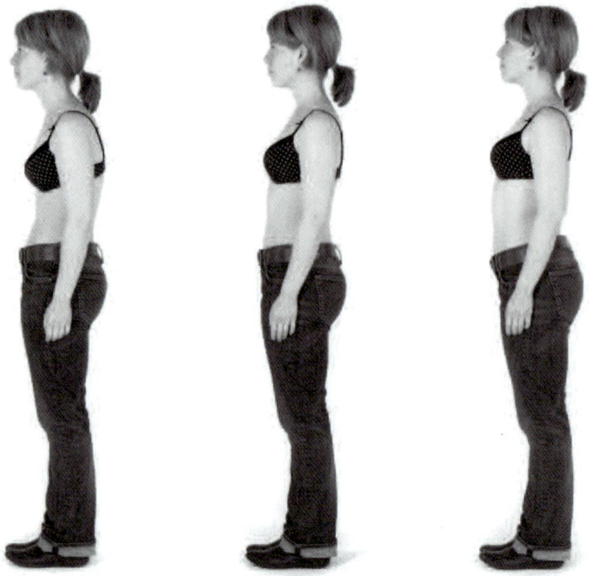

그림 7.3 직립 자세에서 복부 근육을 긴장시킬 때, 상부 몸통과 어깨는 자동으로 앞으로 움직인다(왼쪽). 바른 상태를 유지하기 위해 어깨는 능동적으로 뒤에 있어야만 한다(중앙). 이것은 지속적인 긴장, 혈액 순환의 감소 그리고 고통스러운 긴장의 원인이 된다. 만약 전방 늑골궁을 앞으로 더 가져오게 되면(그림 7.1 참조) 상부 요추 지역의 움푹 꺼진 만곡이 커지게 되고, 상부 몸체는 스스로 더 잘 균형을 잡을 수 있고, 어깨는 후방으로 더 느슨하게 내려가며, 직립을 위해 필요한 근육 긴장은 자연스럽게 나타나지 않는다.

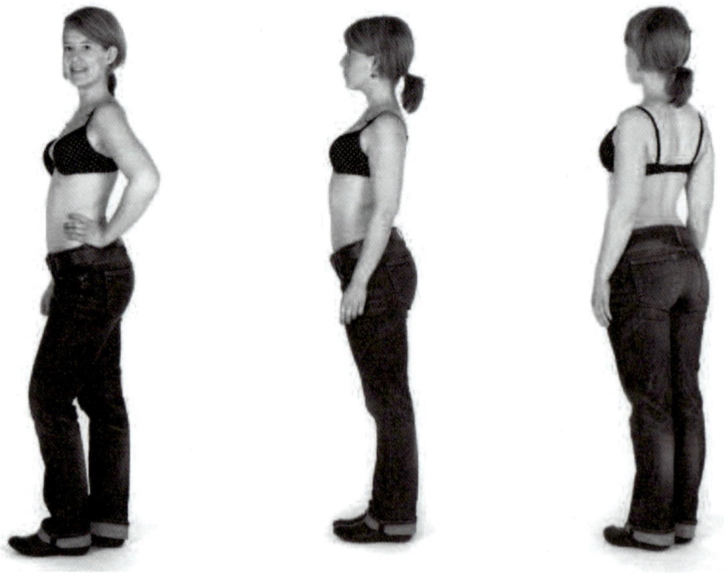

그림 7.4 움직임을 학습하기 위해 자세교정이 과장되었다. 일반적인 생활습관은 너무 많이 앉아 있기 때문에 상부 요추는 교정의 가능성에 익숙해져야 한다. 교정 기능이 실행될 수 있도록 근육 수축은 제거되어야 한다.

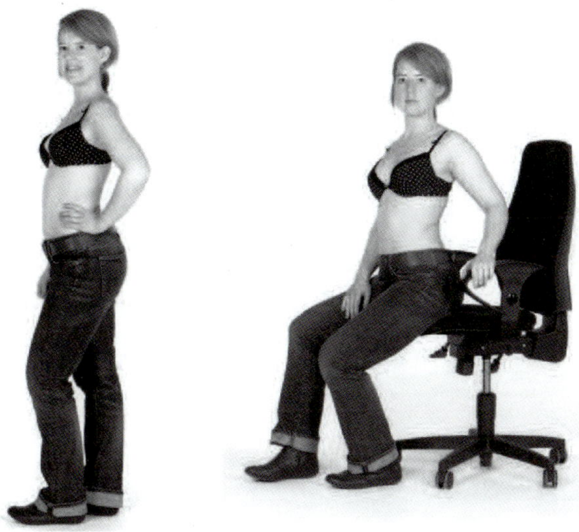

그림 7.5 서 있을 때와 앉은 자세에서의 physio-logic® 프로그램의 일상적인 자세.

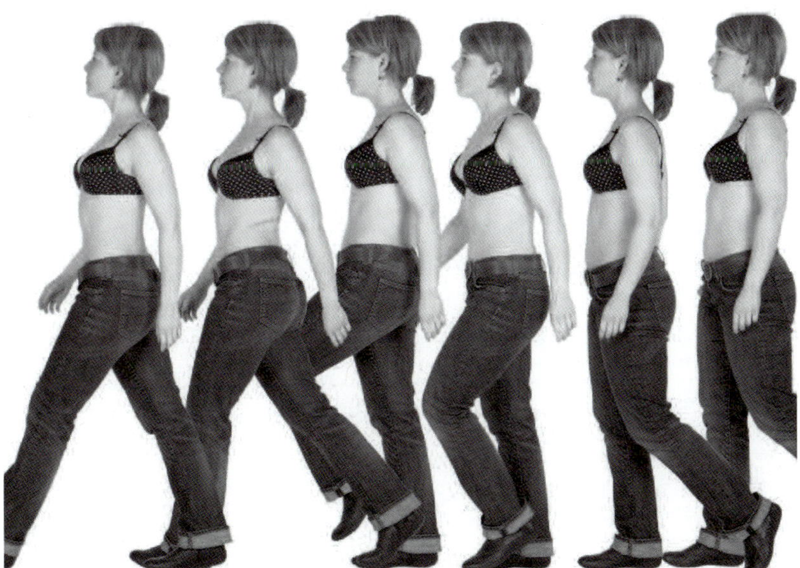

그림 7.6 Physio-logic® 원리의 한 부분으로서 catwalk는 상부 요추의 전만을 회복시켜 주며 흉부 부분에서 후만을 회복시켜 준다. 걸을 때, 하부 늑골궁을 전방으로 하는 앞뒤 움직임을 주어야 한다. 일상생활에서 이 운동은 아주 눈에 띄지 않게 실행할 수 있다. Physio-logic® 운동 프로그램의 이상적인 자세는 몸통을 약간 앞으로 기울이면서 실행되어야 한다. Catwalk physio-logic®은 두 단계가 있다. 1. 펼침 단계(발뒷꿈치 딛기에서 발바닥딛기). 2. 자유로운 다리 단계(발가락 딛기에서 지면으로부터 발이 떨어지기). 1단계(왼쪽)에서 요추의 움푹 파인 만곡은 최대화된다. 2단계에서(오른쪽에서 3번째 사진) 그것은 감소된다. 왼쪽(1), 중앙(2), 오른쪽(1) 나머지 다리.

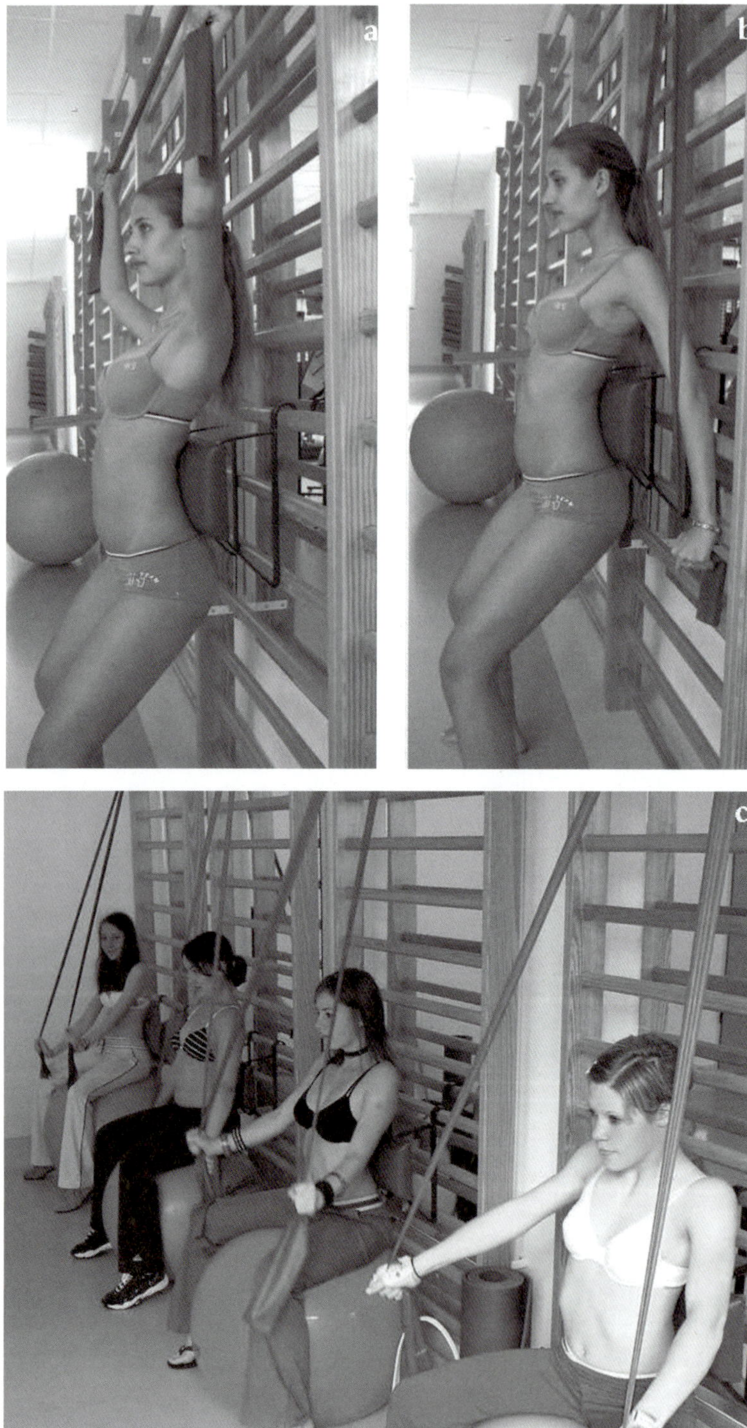

그림 7.7 "Snake on the ledge" 운동은 서서(a, b) 또는 앉아서(c) 실행될 수 있다. 이 운동에서 우리는 팔을 내회전/외전하면서 고무밴드의 저항에 맞서 두 팔을 아래로 당김을 통한 후만을 유도하는 통합 효과를 이용함으로써 요추전만의 수동적 역 지지와 흉추의 움직임을 얻는다.

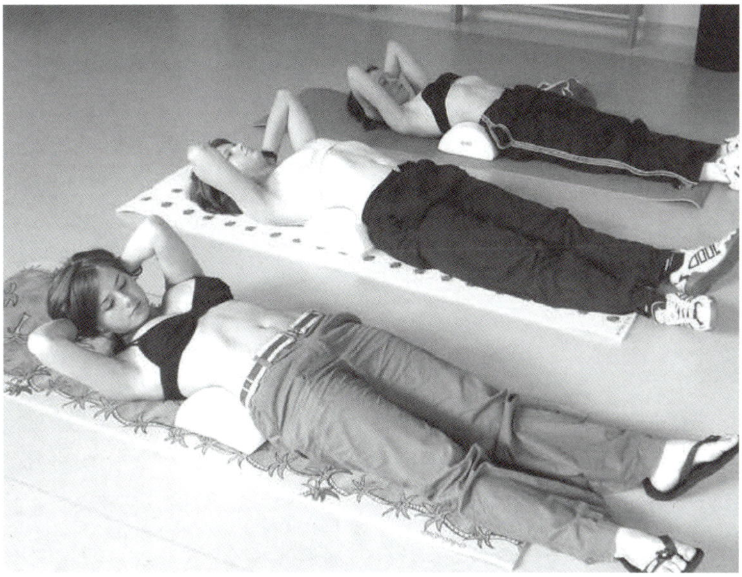

그림 7.8 후만으로 흉추가 움직이는 동안 요추의 수동적 역 지지. 이 운동에서 상부 몸통은 요추와 아래 놓인 쿠션 사이가 떨어지는 범위까지 올라가진 않아야 한다.

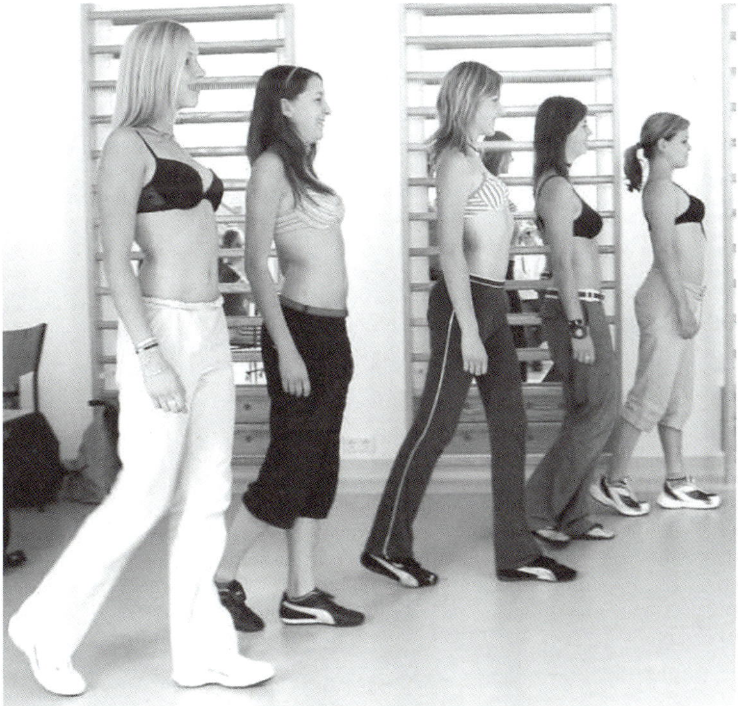

그림 7.9 환자 그룹에 사용되는 catwalk는 physio-logic® 원칙을 고려한다.

7.2 일상 활동에서의 훈련(ADL)

일상의 환경에서 슈로스 운동을 활용하는 것은 동기를 유발하는데 있어 결정적인 요소가 될 수 있고 그 운동들은 한정된 시작 자세로 하는 엄격한 운동보다 더 쉽게 수행될 수 있다. 그러나 중요한 것은 일상 환경에서 운동들을 통합하는 것뿐만 아니라(muscle cylinder는 이를 닦는 동안 쉽게 수행할 수 있다, 그림 7.10 참조), 척추와 추간 디스크에 실리는 비대칭적 하중을 감소하기 위한 교정 자세에 척추가 놓여질 수 있는 편안한 자세를 환자가 배우는 것이다.

환자는 일반적으로 자신이 가진 척추측만성 만곡 형태와 같은 자세로 있는 것이 더 편하다. 그러므로 이것은 환자가 극복해야 할 장애물이다. 전문가는 만곡 형태를 교정하기 위하여 최소한 부분적으로라도 교정적인 자세가 편해질 수 있는 방법을 환자에게 보여주어야 한다. 환자가 적절하게 습관을 바꾸는 방법에 대해 교육이 되도록 정확한 지도가 필요하다.

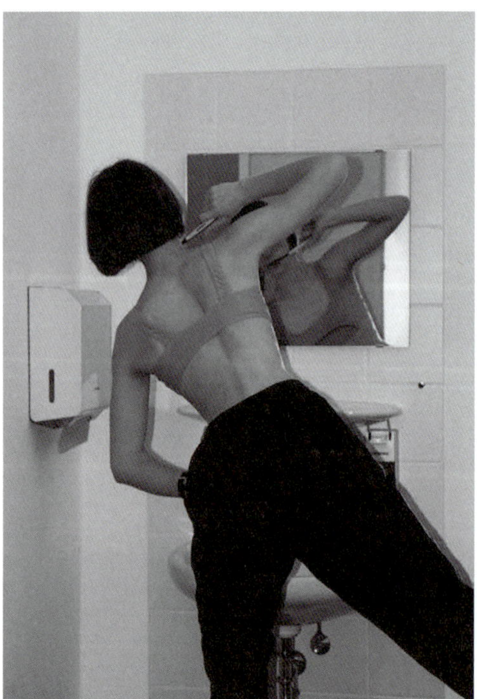

그림 7.10 "muscle cylinder" 시작 자세로 아침에 양치질 하고 있는 환자.

운동을 실행하는 동안 정신적인 기억흔적(engram)이 발전됨에 따른 메커니즘이 있는 것 같다-입원 환경에서 실행될 때, 환자가 교정된 자세를 경험하는 매일 5시간 반 혹은 그 이상이나 되는 훈련 과정. 그러나 어떤 경우에 이 기억흔적은 일단 운동기간이 끝나면 바로 꺼지거나 환자의 인식에서 없어진 것처럼 보인다. 이것은 척추측만증이 부정적으로 변형된 질환이 내면화되어 있다는 사실과 관련이 있을 수 있으며, 무의식적으로 일상적 관리(ADL)를 거부하는 각각의 원인이 될 수도 있다. 결론적으로, 운동과 일상 활동을 통합하는 것이 중요하다. 바르게 편안히 앉는 자세는 무엇일까? 바르게 누운 자세는 무엇일까? 서 있는 동안, 어떻게 하면 만곡에 반대하여 잘 기울일 수 있을까? 이러한 질문들은 각 개인의 사례분석을 통해서만 답할 수 있다.

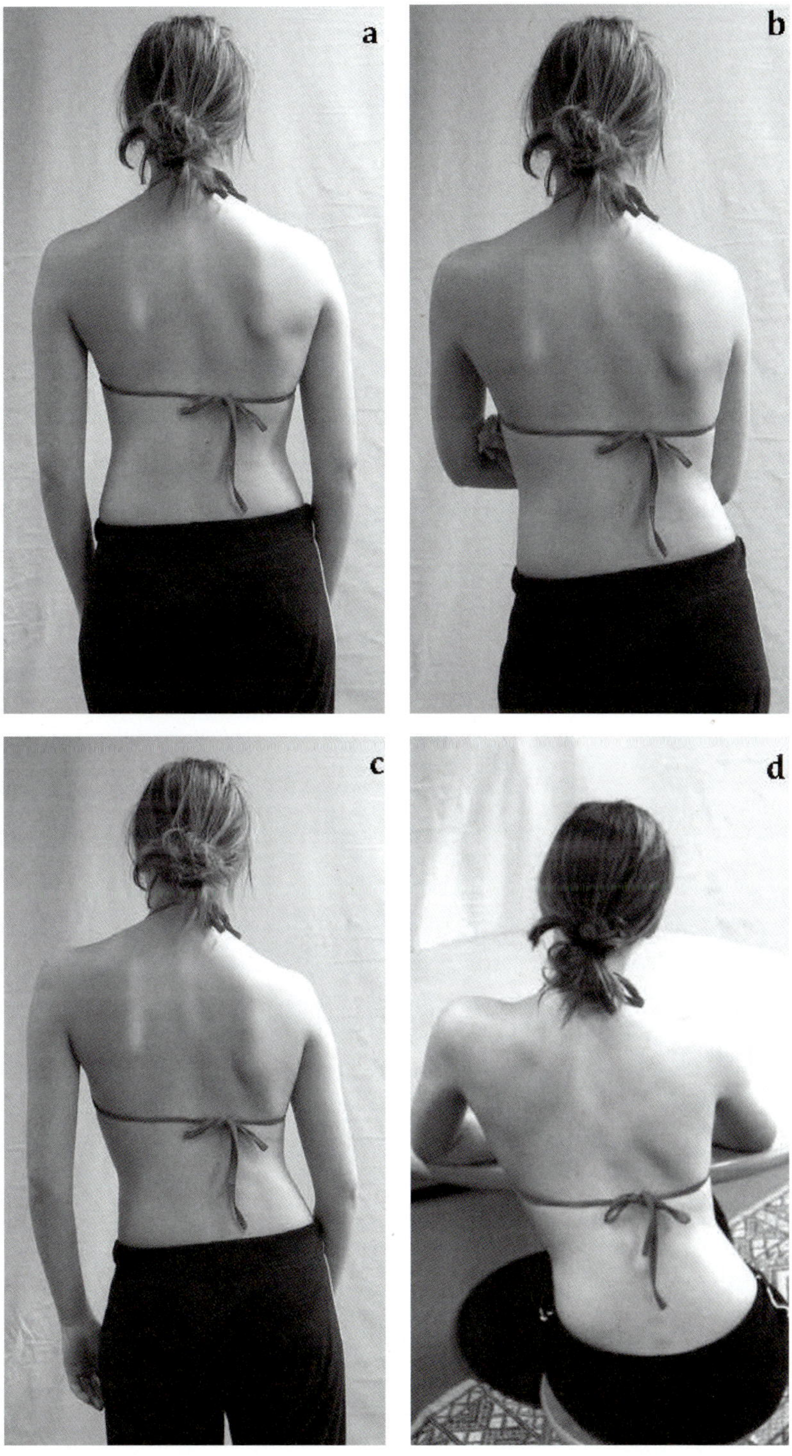

그림 7.11 (a) 왼쪽은 교정되지 않은 3C 형태의 환자, (b) 오른쪽은 왼쪽 다리에 하중이 있는 그리고, (c) '어깨 기울기'를 하고 있는, (d) 앉아 있을 때 비록 왼쪽 혹은 오른쪽 다리를 교차함으로써 더 작은 요추 보상 만곡이 열릴지라도 환자는 어깨 기울기로 전두면이 변형 운지인을 지지하려고 노력해야 한다.

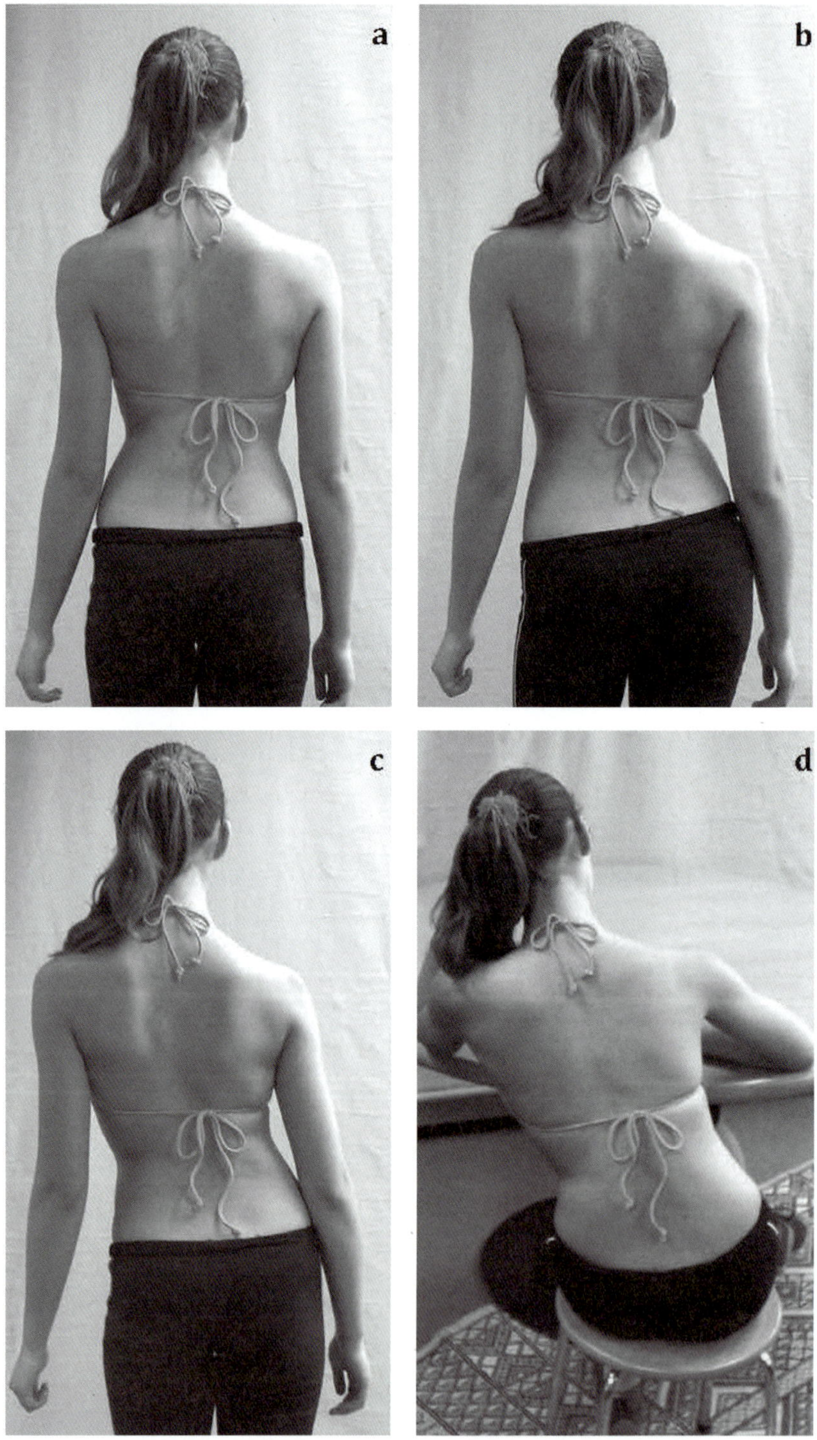

그림 7.12 (a) 3CH 만곡 형태의 환자. (b) 이 경우에 하중은 왼쪽 다리로 실린다. (c) 중요한 요추 보상 만곡이 없고 왼쪽으로 돌출된 둔부를 오른쪽으로 교정하는 것에 초점을 둘 수 있기 때문이다. (d) 앉아 있을 때, 우측 다리는 교차할 수 있다.

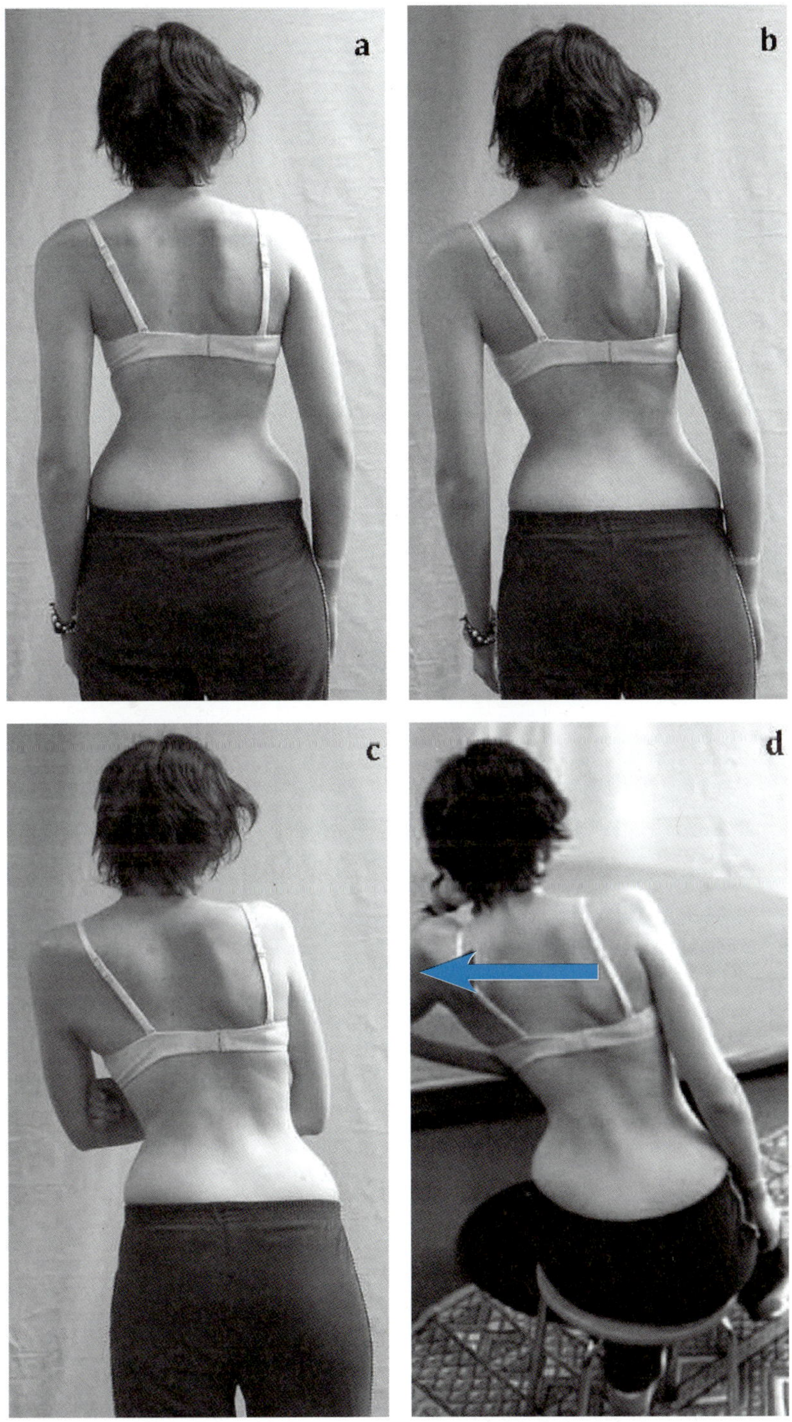

그림 7.13 (a) 이중 주만곡이 있는 4C 만곡 형태 환자. (b) 일상 활동을 하는 동안 견갑대 왼쪽으로 이동하여 지지되는 왼쪽으로의 변형 움직임을 줄 때 주의해야 한다. (c) 이 때, 요추 만곡을 개방하기 위해 오른쪽 골반을 들어 올리지 않는 것이 중요하다. (d) 앉아 있을 때, 왼쪽 다리는 교차하여 오른쪽 골반을 아래로 유지한다.

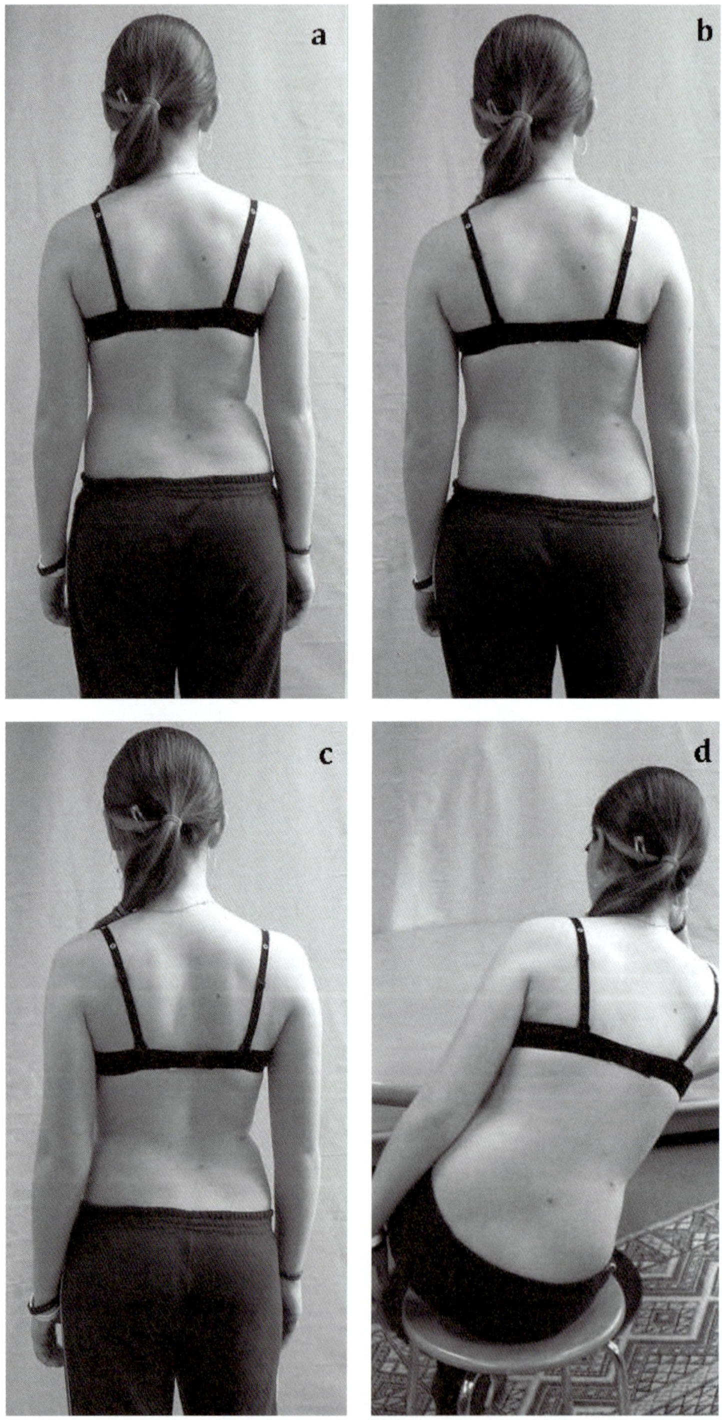

그림 7.14 (a) 단일 만곡 요추 측만증이 있는 기능적 만곡 형태 4C 환자. 이 경우에, 일상 활동을 하는 동안 초점은 제2 만곡인 작은 흉추 만곡에 있을 필요는 없다. 주된 분명한 특징은 서 있는 동안 왼쪽으로 적절한 하중을 둠으로써 오른쪽으로 돌출된 둔부를 가운데로 맞출 수 있다(b와 c). 앉아 있을 때 하중은 오른쪽 측면 둔근 지역에 놓여야 하는데 그 하중은 중력과 반대되는 교정 방향에서 자동적으로 골반을 왼쪽으로 가져온다(d).

방사선적 단일 만곡 형태에서의 방법은 간단하다. 환자는 편안한 자세에서 주만곡을 개방하는 자세로 교육되어야 한다. 그러나 이중 만곡 형태에서는 두 개의 주만곡은 안정 자세에서 고려되어야 하는데 그것이 이 만곡 형태에서 더 긴 훈련기간이 필요한 이유이다. 그림 7.11a-d, 7.12a-d, 7.13a-d 그리고 7.14a-d 에서는 적절한 만곡 형태를 위한 가능성을 입증하고 있다. 일상의 안정 자세와 관련된 훈련은 3차원적 측만증 치료를 위한 Lehnert-Schroth의 완벽하게 고려된 교정 프로그램과 분리해서 고려되어야 한다. 이러한 일상의 안정 자세 중 하나에서 모든 기능적 균등화 만곡을 고려한다는 것은 불가능하다. 주된 목표는 측만증의 진행을 촉진하는 주만곡에서의 '늘어짐'을 피하기 위한 것이다.

다음의 규칙들이 고려되어야 한다.

1. 흉추, 흉요추 혹은 요추를 포함하는 방사선적 단일 만곡:

a. 서거나 앉아 있으면서 몸을 기댈 때는 오목한 쪽을 위로 개방하기 위해 주로 오목한 쪽으로 기대야 한다.

b. 눕는 자세는 단일 만곡의 오목한 쪽으로 부드러운 침대에 누워야 하며 그로 인해 만곡을 완화할 수 있다.

침대에 누울 때 목표는 취침 자세를 규제하기 위한 것이 아니라 시간이 지남에 따라 내부화될 수 있고 아마도 잠을 자는 동안 적응할 수 있는 누운 자세에 환자가 익숙하게끔 하는 것이다. 이것은 달성하기가 어렵지만 노력할 가치가 있다. 왜냐하면 침대에서 책을 읽으면서 보내는 2시간 조차도 잘못된 방향으로 누울 경우 부정적인 영향을 줄 수 있고, 올바른 면으로 누울 경우 긍정적인 효과를 낼 수 있기 때문이다(그림 7.15-7.17).

2. 방사선적 이중 만곡 형태:

a. 서거나 앉아 있을 때, 환자는 흉추 오목면으로 기대어 있어야 한다. 흉추 오목면 다리가 하중을 떠맡게 함으로써 앉을 때나 서 있을 때 흉추의 볼록한 쪽 골반을 내려서 고정하는 것 또한 달성되어야 한다.

b. 눕기는 부드러운 침대 위에서 하여야 한다. 이것에 대해선 일반적인 추천을 할 수 없다. 그러한 이유는 두 개의 반대되는 주만곡의 경우에 부드러운 침대에 누울 때 하나의 만곡은 항상 긍정적인 영향을 받기 때문이다.

그러나 방사선적 이중 만곡 형태에서는 딱딱한 침대의 선택을 추천하는데, 왜냐하면 이것이 적어도 하부 만곡을 바로잡을 수 있기 때문이다.

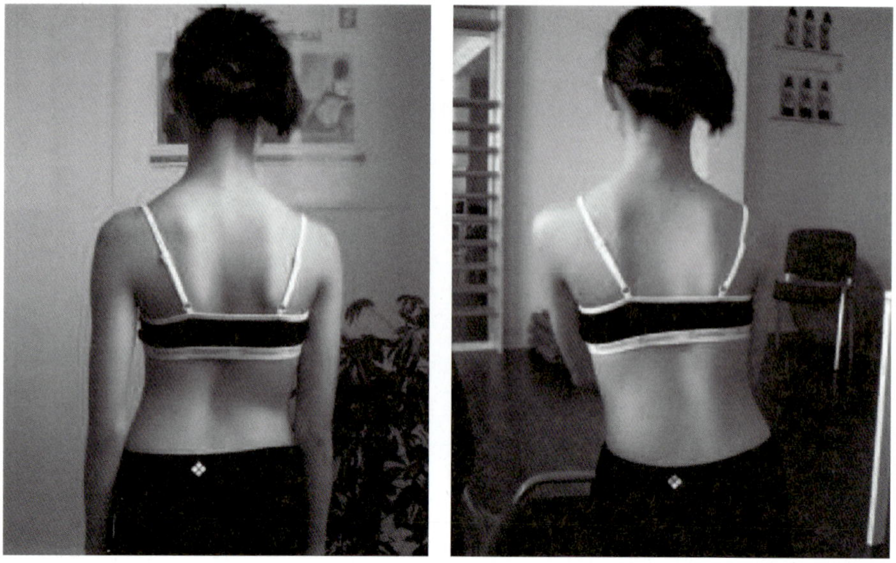

그림 7.15 한 쪽이 처진 방식으로 의자(stool)에 앉기. 환자(3CH 형태, 아직 매우 유연한)는 의자에서 미끄러짐 없이 늑골 돌출부에 오른쪽으로 기울일 수가 없다. 그러므로 자동적인 자세교정은 사전의 기술이나 연습 없이 전두면에서 실행할 수 있다.

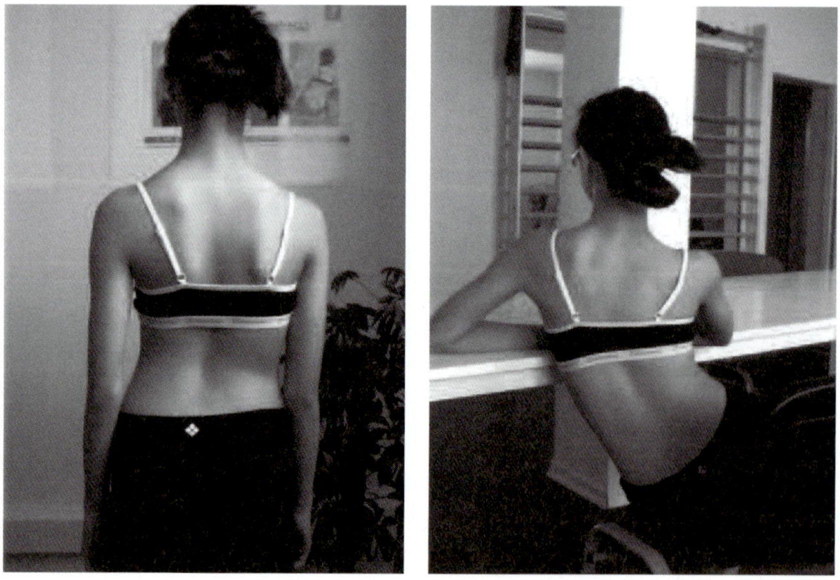

그림 7.16 "Wipe your neighbor away from the table!" 환자(3CH 형태, 아직 매우 유연한)는 ADL 프로그램의 이 운동을 이용하여 자신의 만곡을 완전하게 교정할 수 있다. 오른쪽 둔부는 위로 움직일 수 있다. 그래서 환자는 왼쪽 다리 위에 오른쪽 다리(늑골 돌출 면의 다리)를 교차한다. 4C 형태에서 왼쪽 다리(늑골 오목 면의 다리)는 오른쪽 둔부가 위로 움직이지 못하도록 오른쪽 다리 위에 교차해야 한다. 그렇게 함으로써 요추 보상 만곡의 악화가 예방될 수 있다.

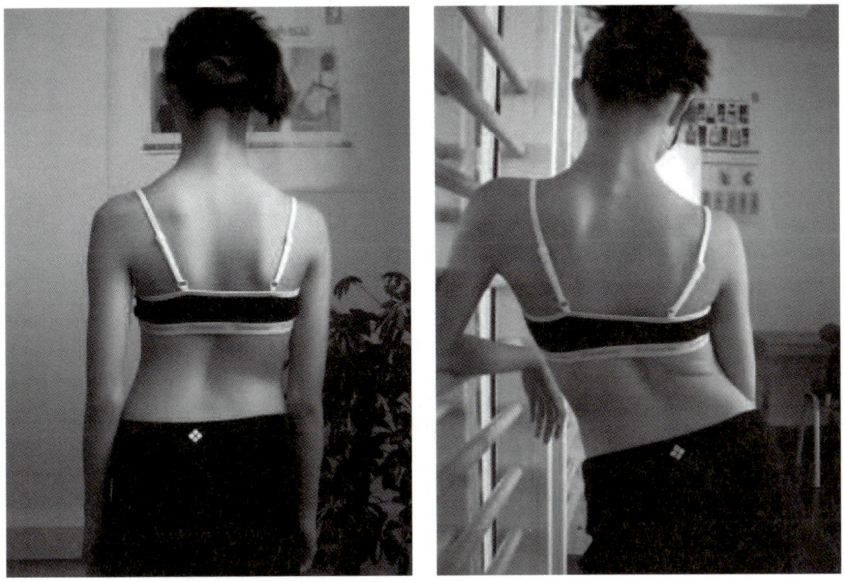

그림 7.17 월바를 이용하여 흉추의 오목한 쪽으로 기울이기. 환자(3CH 형태, 아직 매우 유연한)는 ADL 프로그램의 이 운동을 이용하여 자신의 만곡을 완전하게 교정할 수 있다. 환자는 흉추 편평등을 개선하는 시상면 교정을 하고 있다.

7.3 3D made easy 프로그램

3D made easy 프로그램은 일상 활동에서 유래되었다(ADLs). 원칙적으로 모든 운동은 처음에 기립 자세에서 배우지만 일상의 자세는 앉은 자세에서도 강화할 수 있다. 두 개의 운동이 기초를 이룬다: 하나는 기능적 3-만곡 측만증(흉추측만증, 3CH, 3C, 3CTL) 치료를 위한 운동이고 또 하나는 기능적 4-만곡 측만증(이중 주, 요추측만증, 4C, 4CL, 4CTL과 가짜 기능적 4-만곡 측만증인 3CL) 치료를 위한 운동이다.

이 운동들은 배우기 쉽고(Weiss 2010), 약한 만곡이나 physio-logic® 프로그램과의 조합에 이상적이다. 이 운동들은 2006년에 전망적이고 통제된 방식으로 테스트 되었고, 비교적 시간을 절약해 주는 것으로 판단되었다(Weiss, Hollaender and Klein 2006). 하나의 운동(3D made easy)은 항상 같은 순서로 진행되는 네 개의 단계로 구성되어 있다.

- 전두면에서의 골반교정
- 나선형 견갑대의 교정(3D)
- weak side로의 선택적 호흡
- 최적의 교정 상태에서 몸통 근육의 최대한의 긴장.

7.3.1 분류 3C 만곡 형태를 위한 3D made easy(3CL 제외)

3C 만곡 형태를 위한 3D made easy 프로그램은 기능적 3-만곡 형태의 완전한 3차원적 교정이 가능한 운동이다(3CL을 제외하고). 그림 7.18 에서 이 운동은 3CTL 형태를 위해 제시되어 있다-3CH와 3C 형태도 같은 방법으로 실행된다. 기능적 3-만곡 측만증의 치료는 점진적인 방식으로 진행된다.

처음에, 흉추의 오목한 쪽 다리를 구부림으로써 둔부는 늑골 돌출부의 아래로 이동된다(1). 이어서, 견갑대 교정은 흉추 볼록 면 어깨뼈의 후경/내전으로 발생한다. 시상면은 이 과정을 통해 교정된다(2).

지금까지 달성된, 흉추의 오목한 쪽 개방과 의도적인 유도를 통해 호흡은 등쪽으로 늑골(복부로 회전된)을 교정하면서 오목한 곳으로 향한다(3).

교정이 끝날 때 몸통 근육계는 긴장패턴이 더 잘 감지되도록 호기 단계에서 완전하게 긴장되어야 한다(4).

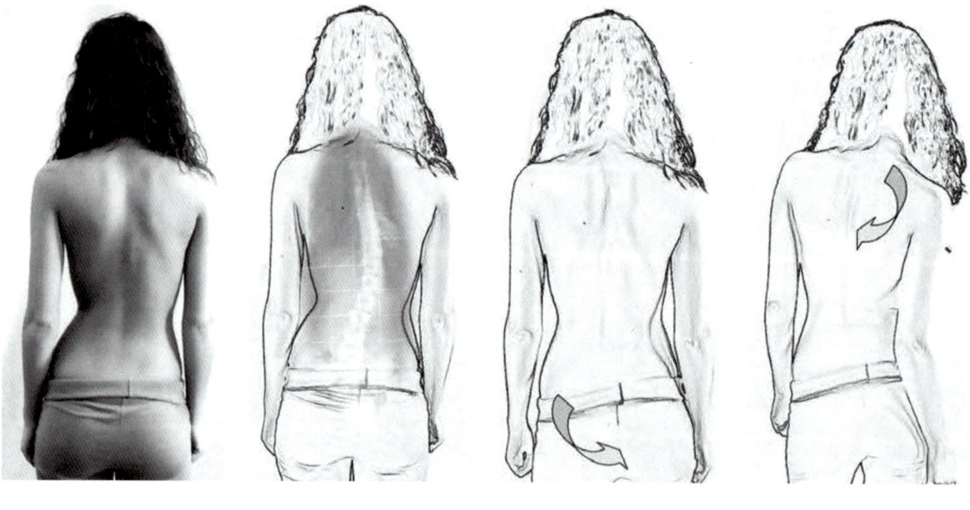

그림 7.18 분류 3C 만곡의 치료를 위한 3D made easy(3CL을 제외하고). 왼쪽 끝에서 임상 사진이 보인다. 중앙 왼쪽에 x-ray가 있는 도식도, 중앙 오른쪽에 늑골 돌출 아래 둔부의 이동으로 골반교정이 되고, 오른쪽에 어깨뼈의 반전/내전으로 견갑대 교정이 되며 그것은 또한 자동적으로 시상면이 교정된다. 마지막으로 환자는 흉추의 오목한 쪽으로 호흡을 하고 교정 결과는 근육으로 안정화된다.

7.3.2 분류 4C 만곡 형태를 위한 3D made easy(3CL을 포함해서)

4C 만곡 형태를 위한 3D made easy는 기능적 4-만곡 측만증의 완전한 3차원적 교정을 위한 운동이다(3CL을 포함해서). 그림 7.19 에서 3CL 형태를 위한 운동이 제시되어 있다-4C 형태 또한 같은 방식으로 실행되고, 필요하다면 4CL과 4CTL 형태를 위해서도 실행된다. 기능적 4-만곡 측만증의 운동 역시 점진적인 방식으로 진행된다.

처음에 흉추의 볼록한 쪽 다리를 구부림으로써 요추 돌출부 아래로 이동된다(1). 이어서 견갑대 교정은 흉추 볼록한 쪽 어깨뼈의 후경/내전으로 일어난다. 시상면은 이 과정을 통해 자동적으로 교정된다(2).

흉추의 오목한 쪽 개방과 의도적인 유도를 통한 호흡은 등쪽으로 늑골(복부로 회전된)을 교정하면서 오목한 곳으로 향한다(3).

교정이 끝날 때 몸통 근육계는 긴장패턴이 더 잘 감지되도록 호기 단계에서 전체적으로 긴장되어야 한다(4).

교정은 기능적 3-만곡 형태에서 보다 기능적 4-만곡 형태에서 훨씬 더 힘들다. 그러나 보상된 기능적 4-만곡 형태의 이득은 외관상 덜 드러나며, 성장의 완성 후 증가될 가능성이 적다(Asher and Burton 2006). 이 프로그램의 운동은 효과가 있고 환자가 Lehnert-Schroth 프로그램 운동을 통합할 때 도움을 준다. 또한 이 운동들은 더 중증의 만곡인 경우에 슈로스 프로그램을 위한 이상적인 "예비 운동"이다. 게다가, 운동 방식에서 기능적 3-만곡과 4-만곡 간의 기본적인 차이점들은 3D made easy 프로그램에서 입증된다. 유일한 차이는 골반의 위치이다. 전두면에서 골반은 기능적 3-만곡에서 늑골 돌출 아래로 이동되고(그림 7.20)-즉 parcel side-기능적 4-만곡에서는 weak side로 이동된다.

이 원리는 Lehnert-Schroth 방식에 따른 3차원적 물리치료에서 지속된다. 그것은 3차원적 교정 효과의 더 큰 향상을 가능하게 해 주는 최근의 과학적 지식에 맞춰져 만들어졌다. 그래서 이 치료 기술을 "Power Schroth"라고 이름 지었다.

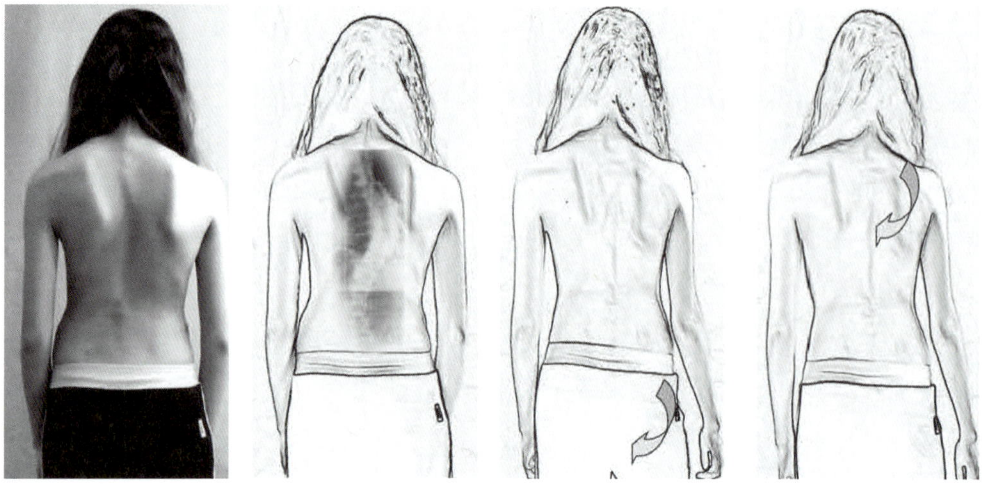

그림 7.19 분류 4C 만곡을 위한 3D made easy(3CL을 포함해서). 왼쪽 끝에서 임상 사진을 보자. 중앙 왼쪽에 x-ray가 있는 도식도. 중앙 오른쪽에는 요추 돌출 아래에 둔부의 이동으로 골반교정이 있고, 오른쪽에 어깨뼈의 후경/내전으로 견갑대 교정이 있으며, 그것은 또한 자동적으로 시상면을 교정한다. 마지막으로, 환자는 흉추의 오목한 쪽으로 호흡을 하고 교정 결과는 근육으로 안정화된다.

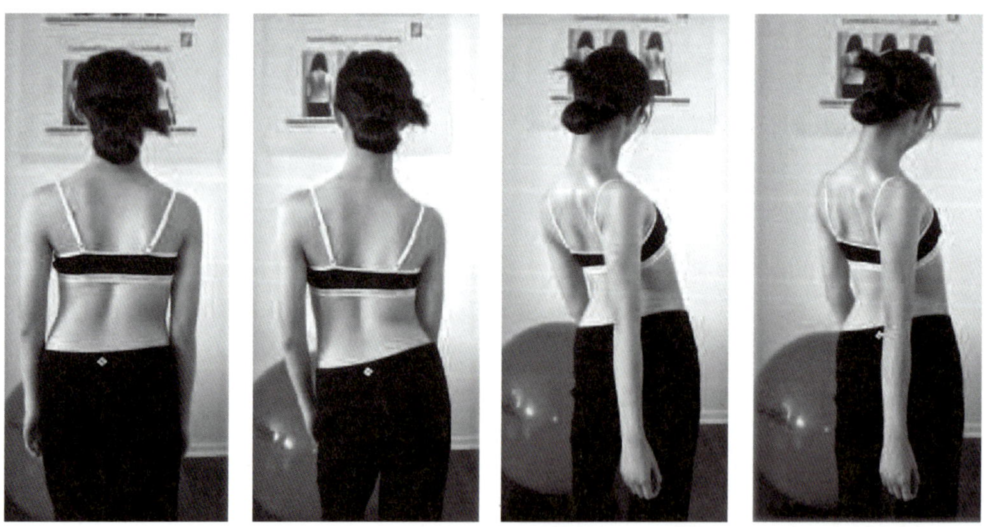

그림 7.20 분류 3C 만곡 형태를 위한 3D made easy(3CL을 제외하고). 왼쪽 끝에서 안정상태의 한 환자의 임상 사진을 보자. 중앙 왼쪽에 늑골 돌출 아래에 둔부의 이동으로 골반교정이 있고, 중앙 오른쪽에 어깨뼈의 후경/내전으로 견갑대 교정이 있으며 그것은 또한 자동적으로 시상면의 교정으로 이어진다. 마지막으로, 환자는 흉추의 오목한 쪽으로 호흡을 하고 교정 결과는 근육으로 안정화된다(오른쪽).

7.4 "Power Schroth"–Katharina Schroth 방식을 따르는 3차원적 측만증 치료의 최상의 발전

원래의 슈로스 프로그램은 전적으로 기능적 3-만곡 측만증 치료를 위한 운동으로 이루어져 있다. 이 만곡 형태와 동반하는 기능적 하지 단축과 함께 기능적 4-만곡 측만증이 Lehnert-Schroth에 의해 발견된 건 1970년대 와서였다. 그에 따라 측만증은 만곡 형태에 기초한 가장 적절한 치료를 감안하면서, 그에 맞게 분류되었다. Lehnert-Schroth 분류(기능적 3-만곡 측만증/기능적 4-만곡 측만증)는 특수한 형태의 보조기를 만드는 체뉴에 의해 또한 이용되었다. 이전 장에서 설명한 것처럼 이 분류는 오늘날에도 이용되고 있다. 오늘날 널리 이용되는 분류들은 더 세밀하지만 또한 더 복잡해서 이해하기가 어렵다.

이 책의 이전 판에서는 여러가지 만곡 형태를 위한 슈로스 운동이 제시되었다. 그러나 Katharina Schroth 방식에 의한 3차원적 측만증 치료는 결코 단순한 운동들의 집합이 아니다. 그것은 오히려 치료의 원칙이다. Lehnert-Schroth 책에 제시된 다양한 운동들은 3~6개월 재활치료 프로그램에 참가하는 동안 환자들의 운동에 있어서 일정한 양의 변형을 제공해 주기 위해 개발되었다. 이러한 역사적인 의미가, 오늘날에는 다양한 운동들로 인해 종종 그 뒤에 숨은 원칙을 모호하게 만드는 명백한 이유라고 종종 잘못 이해된다.

그래서 이 장에서는 다양한 만곡 형태에 대해 혼란스러운 여러가지 운동들을 제시하는 대신에, 그 운동들의 원리에 초점을 두었다. 왜냐하면 특히 이 운동들은 Christa Lehnert-Schroth의 책인 척추측만증을 위한 3차원적 치료-역사적으로 큰 중요성을 가진 작품-에 제시되어 있기 때문이다(2007).

Lehnert-Schroth에 의해 묘사된 운동들은 기능적 3-만곡 혹은 기능적 4-만곡 형태에 항상 이용될 수 있다. 치료사가 교정적 도움을 주기 위한 시도로 환자 가까이 웅크리고 앉아서 누운 자세로 대부분의 운동들을 실행하는 것이 표준이 되어왔다. 그러나 이것은 시작 자세에서 중요한 "교정 촉진"-즉 자동적인 교정적 자세 반사의 사용-이 부족하다는 것을 뜻한다. 이런 정밀 자세 반사작용들은 교정된 자세의 감각을 알기 위해 절대적으로 필요한 것이다. 교정된 자세가 감지될 수 있는 것은 오직 비대칭적 몸통 긴장을 통해서이기 때문이다(3장). 환자가 누워 있는 상태에서 치료사는 집중을 요하는 많은 다른 운동 요소들(버팀목, 운동의 복잡한 사항)과 함께 비대칭적 교정 긴장상태로 힘들게 일을 하게 된다. 그러나 똑바른 자세에서는 자동적으로 발생한다.

운동을 할 때, 여러가지 도구를 사용하는 것은 일반적인 것이 되었다(그림 7.21). 일상 활동의 중요성을 고려하지 않더라도 의자, 압축기, 쿠션, 고무밴드 그리고 많은 다른 물건들이 이용된다. 운동들이 곡예기술처럼 그것만을 위한 것이 되고 있는 경향이 있으며 그 결과 일상 생활에서 적용할 때 일어나는 중요한 기억흔적(engram)이 없는 운동이 되는 결과를 낳는다. 그러므로 일상 활동을 하는 동안 뒤틀린 척추의 교정이나 완화를 시켜주는데 도움을 주는 것은 없다. 아주 중요한 사항은, 자세 감지에 환자의 주의를 집중하고 또한 그 운동들을 일상 활동과 더욱 관련되게 만들기 위한, 운동의 단순화이다. 목표는 도움이 되는 움직임과 운동을 통해 환자의 일상 활동에 영향을 주는 것이다. 하루 20분 밖에 되지 않는 운동으로 측만증의 예후에 큰 인상을 줄 수 없기 때문이다.

그래서 전문가가 운동의 실행을 용이하게 하는데 효과적으로 환자를 도와주기 위해 사용할 수 있는 간단한 촉각 자극 알림과 함께 프로그램에서 중요한 5개의 운동에만 집중하는 게 필요하다. 이런 간단한 기술을 활용할 때 환자는 자동적으로 그리고 "둔부 월바" 혹은 항

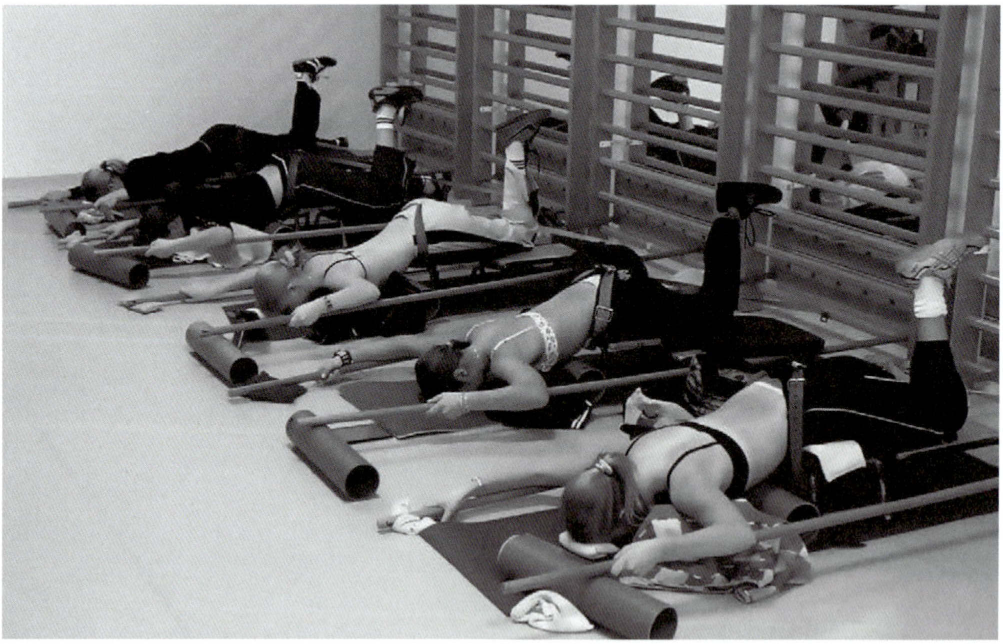

그림 7.21 수평적 자세에서 대부분의 운동을 실행하는 것이 일반화되었다. 더군다나 운동하면서 더욱 더 많은 보조 도구의 사용이 흔한 일이 되었다. 의자, 압축기, 쿠션 그리고 고무밴드는 운동을 위해 사용되었으나, 이는 환자를 일상 활동으로부터 단지 더 멀어지도록 할 뿐이다. 이런 경향은 긍정적인 훈련이 아니며, 그 이유는 특히 편평등이 실제 이 자세에서 더 악화되었기 때문이다.

상 쉽게 이용할 수 있는 다른 보조도구 없이 운동을 하기 위한, 최적의 자세를 촉발할 수 있는 치료적 알림을 상기하는 것만 필요할 뿐이다. 이런 보조도구들은 이 방법의 개발 초기에는 없었기 때문에 이러한 운동방법을 "Ur-Schroth"-그 방법을 전반적으로 확장하는데 출발점이었던 원래의 치료를 위한 접근-로 보는 것이 타당하다.

마지막으로, 사지를 사용하여 유도하는 공동 작용과 관련된 최근의 통찰은 인정되어야 한다: 양팔을 높은 위치로 올리면, 흉추에서의 역후만 상승작용을 낳는다. 양팔을 뒤로 돌려 놓으면(그리고 필요하다면 외전 또한 포함), 흉추 지역에서 후만을 유도하는 공동 작용이 일어난다. 그러나 parcel side의 팔을 높은 위치로 들어 올리고 weak side의 팔을 뒤로 돌려 놓으면, 흉추 오목 면 편평등에 명확하게 그리고 선택적으로 반대 작용을 하는 parcel side의 역후만과 weak side의 후만 유도 효과를 얻는다-특발성 측만증에 일반적으로 바람직하다.

새로운 "Power Schroth" 치료를 이용할 때 양팔의 위치는 여기에 명확히 정의되어 있다. 변형은 예외적으로 후만측만증에 허용된다.

7.4.1 The muscle cylinder

Muscle cylinder는 이전 책에서 설명한 것처럼 무릎을 구부리거나 측면 혹은 기립 자세에서 실행될 수 있다. 우리는 여기 이 자세들 중 마지막 것을 선택했는데, 그 이유는 같은 시간 대비 가장 효과적이고, 이 운동을 실행하기에 가장 용이한 자세이기 때문이다. 직립의 시작 자세는 매우 힘들다.

이 운동은 자발성으로 한쪽면의 등근육계를 다룬다. 그것은 요추 지역에서 골반부터 횡돌기까지 기울어진 방향이 특징인 원래의 요추 부분을 다룬다. 그 결과 요추 오목한 쪽 횡돌기(복부 방향으로 뒤틀린)의 반대 회전이 발생하는 동시에 요추 만곡을 바로 세운다. 흉추 지역에서 자발적인 등근육계의 당김은 세로 방향으로 더 많이 당겨지고, 흉추 볼록 면을 세울 수 있으며 동시에 반대로 회전한다. 이러한 이유로 muscle cylinder는 기능적 3-만곡과 4-만곡 형태에 동일하게 적합하다(그림 7.22-7.23).

시작 자세

흉추의 볼록한 쪽 다리는 일종의 지지대(의자, 나무 운동 바)의 도움을 받아 그 측면으로 쭉 뻗어 있다. 이 다리의 신장으로서 상체는 흉추의 오목한 쪽으로 내려간다. 흉추 볼록한 곳의 굴절은 흉추의 볼록한 쪽 "shoulder counter-tension[1]"을 통해 유도된다. 동시에, 흉추의 오목한 쪽 어깨의 긴장을 통해 추가적으로 개방할 수 있으며, 편평등의 경우 상체를 기울였을 때 흉추의 오목한 쪽 팔의 내회전 자세로 흉추의 오목한 쪽을 나오게 할 수 있다.

시작 자세는 기울어진 골반과 함께 늑골궁을 복부로 향하는 것을 통한 생리적인 시상면의 자세잡기를 함으로써 완성된다(또한 physiologic® 프로그램 참조).

능동적 교정

선 자세에서의 muscle cylinder를 실행하기 전에 흉추와 요추 부분에서 변형의 사전 교정이 확립되어야 한다. 흉추 주만곡의 경우에 오목한 쪽 어깨 긴장의 증가를 통한 흉추 만곡의 임상적 과잉 교정이 일어나야 한다. 뚜렷한 요추 만곡에서, 골반은 흉추의 볼록한 쪽 발의 앞 부분을 밀어서 (이전에 이용된 뒷꿈치 밀기가 아닌 원하는 전만을 만들기 위해) 흉추 볼록한 쪽에서 낮추어야 한다. 그럼으로써 요추 만곡을 개방하게 된다. 그러나 이 과정에서 흉추 교정은 없어지지 말아야 한다.

회전호흡 기술

슈로스 회전호흡 기술은 자세 방식뿐만 아니라 자세교정의 추가적인 개선을 가능하게 만든다. 환자는 측면/등 방향에 흉추의 오목한 쪽(weak side)으로 선택적으로 숨을 들이 마시고, 복부의 볼록한 늑골은 등으로 역회전한다. 이 교정은 가능하다면 흡기 시마다 증가한다. 숙련된 환자는 흉추의 오목한 쪽(weak side) 또는 요추의 오목한 쪽(weak spot) 혹은 양쪽 동시에 교정의 효과를 선택적으로 줄 수 있다.

안정화

흡기 단계에서 회전호흡 기술을 이용한 후, 이어서 호기 단계마다 몸통근육계는 최적의 전체적 교정과 더불어 가능한 많이 긴장된다. 이런 방식으로 환자의 상태에 따라 회전호흡에서의 흡기 교정과 호기 시의 긴장은 여러 번 반복될 수 있다. 그러나, 환자가 기본적인 교정을 유지할 수 있어야 한다.

---

[1] "Shoulder counter-tension"과 "shoulder tension"은 전두면에서 어깨로 강하게 밖으로 미는 환자의 노력을 묘사한다. shoulder counter-tension은 흉추의 볼록한 쪽에서 발생하고, 전두면에서는 늑골 돌출 교정에 맞서는 상부의 저항이다. 반대로 shoulder tension은 흉추의 오목한 쪽을 개방하는데 도움을 주고, 그에 따라 흉추 이동을 흉추의 오목한 쪽으로 유도한다.

3B

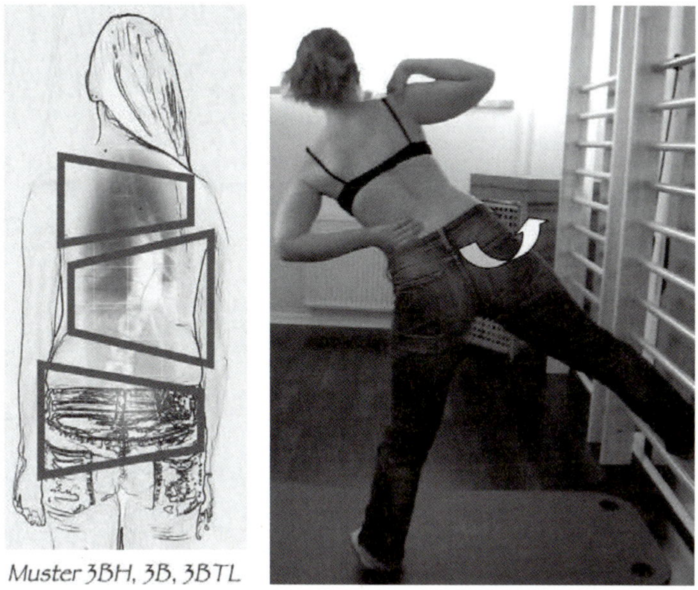

Muster 3BH, 3B, 3BTL

그림 7.22 Muscle cylinder의 실행-골반 위치가 똑바르거나 percel side 아래로 경사진 기능적 3-만곡

4B

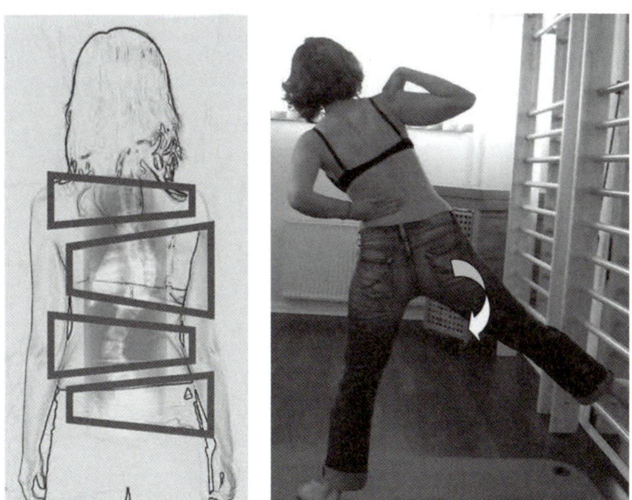

Muster 3BL, 4B, 4BL, 4BTL

그림 7.23 Muscle cylinder의 실행-골반 위치가 똑바르거나 weak side 아래로 경사진 기능적 4-만곡. 마지막에 언급한 실행은 매우 어렵고 모든 환자들에게 가능한 것은 아니다. 하지만 똑바른 골반 위치에서 이 운동은 두 형태 모두를 위해 이상적인 것이다.

7.4.2 50번 운동

Katharina Schroth의 원래의 50번 운동은 문헌에서 여러 방식으로 설명되었다. 초기에 이 운동은 호기 단계 동안 월바에서 몸을 위로 당기는 동작이었고, 흡기 단계 동안에는 다리를 교차하여 교정된 자세로 실행하였다. 그러나 다리를 교차한 자세는 요추 부분에서 후만을 초래하기 때문에 운동 시 시상면을 고려하는 현재의 지식과 모순된다. 이런 이유로 더 높이 앉은 자세가 요구되는데, 이는 운동용 볼이나 적절한 의자에 앉음으로써 해결할 수 있다. 이 자세는 요추의 경미한 전만을 허용한다(그림 7.24-7.25).

시작 자세

환자가 월바 앞에서 정면에 위치한 운동용 볼에 앉아 있다. 대퇴부는 안정된 시작 자세를 만들기 위해 외전 및 외회전시킨다. 시작 자세는 실제로 weak side로의 측방 이동을 허용하기 위해 월바를 정면에 두었을 때 흉추의 볼록한 쪽(parcel side)의 방향에 가깝게 앉는다.

Parcel side의 손은 눈 높이에 있는 월바 프레임 안쪽의 바를 잡는다. Weak side 쪽의 손은 허리 높이에 있는 월바 프레임 안쪽의 바를 잡는다. 상완은 전두면에서 가능한 한 바 쪽에 평행하도록 양쪽 팔꿈치는 구부려진다. 흉추의 볼록한 쪽(parcel side) 프레임에서의 시작 자세 교육을 통해 환자는 흉추의 오목한 쪽(weak side)으로 경사지게 당겨서, weak side를 개방해야 한다.

기능적 3-만곡 측만증의 경우에 weak side의 골반은 흉추의 볼록한 쪽(parcel side)을 향하여 볼 위에서 약간 구르는 것은 허용된다. 구조적인 요추 보상만곡이 있는 기능적 3-만곡 측만증의 경우에, 중립적인 골반 위치가 선호된다. 기능적 4-만곡 측만증의 경우에 골반은 볼 위에서 수평을 유지하고, parcel side 골반의 반은 가능한 한 많이 낮아져야 한다.

능동적 교정

50번 운동을 실행하기 전에 흉추와 요추 부분에서 변형의 사전 교정이 확립되어야 한다. 흉추 주만곡의 경우에, 오목한 쪽 어깨 긴장의 증가를 통해 흉추 만곡의 임상적 과잉 교정이 발생하게 된다. 확연한 요추 만곡에서 골반은 흉추의 볼록한 쪽으로 낮추어져야 하고 그에 따라 요추 만곡은 개방된다. 그러나 그 과정에서 흉추 교정은 유지되어야 한다.

회전호흡 기술

슈로스 회전호흡 기술은 자세 방식뿐만 아니라 자세교정의 추가적인 개선을 가능하게 만

3B

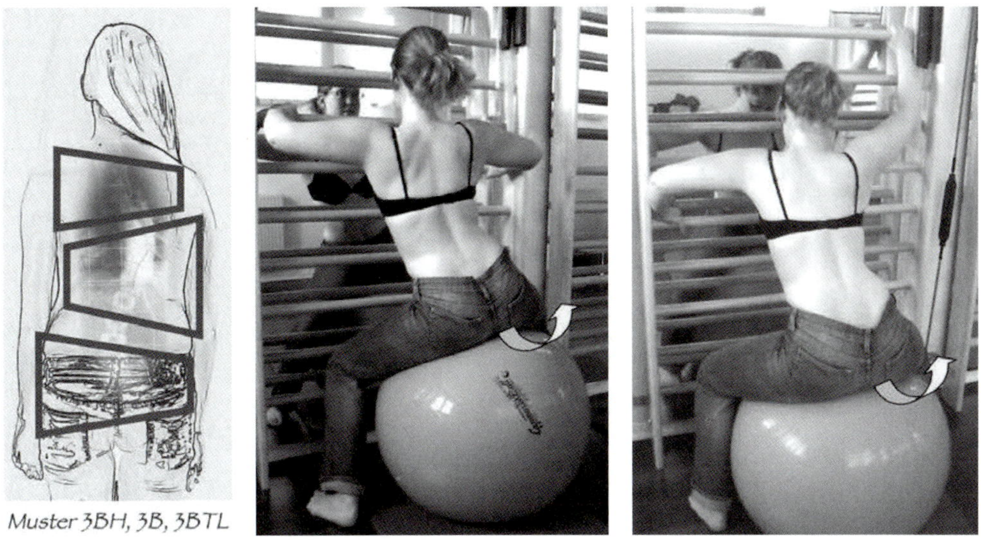

그림 7.24 50번 운동의 실행-골반 위치가 똑바르거나 parcel side 아래로 기울어진 기능적 3-만곡. 중앙은 척추후만증의 역후만을 위한 실행, 오른쪽은 흉추 편평등이 있는 특발성 측만증을 위한 실행.

4B

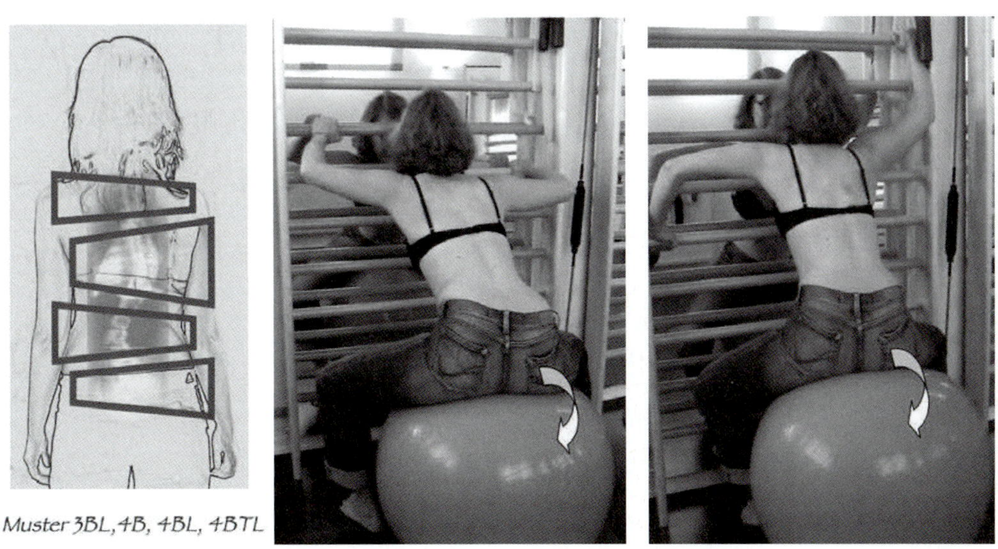

그림 7.25 50번 운동의 실행-골반 위치가 weak side 아래로 경사진 기능적 4-만곡. 중앙은 척추후만증의 역후만을 위한 실행, 오른쪽은 흉추 편평등이 있는 특발성 측만증을 위한 실행.

든다. 환자는 측면/등 방향에 흉추의 오목한 쪽(weak side)으로 선택적으로 숨을 들이 마시고, 복부의 볼록한 늑골은 등으로 역회전한다. 이 교정은 가능하다면 흡기 시마다 증가한다. 숙련된 환자는 흉추의 오목한 쪽(weak side) 또는 요추의 오목한 쪽(weak spot) 혹은 양쪽 동시에 교정의 효과를 선택적으로 줄 수 있다.

안정화

흡기 단계에서 회전호흡 기술을 이용한 후, 이어서 호기 단계마다 몸통근육계는 최적의 전체적 교정과 더불어 가능한 한 많이 긴장된다. 이런 방식으로 환자의 상태에 따라 회전호흡에서의 흡기 교정과 호기 시의 긴장은 여러 번 반복될 수 있다. 그러나, 환자가 기본적인 교정을 계속할 수 있도록 하는 것이 요구된다.

또한, 흉추 편평등의 경우에 두 가지 중 하나는 실행될 수 있다. Weak side의 팔은 호기 단계에서 바를 향하여 안으로 누르거나, weak side의 팔꿈치는 치료사가 주는 저항(추후 실제 저항에도 반대하는)에 맞서 확고히 유지한다.

7.4.3 문 손잡이 운동

50번 운동처럼 원래의 운동은 깊숙이 앉는 시작 자세로 묘사된다. 그러나 다리를 교차한 자세는 요추 부분에서 후만을 초래하기 때문에 운동 시 시상면을 고려하는 현재의 지식과 모순된다. 이런 이유로 더 높이 앉은 자세, 예를 들면 운동용 볼에 앉는 것 등의 방법으로 해결할 수 있다. 이 자세는 요추의 경미한 전만을 허용한다(그림 7.26-7.27). 운동의 원래 버전에서는 환자가 weak side의 팔을 외회전하며 위로 당기도록 의도되었지만, 이것은 분명히 편평등을 유발한다. 이런 이유로, 이 운동의 원래 버전은 척추후만성 측만증에서 여전히 사용된다.

시작 자세

환자는 월바 앞에서 운동용 볼 위에 앉는다. 안정된 시작 자세를 만들기 위해 대퇴부는 외전 및 외회전시킨다. 흉추 오목면은 월바를 향하여 측면 방향이다.

Parcel side의 손은 어깨 보상 견인을 위해 동측 어깨를 잡는다. 상완은 견갑대 면의 확장으로서 역할을 하도록 위치한다. Weak side의 손은 어깨 위치의 바 사이 틈을 통해 허리 위치에 있는 바를 잡는다. 양쪽 팔꿈치를 상완이 전두면에서 월바에 가능한 한 수직으로 향하도록 구부린다.

월바에서 떨어져 있는 시작 자세 때문에, 흉추의 오목한 쪽(weak side)으로 경사진 긴장이 적용되고 그에 따라 weak side는 개방된다. 기능적 3-만곡 측만증의 경우에 weak side의 골반은 월바로 향하여 운동용 볼 위에서 약간 낮아진다. 구조적 요추 보상 만곡이 있는 기능적 3-만곡 측만증의 경우에, 중립적 골반 위치가 선호된다. 기능적 4-만곡 측만증의 경우에 골반은 볼 위에서 수평으로 유지하고, parcel side 골반의 반은 가능한 많이 낮아진다.

능동적 교정

문 손잡이 운동을 실행하기 전에 흉추와 요추 부분에서는 변형의 사전 교정이 확립되어야 한다. 흉추 주만곡의 경우에, 오목한 쪽 어깨 긴장의 증가를 통해 흉추 만곡의 임상적 과잉 교정이 발생하게 된다. 현저한 요추 만곡에서 골반은 흉추의 볼록한 쪽 발의 앞부분을 밀어(이전에 사용된 뒷꿈치 밀기가 아닌, 바람직한 전만을 만들기 위해) 흉추 볼록면으로 낮추어서 요추 만곡을 개방해야 한다. 그러나, 그 과정에서 흉추 교정은 유지되어야 한다.

슈로스 회저호흡

슈로스 회전호흡 기술은 자세 방식뿐만 아니라 자세교정의 추가적인 개선을 가능하게 만든다. 환자는 측면/등 방향에 흉추의 오목한 쪽(weak side)으로 선택적으로 숨을 들이 마시고, 복부의 볼록한 늑골은 등으로 역회전한다. 이 교정은 가능하다면 흡기 시마다 증가한다. 숙련된 환자는 흉추의 오목한 쪽(weak side) 또는 요추의 오목한 쪽(weak spot) 혹은 양쪽 동시에 교정의 효과를 선택적으로 줄 수 있다.

안정화

흡기 단계에서 회전호흡 기술을 이용한 후, 이어서 호기 단계마다 몸통근육계는 최적의 전체적 교정과 더불어 가능한 한 많이 긴장된다. 이런 방식으로 환자의 상태에 따라 회전호흡에서의 흡기 교정과 호기 시의 긴장은 여러 번 반복될 수 있다. 그러나, 환자가 기본적인 교정을 계속할 수 있도록 하는 것이 요구된다.

또한, 흉추 편평등의 경우 운동은 두 가지 중 하나를 실행할 수 있다. Weak side의 팔을 호기 단계에서 바를 향하여 안으로 누르거나 환자가 손으로 벽을 잡는다. Weak side에서는 호기 단계 동안 고정된 위치를 유지하고 손을 뒤로 당기면서 단단히 꽉 쥔다.

3B

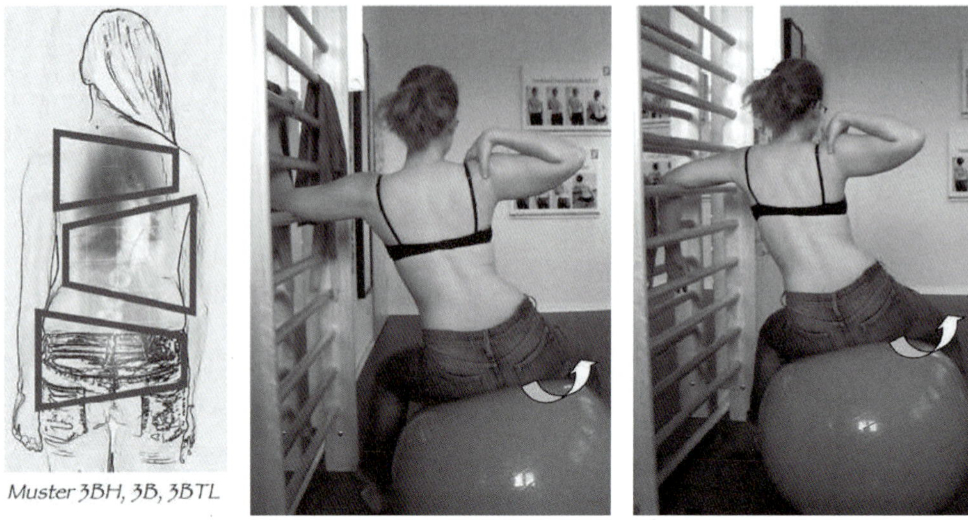

그림 7.26 문 손잡이 운동의 실행 – Parcel side 아래로 똑바르거나 혹은 경사진 골반 위치를 가진 기능적 3-만곡. 중앙은 척추후만증의 역후만을 위한 실행. 오른쪽은 흉추 편평등이 있는 특발성 측만증을 위한 실행.

4B

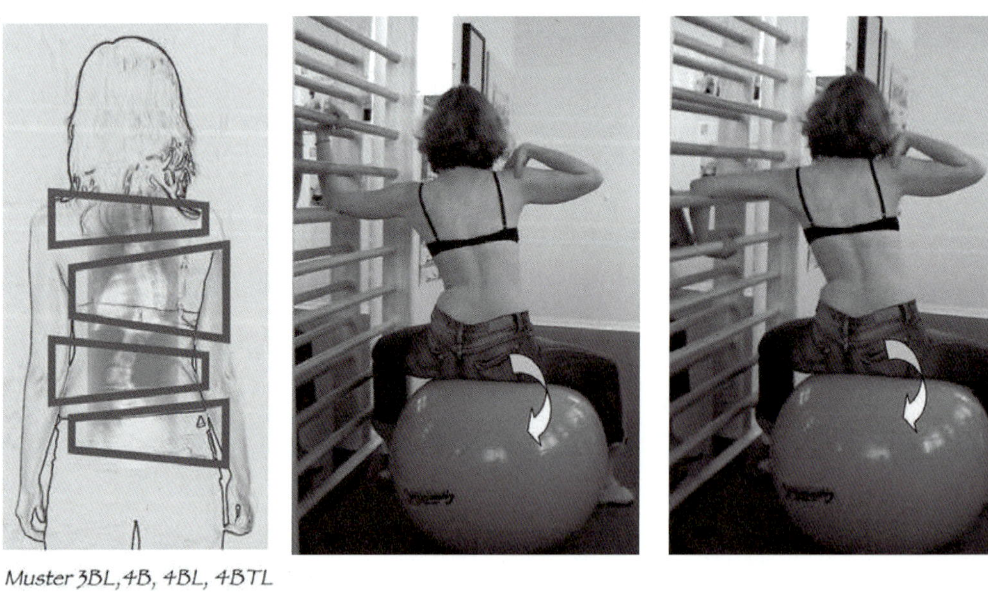

그림 7.27 문 손잡이 운동의 실행 – Weak side 아래로 경사진 골반 위치가 있는 기능적 4-만곡. 이것은 골반의 흉추 볼록면 반이 미추로 향함으로써 달성된다. 중앙은 척추후만증의 역후만을 위한 실행. 오른쪽은 흉추 편평등이 있는 특발성 측만증을 위한 실행.

7.4.4 연못의 개구리

Muscle cylinder는 어떤 보조도구 없이도 집에서 실행할 수 있다. 50번 운동과 새로운 문 손잡이 운동은 문이나 의자를 이용하여 실행할 수 있다. 그러나 월바 없이 이러한 운동을 실행하기 위한 동기부여를 얻기란 쉽지 않다. 그래서 같은 효과를 내도록 고안된 새로운 운동이 개발되었고, 그것은 도구없이 집에서 실행할 수 있다. 연못의 개구리라고 불리는 이 새로운 "Power Schroth" 운동은 이러한 요구를 만족시켜 준다(그림 7.28-7.29).

시작 자세

환자는 부드러운 패드 위에 무릎을 굽혀 옆으로 비스듬히 무릎과 둔부를 떨어뜨린 상태로 뒷꿈치의 뒤쪽에 앉는다. Weak side의 손은 무릎 사이의 거리만큼 같은 공간을 두고 팔꿈치를 뻗어 weak side의 무릎 옆에 위치시킨다. 상완은 견갑대면을 확장하기 위해 놓여진 상태에서 parcel side의 손은 어깨 보상 긴장을 얻기 위해 동측 어깨를 잡는다.

능동적 교정

연못의 개구리 운동을 실행하기 전에 흉추와 요추 지역에서 변형의 사전 교정이 확립되어야 한다. 그 목적은 바닥의 저항에 맞서, weak side 팔의 반전으로 편평등의 감소를 얻기 위한 것이다(후만을 유도하는 상승작용).

현저한 요추 만곡(기능적 4-만곡)의 경우에 골반은 요추 만곡을 개방하는 흉추의 볼록한 쪽으로 낮아져야 하는데, 이것은 시작 자세를 통해 촉진되고 그 자세에서 골반은 바닥에 평행하게 고정된다(그림 7.29). 그러나 그렇게 함으로써 흉추의 오목한 쪽으로의 이동은 더욱 어렵게 된다. 기능적 3-만곡에서 weak side의 골반을 다리 옆에 위치하면, 그것은 흉추 만곡을 밖으로 당겨 개방하게 된다(그림 7.28).

슈로스 회전호흡

슈로스 회전호흡 기술은 자세 방식뿐만 아니라 자세교정의 추가적인 개선을 가능하게 만든다. 환자는 측면/등 방향에 흉추의 오목한 쪽(weak side)으로 선택적으로 숨을 들이 마시고, 복부의 볼록한 늑골은 등으로 역회전한다. 이 교정은 가능하다면 흡기 시마다 증가한다. 숙련된 환자는 흉추의 오목한 쪽(weak side) 또는 요추의 오목한 쪽(weak spot) 혹은 양쪽 동시에 교정의 효과를 선택적으로 줄 수 있다.

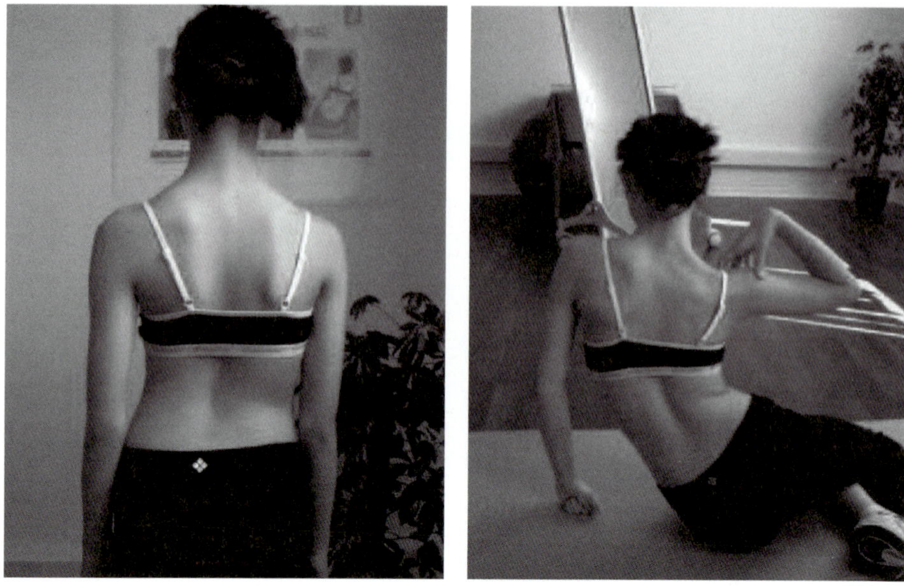

그림 7.28 "연못의 개구리" 운동의 실행 – Parcel side 아래로 경사진 골반 위치를 가진 기능적 3-만곡(다리를 구부려 weak side 쪽으로 앉고, 무릎은 구부려 뒷꿈치가 몸 뒤에 위치하도록 한다). 환자는 43도의 흉추 만곡이 있다. 그러나 12살 밖에 되지 않았기 때문에 여전히 매우 유연하다. 이 운동은 3CH와 3CTL 형태에만 해당된다. 요추 보상 만곡이 있는 다른 모든 형태(3CN 포함)는 그림 7.29에 보여진 것과 같은 운동을 해야 한다.

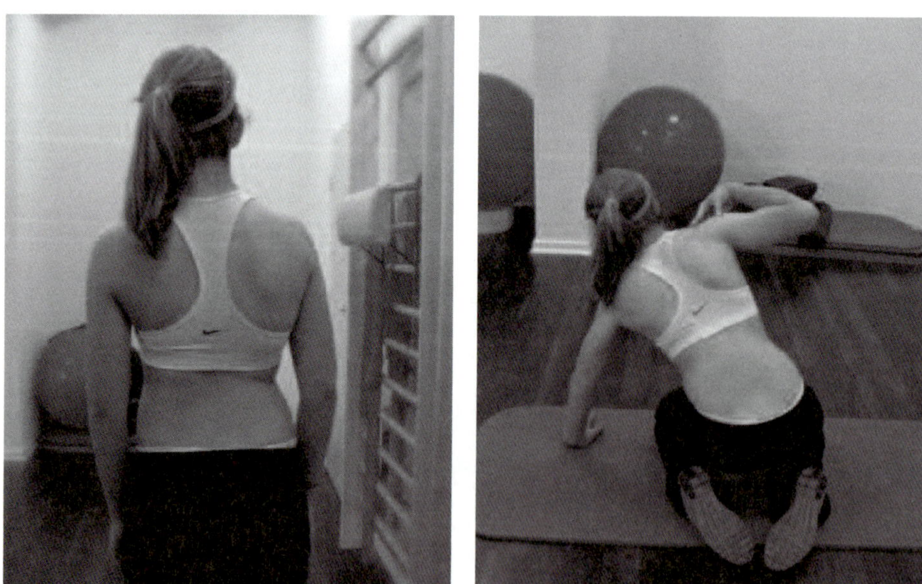

그림 7.29 "연목의 개구리" 운동의 실행-수평적으로 안정화된 골반 위치를 가진 기능적 4-만곡(다리는 둔부 아래로 접혀있고, 무릎을 꿇고 있다). 이런 방식으로 골반의 오른쪽 반이 자유로워지는 것을 막을 수 있고, 그것은 요추 교정을 보호한다. 약 15세의 환자는 콥각도 50도의 강직 흉추 만곡을 가진 3CL로 분류된다.

안정화

흡기 단계에서 회전호흡 기술을 이용한 후, 이어서 호기 단계마다 몸통근육계는 최적의 전체적 교정과 더불어 가능한 한 많이 긴장된다. 이런 방식으로 환자의 상태에 따라 회전호흡에서의 흡기 교정과 호기 시의 긴장은 여러 번 반복될 수 있다. 그러나 환자가 기본적인 교정을 계속할 수 있도록 하는 것이 요구된다.

환자에 따라 호기 단계 동안 weak side의 팔은 복부 외측 혹은 복부 내측 방향으로, 바닥의 저항에 맞서 긴장될 수 있다. 그러나 흉추 편평등의 저항은 등쪽 방향으로 밀어야 한다.

7.4.5 골반 들어 올리기

골반 들어 올리기는 원래 Christa Lehnert-Schroth의 운동에서 유래된 것이다. 그것은 명확하다기 보다는 사실상 에너지를 더 빼내는 운동이다. 그러나 추가적인 강도를 원하는 환자를 만족시키기 위해 여기에 제시하였다.

이 운동은 환자의 힘이 충분할 경우에, 기능적 3-만곡 혹은 4-만곡 측만증을 위해 상세하게 조정할 수 있다. 슈로스 운동 실행의 기본적인 원리인 오목한 곳의 교정을 위한 들숨과 날숨 단계의 몸통근육 긴장 모두 이용된다.

흉추 만곡의 교정을 위해 비특이적으로 운동을 이용하는 것은 상당한 성과이다. 기능적 3-만곡 형태의 운동 시 윗다리는 약간 구부리고, 골반은 아래 다리의 외전을 통해 약간 들어 올린다. 기능적 4-만곡 형태의 운동 시 요추 만곡을 개방하기 위해 아래 다리는 구부리고, 윗다리는 바로 편다. 골반은 위에 놓여 있는 다리의 외전을 통해 들어 올려진다(그림 7.30-7.31).

시작 자세

환자는 weak side의 팔꿈치로 받치면서 부드러운 패드 위에 옆으로 눕는다. Weak side의 손은 팔을 안으로 비틀기 위해 하부 방향으로 가능한 한 멀리 바닥에 내려 놓는다(오목한 쪽의 편평등에 맞서는 후만적 상승작용). Parcel side의 손은 어깨 보상 긴장을 만들기 위해, 상완은 견갑대면을 확장하기 위해 위치한 상태에서 동측의 어깨를 잡는다.

능동적 교정

골반 들어 올리기 운동을 실행하기 전에 위에서 설명한 대로 흉추와 요추 지역에서 변형

3B

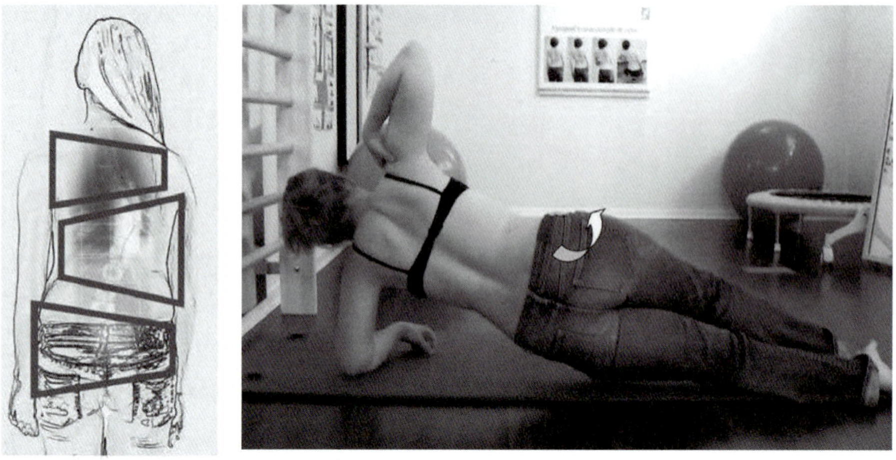

Muster 3BH, 3B, 3BTL

그림 7.30 골반 들어 올리기 운동의 실행-기능적 3-만곡. 이 운동을 실행할 때 위쪽 다리는 약간 구부리고, 골반은 아래 다리의 외전으로 들어 올려진다.

4B

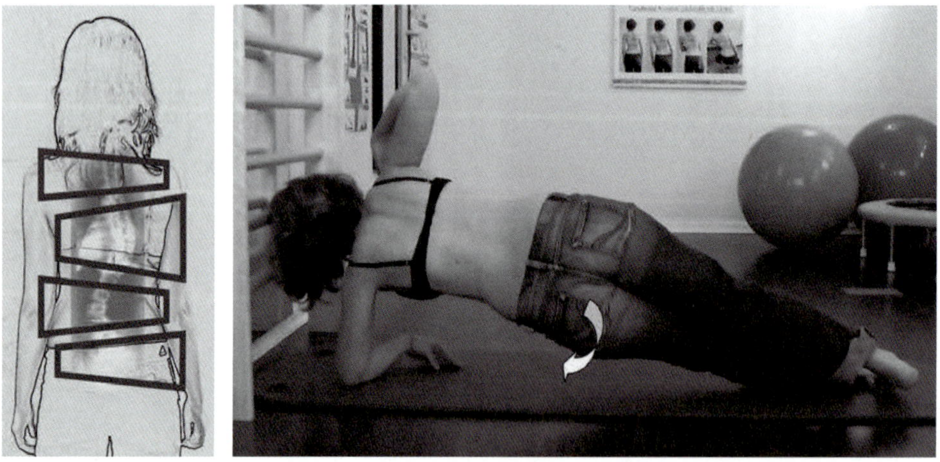

Muster 3BL, 4B, 4BL, 4BTL

그림 7.31 골반 들어 올리기 운동의 실행-기능적 4-만곡. 이 운동을 실행할 때 아래 다리는 약간 구부리고, 골반은 위쪽 다리의 내전으로 들어 올려진다. 이렇게 함으로써 요추 만곡은 개방된다(본문 참조).

의 사전 교정이 확립되어야 한다.

기능적 3-만곡 형태의 운동 시 골반은 아래 다리의 외전을 통해 호기 단계 동안 들어 올린 상태에서 윗다리는 약간 구부리고, 아래 다리는 바로 편다. 기능적 4-만곡 형태의 운동 시 요추 만곡을 개방하기 위해 아래 다리는 구부리고, 윗다리는 바로 편다. 그러면 골반은 아래 다리 외전의 도움과 윗다리의 내전을 통해 호기 단계에서 들어 올려진다(무릎을 바닥에 접촉하지 않고서).

슈로스 회전호흡

슈로스 회전호흡 기술은 자세 방식뿐만 아니라 자세교정의 추가적인 개선을 가능하게 만든다. 환자는 측면/등 방향에 흉추의 오목한 쪽(weak side)으로 선택적으로 숨을 들이 마시고, 복부의 볼록한 늑골은 등으로 역회전한다. 이 교정은 가능하다면 흡기 시마다 증가한다. 숙련된 환자는 흉추의 오목한 쪽(weak side) 또는 요추의 오목한 쪽(weak spot) 혹은 양쪽 동시에 교정의 효과를 선택적으로 줄 수 있다.

안정화

흡기 단계에서 회전호흡 기술을 이용한 후, 이어서 호기 단계마다 몸통근육계는 최적의 전체적 교정과 더불어 가능한 한 많이 긴장된다. 가능하다면 바닥의 저항에 맞서는 weak side 팔의 후경을 통해 편평등이 감소된다(후만을 유도하는 상승작용). 환자의 상태에 따라, 회전호흡의 흡기 교정과 호기의 긴장은 여러 번 반복될 수 있다. 그러나 환자는 기본적인 교정을 유지하도록 요구된다.

7.4.6 교정을 강화하는 것들

교정을 강화하는 것은 자격있는 전문가에 의해 섬세하게 적용된 촉각자극 혹은 저항이다. 예를 들면, 교정 강화는 움푹 들어간 몸통 지역으로 흡기를 유도하기 위하여 weak side, 필요하다면 weak point의 촉각을 통한 자극이 될 수 있다. 환자로 하여금 교정운동의 개방하는 특징을 직관적으로 이해하는 것을 더 쉽게 만들어 주기 위해, 연결 자극이 응용된다. 오목한 몸통 지역의 확장을 촉진하기 위해 의도되는 촉각을 통한 자극과 함께, 또한 견갑대와 골반대의 교정운동에 맞서는 저항력이 있다. 이 저항력은 회전호흡이 실행된 후 호기 단계에서 응용된다.

Weak side 팔꿈치에서의 교정을 강화하는 것

50번 운동 시 호기 단계에서 하나의 선에 놓이는, 상완과 견갑대의 최적 배열과 함께 흉추의 오목한 쪽으로의 견갑대 이동에 맞서 weak side의 팔꿈치를 이용한 저항이 응용된다. 이러한 교정 강화 요소는 흉추의 볼록한 쪽의 원래의 등 근육계에 긴장이 증가하도록 직접적인 영향을 끼친다. 전문가는 너무 갑작스런 저항력을 적용하거나 없애지 않도록 주의해야 하고, 저항이 너무 강해서 원하는 교정을 잃게 되지 않도록 주의해야 한다.

Parcel side 견갑골에서의 교정을 강화하는 것

흉추 만곡의 교정을 위해 parcel side의 견갑골이 중요한 역할을 한다. 전문가의 엄지손가락에서 견갑골의 내전/후경 움직임에 맞서는 저항을 통해 견갑대의 복잡한 교정운동을 쉽게 배우게 된다. 또한 이 만곡 형태로 일상적인 교정을 위한 자세와 교정에 대한 느낌을 빨리 습득할 수 있다.

처음에 엄지손가락은 견갑골을 위한 기준점으로서의 역할을 한다. 내전/후경 운동은 가능한 힘껏 실행된다. 큰 만곡에서 초기에 이것은 불충분한 것처럼 보일 수도 있다. 그러나 이러한 만곡들은 매우 강직할 수 있다는 것을 아는 것이 중요하다. 반면에 작은 만곡은 이런 조작의 사용으로 가끔 아무런 추가적인 교정 없이 과잉 교정될 수도 있다.

견갑골 교정의 끝 범위 자세를 취한 후, 전문가는 환자가 교정에 필요한 긴장/활성화 형태를 경험하도록 하면서 엄지손가락으로 최대 저항을 적용하고 환자에게 이런 조작을 일상 활동에 어떻게 통합하는지 가르친다.

이 교정 도움은 교육 단계 동안에 3D made easy 프로그램의 운동을 용이하게 하기 위한 기준점으로서 이용된다. 4C와 3CL 형태에는 견갑대와 골반대로부터의 반대 이동이 많다. 이러한 만곡 형태에서 이 교정 조작을 용이하게 하기 위한 초점은 후경 요소를 줄이기 위한 견갑골의 내전 교정에 둔다.

Weak side 장골능에서의 교정을 강화하는 것

요추 만곡의 교정을 위해서 weak side의 장골능이 중요한 역할을 한다. 등쪽으로 위치한 것에 맞서 상부쪽으로 적용되는 weak side의 상후장골극의 저항과 전문가의 손에 의한 골반 절반의 상부 방향화를 통해 골반대의 복잡한 교정운동을 쉽게 배울 수 있다. 게다가 기능적 4-만곡 형태에서 일상적인 교정을 위한 자세와 교정에 대한 느낌을 빨리 습득할 수 있다.

우리는 돌출된 골반의 정적인 과잉 교정, 즉 요추 돌출부의 재전만과 동시적인 역회전을 달성하기를 원한다. 그러나 이러한 이해를 바탕으로 교정하기가 항상 쉬운 것은 아니다. 가끔은 골반 위치에 대한 기억흔적(engram)이 덜 명확하게 정해지기 때문에 많은 사후 교정이 필요할 수 있다.

세 개의 가장 중요한 교정 강화법은 그림 7.32에서 볼 수 있다.

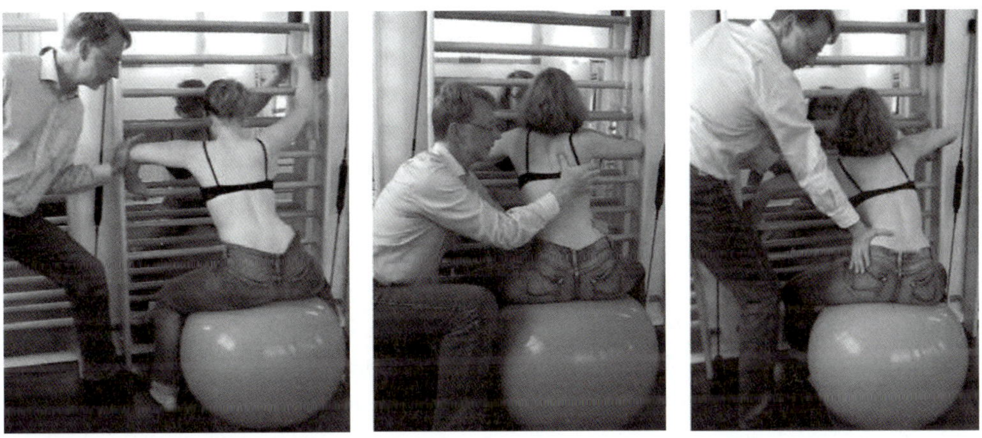

그림 7.32 세 개의 가장 중요한 교정 촉진에 대한 설명. 짧은 기간의 학습 후에도 교정 강도에 대한 잠재기억은 개선되고 있으며, 다만 적절한 저항이 준비되어 있었고 교정의 뚜렷한 향상이 관찰될 것이라는 것을 환자에게 상기시켜 줄 필요가 있다. 이 효과를 "가상 치료사"라고 부른다. 왼쪽은 흉추 만곡 교정을 위한 weak side의 팔꿈치관절에서의 교정 촉진. 중앙은 흉추 만곡 교정을 위한 parcel side의 견갑골에서의 교정 촉진. 오른쪽은 요추 만곡 교정을 위한 weak side의 장골능에서의 교정 촉진.

7.4.7 기능적 4-만곡 교정 메커니즘의 특성

임상적 조사 결과에 따르면 기능적 4-만곡 형태에서 parcel side의 둔부가 돌출되어 있다. 논리적으로 원래의 교정 원칙에 따르면 이 둔부는 내측으로 이동되어야 한다. 이것은 또한 단순한 기능적 4-만곡 형태 4CL과 4CTL에서 가능한데, 그것은 특히 이 형태들이 돌출된 둔부를 주요한 외형적 특징으로 나타나기 때문이다. 흉추 보상만곡에서 골반교정의 간섭은 아주 작으며, 사실 중요하지는 않다.

4C와 3CL의 만곡 형태에서, 우리는 이중 만곡에 관심이 있으며 두 요소 모두 교정되어야 한다. 만약 한 만곡이 너무 많이 교정되면 나머지 만곡은 커질 것이다. 이런 어려움 때문에 어떤 전문가들은 포기하고 사실상 더 보상적이고 그래서 덜 효과적인 형태의 운동을 선택한다. 그러나 이런 만곡 형태의 경우 체뉴 보조기 치료를 하는 동안 발생하는 교정 덕분에 새롭고, 훨씬 더 효과적인 교정 원리가 개발되었으며 방사선학적으로 문서화되었다.

과거에 4C 형태의 보조기 치료 시 초점은 견갑대와 골반대를 재보상하는 것에 두었고 매우 존경받을 만하고, 보상된 임상적 교정 형태가 나타났다. 흉추 만곡의 상부 측면과 요추 만곡의 하부 측면은 잘 세워지게 되었지만, 중립 척추의 경사진 모양은 두 만곡 사이의 융합부에서 항상 관찰되었고, 콥각도는 여전히 너무 큰 상태로 나타났다.

이런 경우에 유일한 해결책은 요추 만곡을 개방하기 위한 parcel side 둔부의 하부 방향으로 위치를 유지하면서 동시에 weak side로 몸통 이동을 하는 것이다(그림 7.33). 상대적으로 말하면 parcel side 둔부는 여전히 돌출해 있지만 달성된 교정은 이 만곡 형태에 효과적이다.

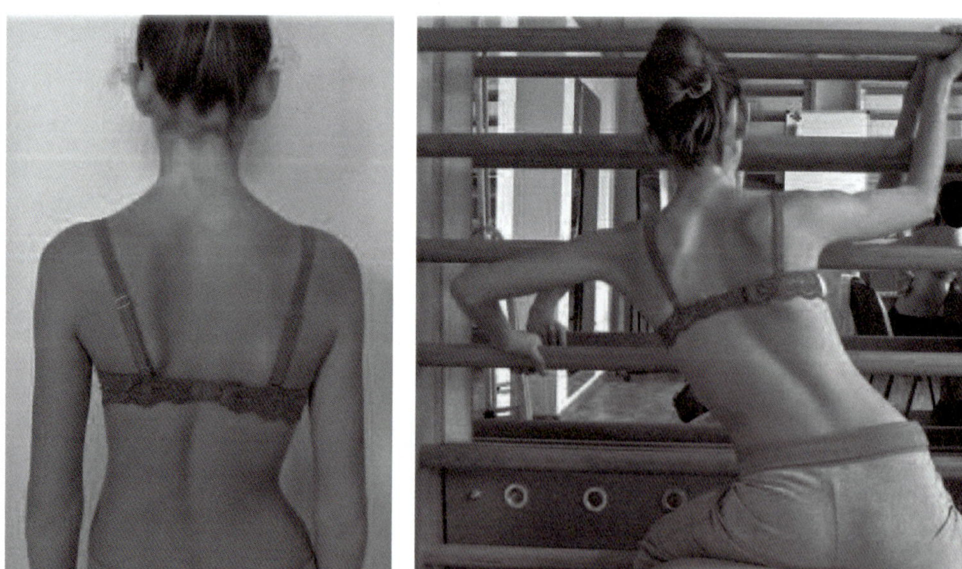

그림 7.33 4C 만곡 형태의 환자. 왼쪽은 중립 자세 그리고 오른쪽은 "New Power Schroth" 프로그램의 50번 운동. 우리는 운동 시에 흉추 만곡뿐만 아니라 요추 주만곡이 거울에 비춰진 것처럼 보이는 것이 가능하다는 것을 알게 되었다. 흉추의 오목한 쪽으로의 강한 이동을 통해 운동 시에 환자는 '삐딱하게' 보인다(Maksym Borysov, bma-ukrniip@mail.ru, Kharkov, Ukraine의 허락 하에).

따라서 두 만곡 형태에서 weak side로의 최대로 가능한 이동을 시도해야 한다. 그러나 기능적 3-만곡과 4-만곡 측만증의 치료를 고려할 때 하나의 예외는 골반의 위치이다. 기능적 3-만곡 측만증에서 골반은 parcel side에서 상부로 기울어질 수 있다. 기능적 4-만곡 측만증(주 급성장기 초기 단계에서의 흉추 교정을 포함하는 4C, 3CL 그리고 4CL 과 4CTL의 포괄적인 치료)과 함께 골반은 요추 만곡을 개방하기 위해 parcel side의 하부 쪽으로 위치해야 한다. 그림 7.33의 운동 사진을 수평으로 보면 이것을 명확히 볼 수 있다(그림 7.34). 기능적 3-만곡과 4-만곡 측만증 운동의 더 많은 예시는 그림 7.35-7.40 에서 볼 수 있다.

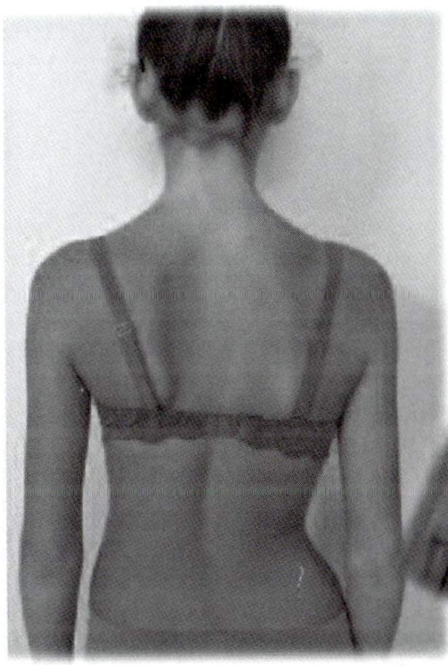

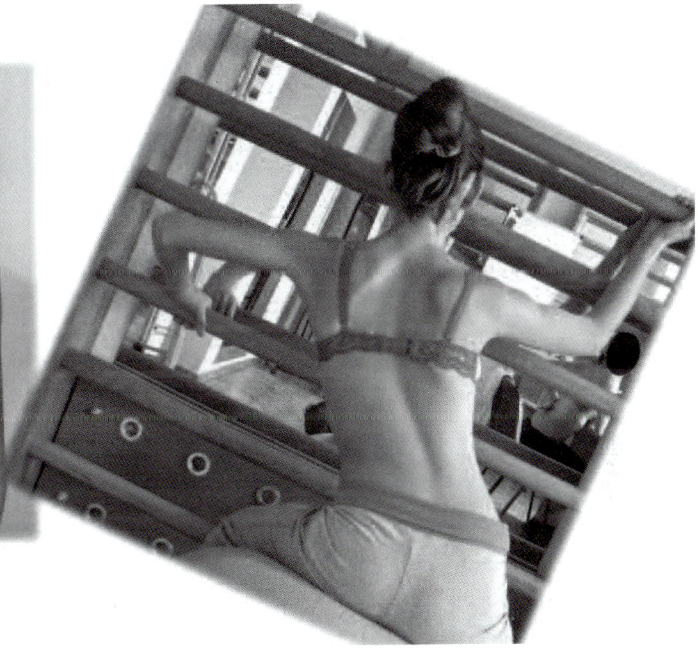

그림 7.34 50번 운동을 하고 있는 환자(그림 7.33)의 사진을 옆으로 돌려보면, 달성된 교정의 크기가 명확하게 보인다. 두 만곡은 임상적으로 과잉 교정이 되었다(Maksym Borysov, bma-ukrniip@mail.ru, Kharkov, Ukraine의 허락 하에).

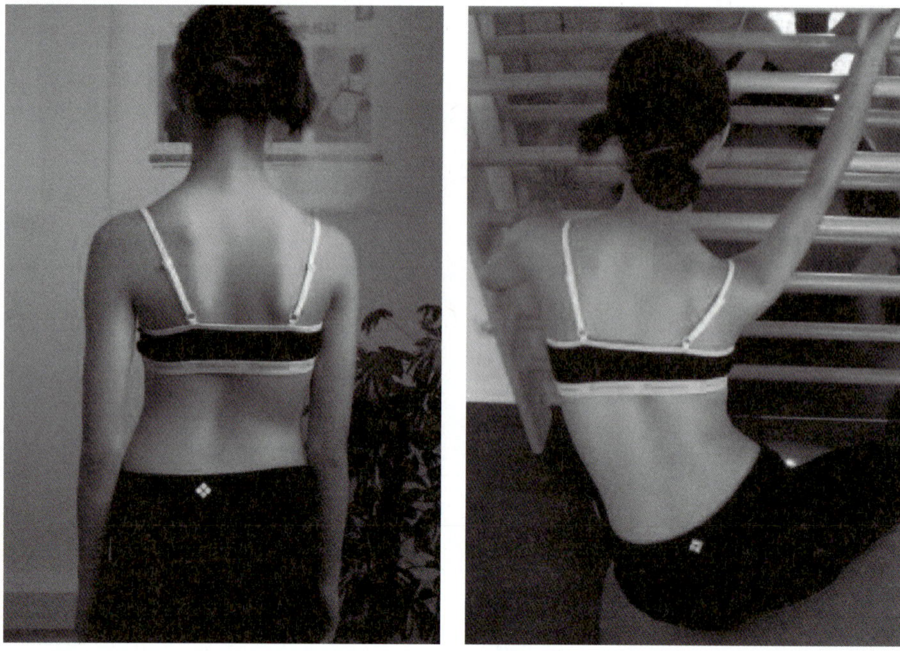

그림 7.35 콥각도 43도의 흉추 만곡이 있는 12세 환자. 왼쪽은 안정 시 자세이며, 오른쪽은 50번 운동-기능적 3-만곡을 하고 있다. 이 만곡 형태에서, 둔부는 운동 시에 늑골 돌출 아래로 와야 한다. 환자가 아직 어리기 때문에 만곡은 여전히 비교적 유연하며 이 운동을 이용해서 잘 교정될 수 있다.

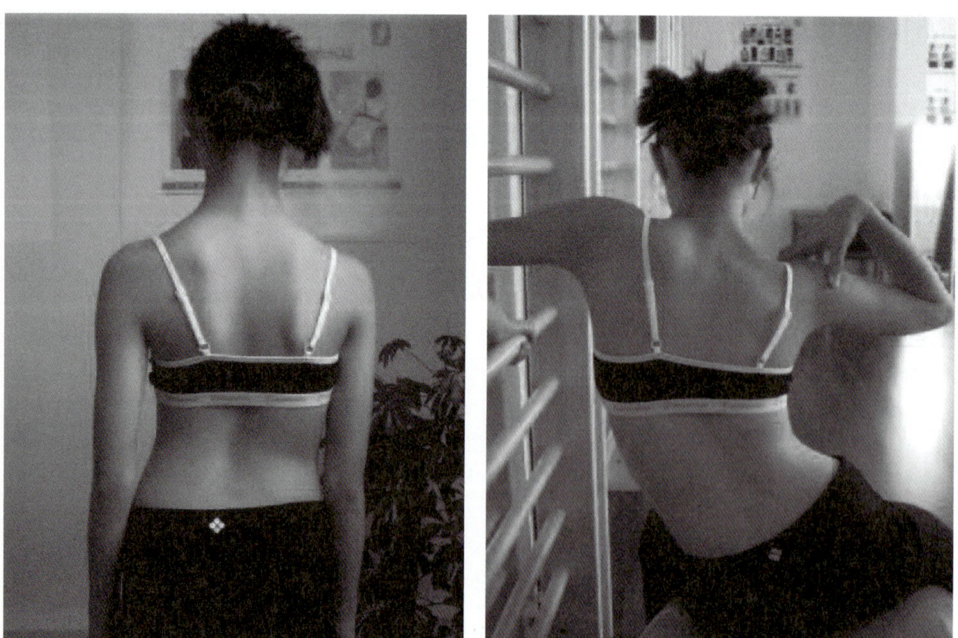

그림 7.36 문 손잡이 운동을 하고 있는 환자.

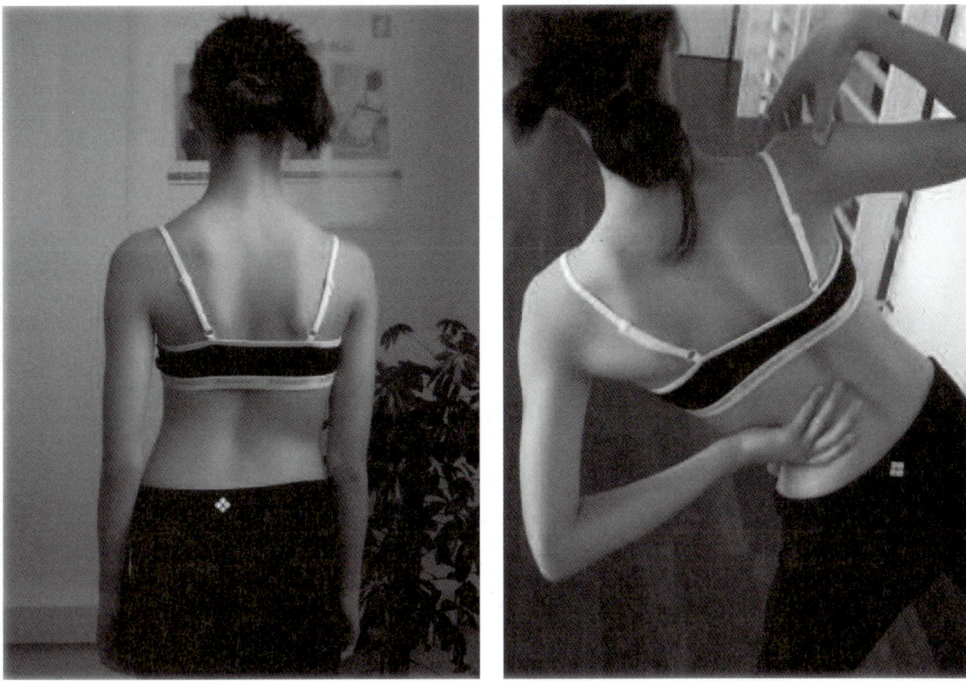

그림 7.37 Muscle cylinder 운동을 하고 있는 환자. 시상면의 교정이 명확하게 보인다.

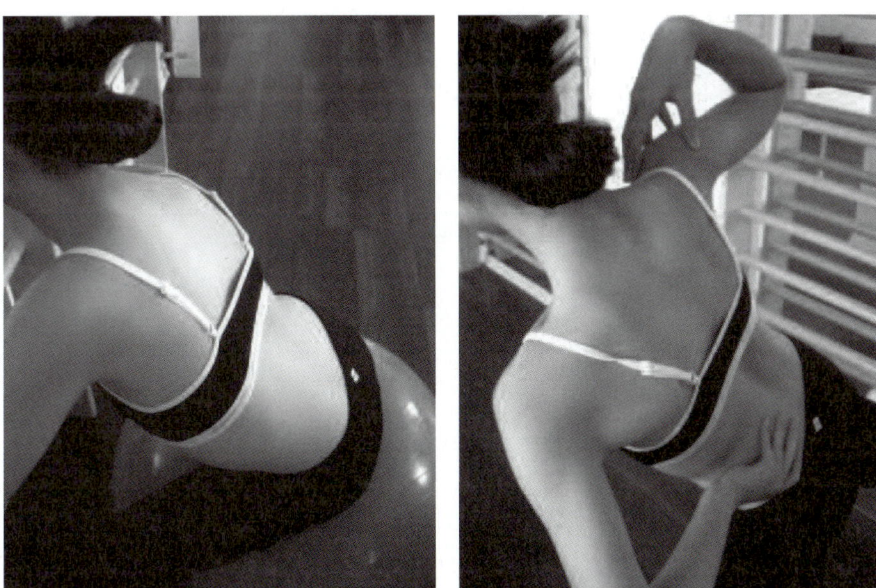

그림 7.38 "New Power Schroth" 프로그램으로 운동 중인 환자. 이 사진에서는 요추 지역의 재전만과 흉추 지역의 재후만을 통한 시상면에서의 좋은 교정을 명확히 볼 수 있다.

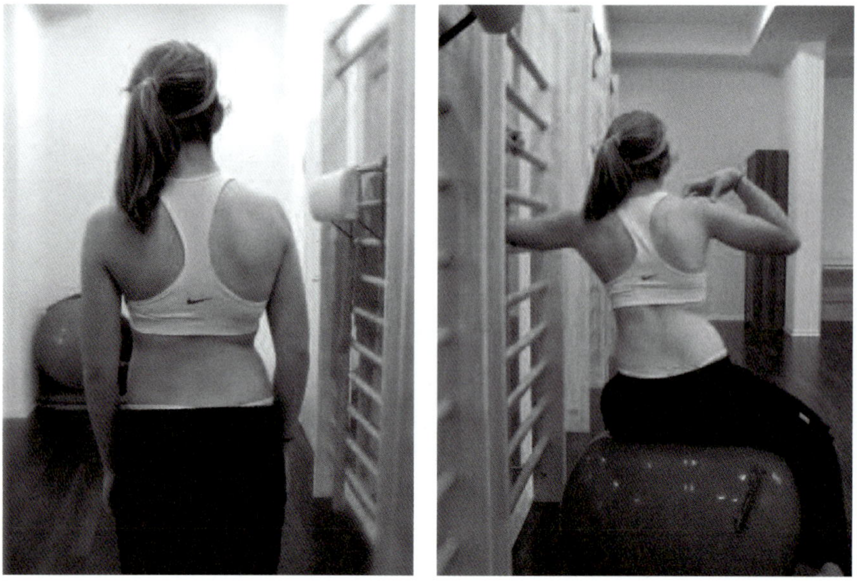

그림 7.39 이 환자는 처음에 기능적 4-만곡으로 치료되었고 3CL 형태, 53도의 강직성 흉추 만곡을 가지고 있다. 문 손잡이 운동을 하는 동안 흉추의 오목한 쪽인 왼쪽으로 작은 재보상만이 초기에 가능하다. 흉추의 볼록한 쪽(parcel side)의 대퇴부는 골반의 하부에 위치하여 측면으로 낮추며 발은 등쪽 방향으로 밀고, 오른쪽과 뒤쪽으로 골반의 반쪽을 밀어서 앞으로 보낸다.

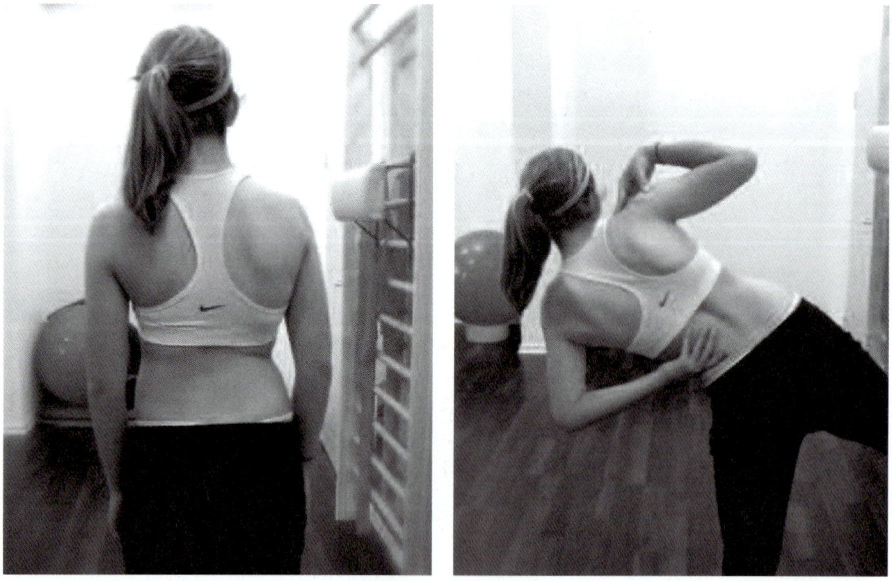

그림 7.40 Muscle cylinder 운동을 하고 있는 그림 7.39의 환자. 비록 경추의 위치가 아직 최적은 아니지만 몸통의 탁월한 교정을 볼 수 있다. 최적으로 실행된 몸통 자세를 이용하여 이것은 결국 향상될 것이다. 이상적으로 머리 위치는 흉추와 요추에 맞추어 정렬되어야 하는 경추와 일치해야 한다. 몸통 교정의 적절한 수행으로 인해 머리의 정렬이 훨씬 더 개선될 수 있다.

7.5 걷기 재활치료

가장 일반적인 일상 활동 중 하나인 걷기를 하는 것은 중요한 일이다. Catwalk는 앞서 설명되었다. 그래서 이제는 걷기 재활치료의 교육에 관심을 둘 것이다.

시상면에서의 측만증 치료를 위한 기본적인 대칭 형태로써, catwalk는 3차원 교정을 위한 비대칭 운동을 통해 확장될 수 있었다. 3D made easy는 걷는 동안 3차원 교정을 위한 기초이다. 그 결과, 이제 우리는 3차원 교정을 더 높은 정지운동적/심리운동적 수준으로 끌어 올리게 되었다.

최적으로, 조화로운 움직임으로 그리고 편안한 방식으로 실행했을 때 catwalk는 3차원적 교정을 가능하게 하는 다양한 방식으로 운동에 대칭적으로 사용될 수 있다:

1. 3C, 3CH와 3CTL 만곡 형태의 경우, 이전 장에서 묘사된 견갑골 형태에 따라, 견갑대의 교정 회전의 증가를 통해 parcel side의 다리가 하중을 지지하는 동안, 환자는 parcel side에서 weak side로 견갑대를 조화로운 움직임으로 이동시키고, 동시에 parcel side의 견갑골을 하부와 안쪽 방향으로 유도한다.

2. 4CL과 4CTL 만곡 형태의 경우, weak side로의 측면 골반 경사의 증가를 통해 weak side의 다리가 하중을 지지하는 동안 환자는 견갑대를 weak side로 조화롭게 평행이동 혹은 시계추처럼 이동시킨다.

3. 4C와 3CL 만곡 형태의 경우, 서로 맞서는 견갑대와 골반대로부터 측방 이동의 증가를 통해(그림 7.41) parcel side의 다리가 하중을 지지하는 동안, 환자는 견갑대를 weak side로 이동한다. 설명된 교정 기법은 연속적인 단계들에 따라서 조화로운 움직임으로 강조나 증가되고 과장된다. 그 후, 운동을 하는 동안 뚜렷했던 교정이 일상의 환경에서는 격하될 수 있다. 3차원적 보행에서 환자를 지도하는 최고의 방법은 러닝머신 위에서이다. 그러나 약 30 피트의 폭으로 이 기술을 가르치는 것은 가능하지만 전문가의 측면에서 약간 더 많은 노력이 요구된다.

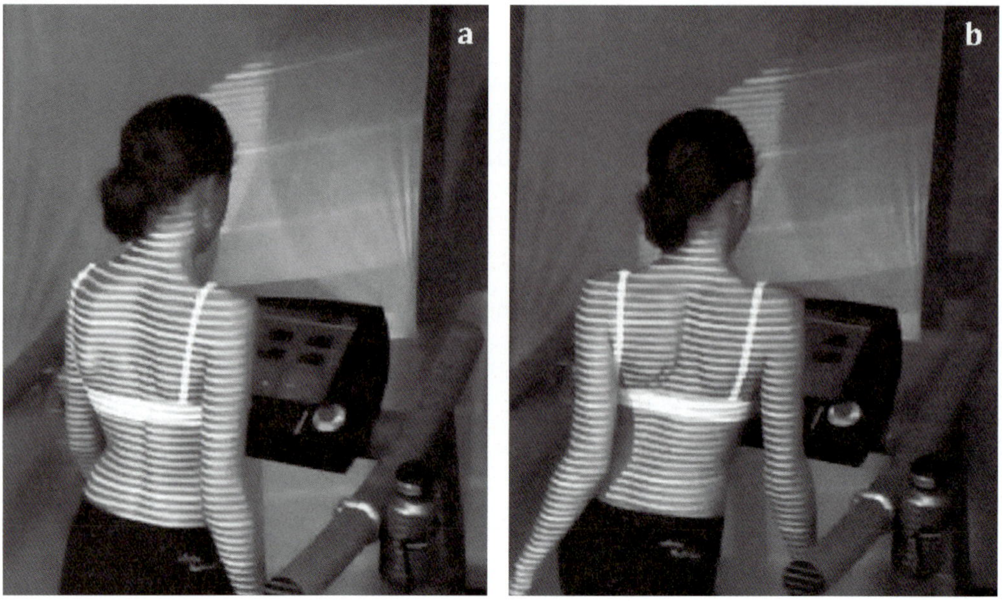

그림 7.41 Formetric® 보행분석과 함께 동시에 3차원적 분석을 이용한 러닝머신 위에서의 교정. 환자는 4C 형태의 왼쪽 흉추 만곡을 가지고 있고(a), parcel side의 다리로 하중을 지지하는 동안 견갑대를 weak side (즉, 이 경우에는 오른쪽)로 조화롭게 서로 맞추어 이동한다(b).

7.6 단기 재활치료

현재는 아이들과 청소년들의 단기 외래 재활치료에 대한 기록이 존재한다. 자세와 관련된 교육 과정은 수일 내에 효과적으로 실행될 수 있다. 환자들은 측만증에 특화된 척추학교에서 일상생활 중 만곡을 증가시키는 행동을 피하는 방법에 대해 배운다. 반대로, 최근에 실행된 방식으로 확장된 입원 재활치료에 대한 과학적 결과가 부족한데(Yilmaz and Kozikoglu 2010) 그것은 현재 이용 가능한 입원 프로그램을 마친 후 측만증 환자의 기능적 능력의 향상이 입증되지 않았다는 것을 뜻한다. 환자의 훈련이 표준화된 방식으로 실행될 때 결과의 질은 일관되고, 재현 가능한 목표를 달성할 수 있다.

또한, 측만증 치료의 목표는 Schroth Best Practice 방법론에서 명확하게 정의되어 있다. 그것은 만곡이 증가하도록 유발하는 행동을 환자가 피할 수 있도록 하는 자세와 움직임에 대한 감각의 발달을 위한 것이다. 그러므로 초점은, 즉각적인 교정이 가능한 많은 운동의 실행으로부터 지속적인 훈련 결과를 포함하는 목표들을 유도하는 방법론으로 이동한다.

입원 재활치료 동안의 동적인 그룹은 확실하게 환자의 동기부여에 긍정적인 효과를 준다. 비슷한 환경을 경험하는 사람들을 만나는 환자들은 눈에 띄게 행복해한다. 그러나, 이러한 사회적 보너스는 특수한 능력과 기술의 개인적인 습득보다는 공유되는 경험에 관한 것이 더 크다. 입원 환자의 경험에 따르면, 동질감에 대한 면에서의 입원 재활치료는 매우 가치가 있지만, 시간이 지나면 교육적 목표들이 장기적인 요구에 부응할 수 있을지 의문스럽다. 이것은 입원 재활치료에서 최근에 사용된 "학교 교육" 개념과 단지 단기적인 기억으로 끝날 수도 있는 변하지 않는 교사-학생으로의 역할 때문이다. 분명히 동기부여가 가장 잘 된 환자들은 이런 교육적인 접근에서 뭔가를 배우고 그 개념들을 장기적인 기준에서 유지할 수 있지만 다른 환자들은 어려움을 겪을 수 있다. 뿐만 아니라, 입원 재활치료의 첫 주는 실제 운동보다는 광범위한 이론적인 내용(해부학, 생리학 등등)으로 이루어져 있다. 이러한 것은 대부분의 환자들이 그들의 목표를 달성하고 도움을 주는데 필요한 동기부여를 향상해주는 것과는 거의 관련이 없다. 그에 반해서 단기 외래환자 재활치료는 완화되어 왔고 환자는 곧바로 운동을 배우기 시작한다. 가장 새로운 교육 접근에서는 그 교육적인 개념들은 중지되었고 자기 발견 혹은 경험적 습득으로 대체되었다. 이것이 가장 중요한 이유는 환자가 스스로 필요한 개념들을 발견하고 그들 자신의 신체 인지에 대한 감각이 발달하는 것을 배웠을 때, 장기적으로 그런 개념들을 계속 더 유지할 것 같다는 것이다(Weiss 2012).

미국에 위치한 Moramarco의 측만증에 특화된 척추학교는 Schroth Best Practice를 따르고 있지만 환자 교육은 대개 일대일 기준으로 하고 있다. 어떤 환자는 개별 집중, 시간적 효율 그리고 계획의 유연성을 더 선호한다. 개인별 훈련에서 환자는 동료애는 부족하지만 그들의 만곡 형태와 개별화된 행동에 대한 깊고 넓은 지식을 얻는다. 소개를 통한 또래의 지원은 비슷한 환경에 있는 다른 환자들과 교류하기를 원하는 개인과 가족들에게 제공된다.

그룹과 개인훈련에 대한 찬반은 환자의 관점에서 그리고 전문가의 관점에서 분명히 존재한다. 어느 쪽이든, Schroth Best Practice를 이용할 때 성공적인 외래환자 재활치료법의 가장 중요한 구성 요소인 장기적인 측만증 관리를 위한 경험적 학습과 필요한 개념이 습득된다.

사실 이것은 단기 외래환자 치료의 추가적인 혜택이다. 그것은 그룹이나 개인훈련에도 허용되는 것이며 학습방식에 기초한 융통성에 대한 선택을 각각의 환자에게 제공한다. 전문가는 자신의 스타일에 맞는 방법과 각각의 특정한 환자에게 가장 적합한 방법을 결정할 수 있다. 어떤 방식을 활용하든지 간에, 환자는 경험적 학습과 자아 발견이 그들의 단기 재활치료 프로그램에 있어 필수적인 부분이 될 것이고 중요한 기초적인 개념들은 다음과 같을 것이라는 것을 확신할 수 있다.

- 표준화된 학습 내용(과정의 높은 질을 위해)
- 가장 최신의 교육학적인 접근
- 최신의 증거에 기반한 재활치료 방법(확립된 결과들로).

가능한 단기 재활치료 프로그램의 구조는 다음 장에 요약되어 있다. 구체적인 내용은 전문가의 훈련 과정의 맥락에서만 습득할 수 있다.

재활치료 프로그램을 시작하기 전에 의사는 환자를 검사하고, 방사선적으로 검토해서 측만증에 관하여 환자를 교육해야 한다. 환자가 재활치료 프로그램을 시작하기 이전에 자신의 3차원적 변형을 이해하는 것은 환자에게 도움을 준다. 검사의 일부분으로서 scoliometer 측정, 폐활량 그리고 흉부 확장을 평가해야 한다. 이러한 측정은 실행하기 간단하며 방사선없이 측만증 진행을 모니터링 할 수 있게 한다.

단기 측만증 재활치료 프로그램

1일차

모듈 1: 맞이하는 세션, physio-logic®(서기, 앉기, 걷기, catwalk).

모듈 2: 자아 발견(경험적) 학습: 만곡 형태의 인식.

모듈 3: (a) physio-logic® (b) 만곡 형태의 확인 (c) 일상생활의 교정(서기, 앉기 그리고 걷기).

2일차

모듈 4: a, b, c와 (d) 3D made easy.

모듈 5: 스스로 하기에 충분한 운동 연습(목적: 운동 실행의 향상).

모듈 6: 스스로 하기에 충분한 운동 연습(목적: 운동 실행의 향상) a, b, c, d와 (e) 슈로스 운동(볼 위에서의 50번 운동과 door handle 운동). catwalk 걷기 훈련에 3차원적 교정은 추가되고 내장된다(a).

3일차

모듈 7: a, b, c, d, e와 (f) Muscle cylinder, the frog at the pond.

모듈 8: 모든 운동을 포함한 완성된 프로그램(스스로 하기에 충분한. 운동 실행의 향상).

모듈 9: 전체 프로그램(60분)의 실제 테스트, 선택적으로 서술 테스트(30분)

각각의 모듈은 90-120분 간 지속된다. 내용들의 순서는 일관된 질과 결과를 위해 고수되어야 한다. 단기 재활치료 프로그램(Weiss 2010, Borysov and Borysov 2012, Pugacheva 2012, Lee 2014)은 아동과 청소년뿐만 아니라, 효과적인 측만증 관리 프로그램을 배우고 싶어하는 성인을 위해서도 설계되었다. 중증의 2차 기능적 장애(폐활량, 만성 통증)가 있는 환자는 경험있는 전문가에 의해 개인화된 외래 훈련을 받거나 입원 치료를 찾아야 한다.

7.7 아동을 위한 측만증 물리치료

Schroth Best Practice 프로그램에 기반한 운동들은 대부분 아이들의 일상적인 방식에서 이용될 수 있다. 그 운동들은 자세 의식을 개발하는데 목표를 두고, 환자에게 이러한 의식과 새로 발견된 지식을 일상 활동에 통합시키는 방법을 보여주는 치료법을 통해 달성된다. 측만증 관리의 목표는 진행을 유발시키는 일상 행동을 피하는 것을 환자에게 가르치는 것이다. 그것은 특히 초기에 환자의 적극적인 공동작업과 항상 집중을 필요로 하는 심리운동을 조절하는 과정이다. 10세 이하의 일부 아이들은 운동에 필요한 인지능력이 부족해서 필요한 범위까지의 적극적인 공동작업을 수행할 수 없다. 학습 과정의 초기에는 단순히 반사 메커니즘을 활용하면서 척추 만곡에 영향을 주는 방법을 찾는 것이므로 환자의 큰 노력이 요구된다. 그런데 어린 아이들 모두가 필요한 노력을 지속하는 능력을 가진 건 아니다. 그래서 이 경우에 우리는 아래에 설명된 PEP를 따른다(Weiss 1993).

Feldenkrais 운동(운동을 통한 의식) 혹은 Vojta 원리를 통해 양호한 자세 반응이 유발될 수 있다는 지식을 고려하여 집중적인 촉진을 통해 그러한 반응이 측만증 환자에서 어느 정도 유도될 수 있는지 결정하기 위해 교정 자세 반응을 조사했다. 이런 기술 뒤에 있는 원리를 조사하고 이해한 후, 반사적 기기와 반사적 회전을 위한 시작 자세를 통해, 교정 통로가 가끔 봉쇄될 수 있다는 것이 명확해졌다. Vojta의 그립 기술은 어떤 교정운동이 반사작용으로 달성되도록 하는 편안한 복부 자세로 실행된다. 그래서 우리는 인체가 본능적으로 뛰는 반사작용의 한 형태로서 외부압력으로부터 자신을 이동하려고 시도하고, 도망치는 것이 불가능할 때는 신체가 본능적으로 이 압력에 대한 저항을 만들것이라고 생각했다. 그 결과 다음의 치료 기술이 개발되어왔고 그것은 말초자극 자세 반응(PEP: periphery-evoking postural reaction)이라 불린다.

7.7.1 PEP 운동의 기본적 원리

아래 설명된 것처럼 절차의 표준 방법은 오목면에 놓인 양손으로 정추 방향으로 압력이 더해지는 것이다. 이 압력은 10-20번의 호흡을 하는 동안 흉곽의 호흡 확장에 맞서 유지된다. 손과 몸통 변형 오목면 사이의 고른 접촉이 필요하다. 이 압력은 척추의 변형 방향으로 적용된다.

10-20번의 호흡을 한 후 압력은 천천히 완화되어 압력을 받고 있던 부위가 풀리는 것을 느낄 수 있다. 이 경우에, 자동적으로 자세 수정 반사작용이 스스로를 활성화시킬 뿐만 아니라 이미 압력을 받고 가압된 신체영역은 신체인지를 유발시킨다. 견갑대와 골반대를 포함하는 운동들 또한 가능하다. 이런 운동들은 만곡 형태에 따라 이용된다. 요추 만곡에서 골반대는 운동에 통합될 수 있다. 흉추 만곡에서 견갑대 또한 통합될 수 있다. 약간 변형된 형태에서 이런 운동들은 운동을 실행하는 동안 자세를 나타내기 위해 그리고 환자의 호흡 방향을 향상시키기 위해 슈로스 운동에도 통합될 수 있다.

7.7.2 운동의 설명

흉추 만곡을 위한 PEP 프로그램

PEP 흉추 운동을 실행할 때(1), 환자는 흉추의 볼록한 쪽이 아래로 가도록 눕는다(그림 7.42). 전문가는 양손의 중수골 범위까지 몸통의 오목한 쪽 신체 윤곽에 맞춰 접촉한다. 양손의 접촉면은 처음에는 그 간격이 하나 혹은 두 손가락 폭 정도의 거리를 두고, 피부에 평행하게 위치시킨다(그림 7.43a). 그 후, 오목한 곳으로 압력이 가해지고 두 손은 증가하는 압력 아래 함께 모은다. 그 압력은 손의 요골면쪽으로 이동된다(그림 7.43b). 압력은 20회 호흡을 하는 동안 유지되고, 흡기 단계에서 다시 천천히 감소시킨다. 그러면 양손이 서로 멀리 미끄러진다.

PEP 흉추 운동을 실행할 때(2), 그 원리는 같은 시작 자세에서 비롯된다. 상부에 놓인 손의 두상골은 견봉돌기와 접촉하고, 하부에 놓인 손의 압력에 맞서 측면과 아래 방향으로 어깨를 누른다. 하부에 놓인 손은 흉추 운동에서 그랬던 것처럼 위치하고(1), 같은 방향으로 같은 압력을 실행한다(그림 7.44a-b).

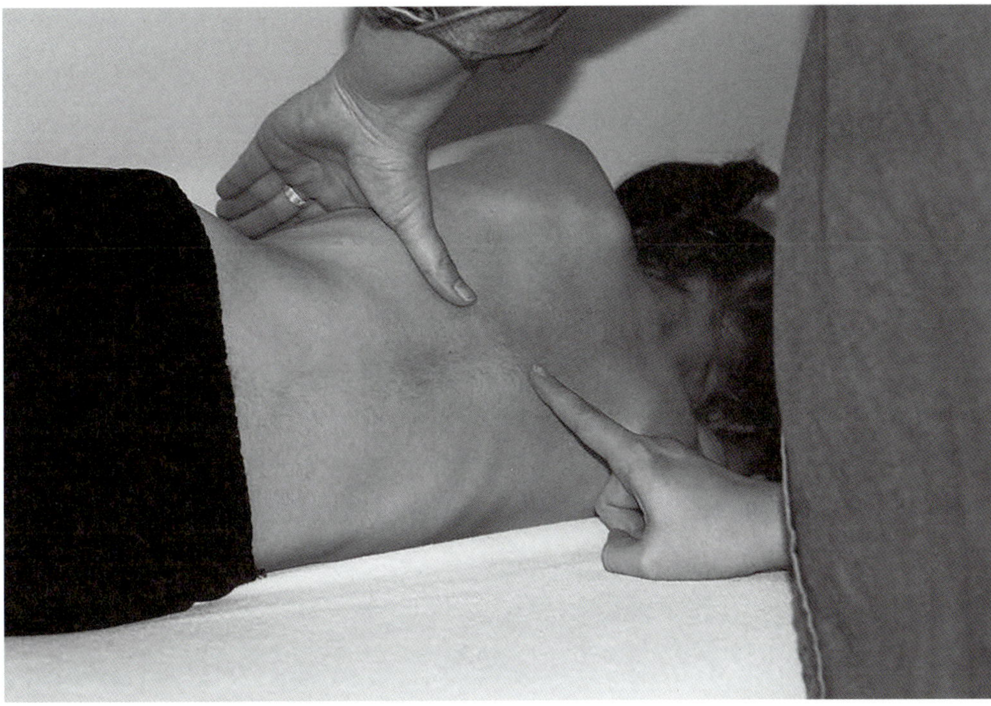

그림 7.42 늑골 돌출 면의 측면 위치에서 PEP 프로그램으로 흉추 만곡의 치료를 위한 시작 자세. 흉추의 오목한 쪽은 치료사를 향한다. 검지손가락은 정추 부근에 위치시킨다.

요추 만곡을 위한 PEP 프로그램

PEP 요추 운동을 실행할 때(1), 환자는 요추 볼록한 쪽이 아래로 가도록 눕는다(그림 7.45). 그 절차는 앞 부분의 흉추 운동(1)과 동일하다. 압력은 요추 오목면에 맞서 적용된다(그림 7.46a-b).

PEP 요추 운동을 실행할 때(2), 시작 자세는 운동할 때처럼 그대로 유지한다(1). 하부에 위치한 손의 두상골을 좌골결절에 위치하고, 요추 오목한 곳에서 상부에 놓인 손에 맞서서 둔부를 윗방향과 측면으로 민다. 상부에 놓인 손은 요추 운동(1)과 같은 방법으로 실행된다. 오목한 쪽에 가해지는 압력은 복부 방향으로 약간의 힘 벡터로 적용되고, 치료되고 있는 몸통 구획의 각각의 비틀림 행동에 맞추어진다(그림 7.47a-b).

이중 만곡 측만증에서 두 만곡은 번갈아가며 운동한다. 큰 보상 만곡을 가지고 있어도 주만곡으로 시작하고, 다시 주만곡으로 마치며 운동은 하루 20분에서 오전 10분과 오후 10분으로 나눌 수 있다.

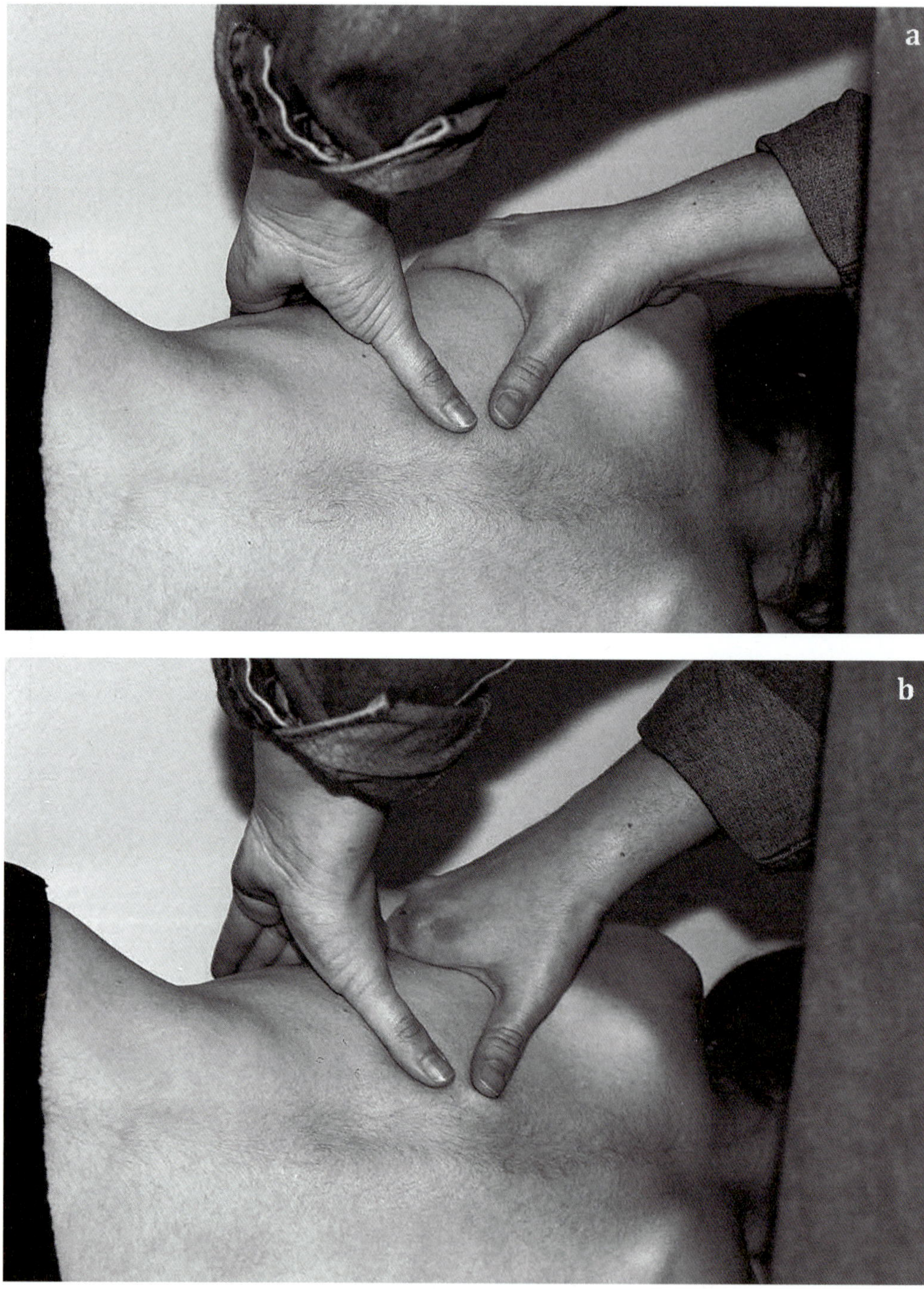

그림 7.43 (a) 흉추의 오목한 쪽에 양손의 2차원적 배열, (b) 증가하는 압력과 더불어 양손이 함께 이동할 수 있도록 양손 사이에는 작은 틈이 있어야 한다. 압력은 양손의 요골면쪽으로 이동되고, 그에 따라 만곡의 정점 지역에서 증가된다. 이 압력은 20회 호흡을 하는 동안 유지되고, 흡기 단계에서 천천히 감소시킨다(PEP 운동 1 흉추).

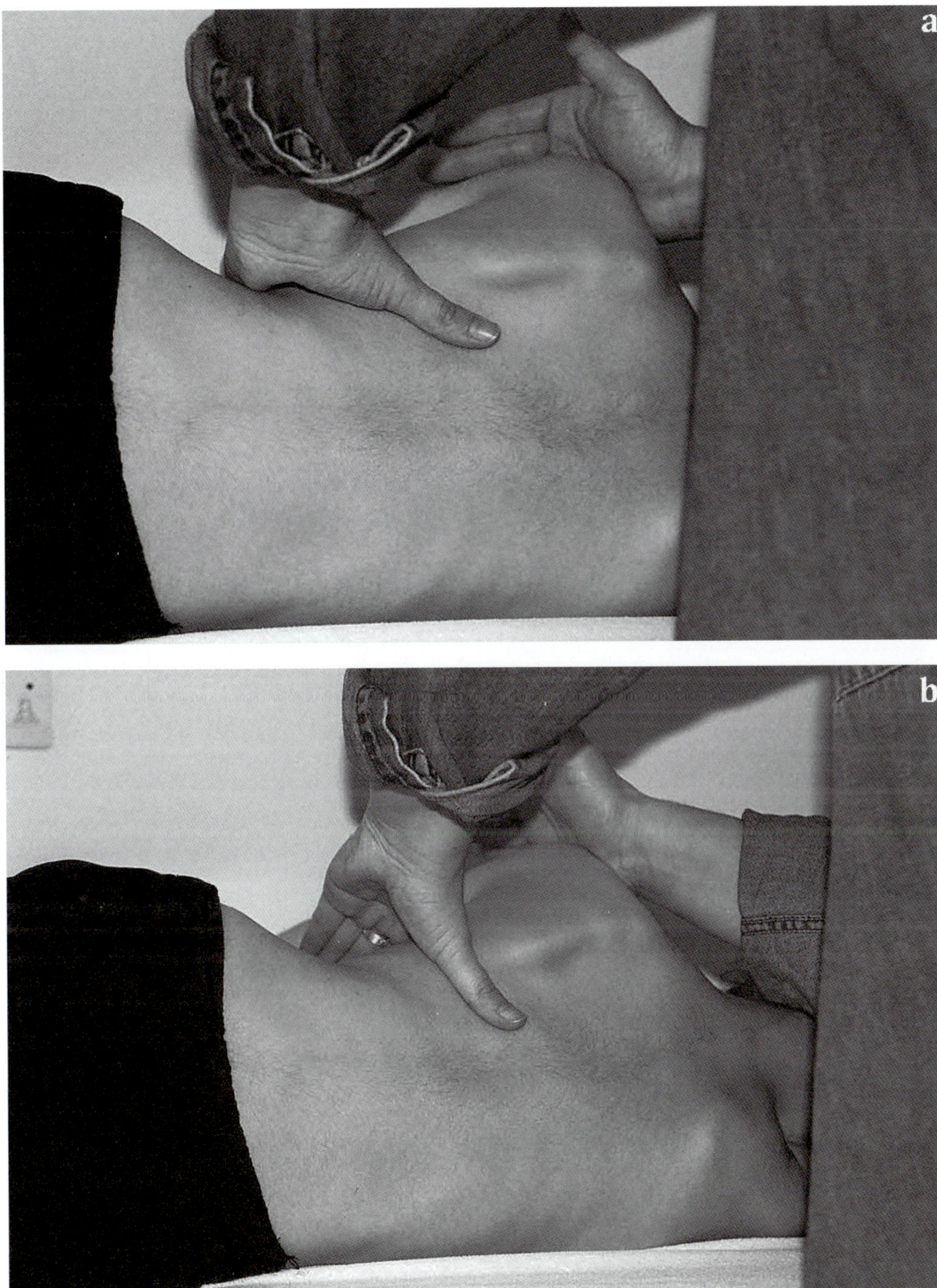

그림 7.44 (a) 흉추 만곡을 위한 PEP 운동 2의 잡기 기술과 시작점. 상부에 위치한 손의 두상골을 견봉에 접촉한다. 하부에 위치한 손은 운동 1과 같다. (b) 양손 함께 가져오기.

PEP 운동으로 치료한 직후의 주된 반응들은 자세의 양호한 반응이 주요 효과로서 달성된다는 것을 보여준다(Weiss 1993). 이러한 주요 효과들은 또한 성인 환자들에서도 관찰할 수 있다. 그러나 그것은 이런 완전한 반사 치료프로그램이 반응을 만들기까지 6~10회의 세션을 받아야 하는 경우도 있다.

현재, PEP 방법에 대한 장기적 결과들은 없다. 그러나 그것은 배우기 쉽고, 다른 치료 체계에 통합될 수 있는데 그 방법이 특히 어린 아동들의 경우에 측만증 치료의 가능성을 강화하는 것으로 고려될 수 있다는 것을 의미한다.

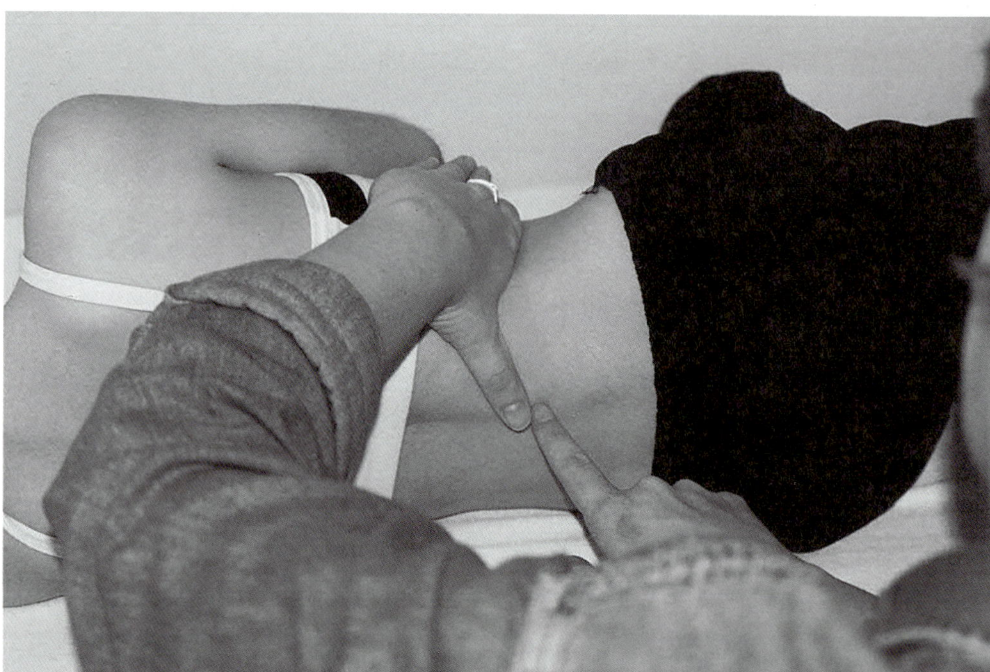

그림 7.45 요추 만곡을 위한 운동 1의 시작자세. 검지손가락은 요추 정추를 가리키고 있다.

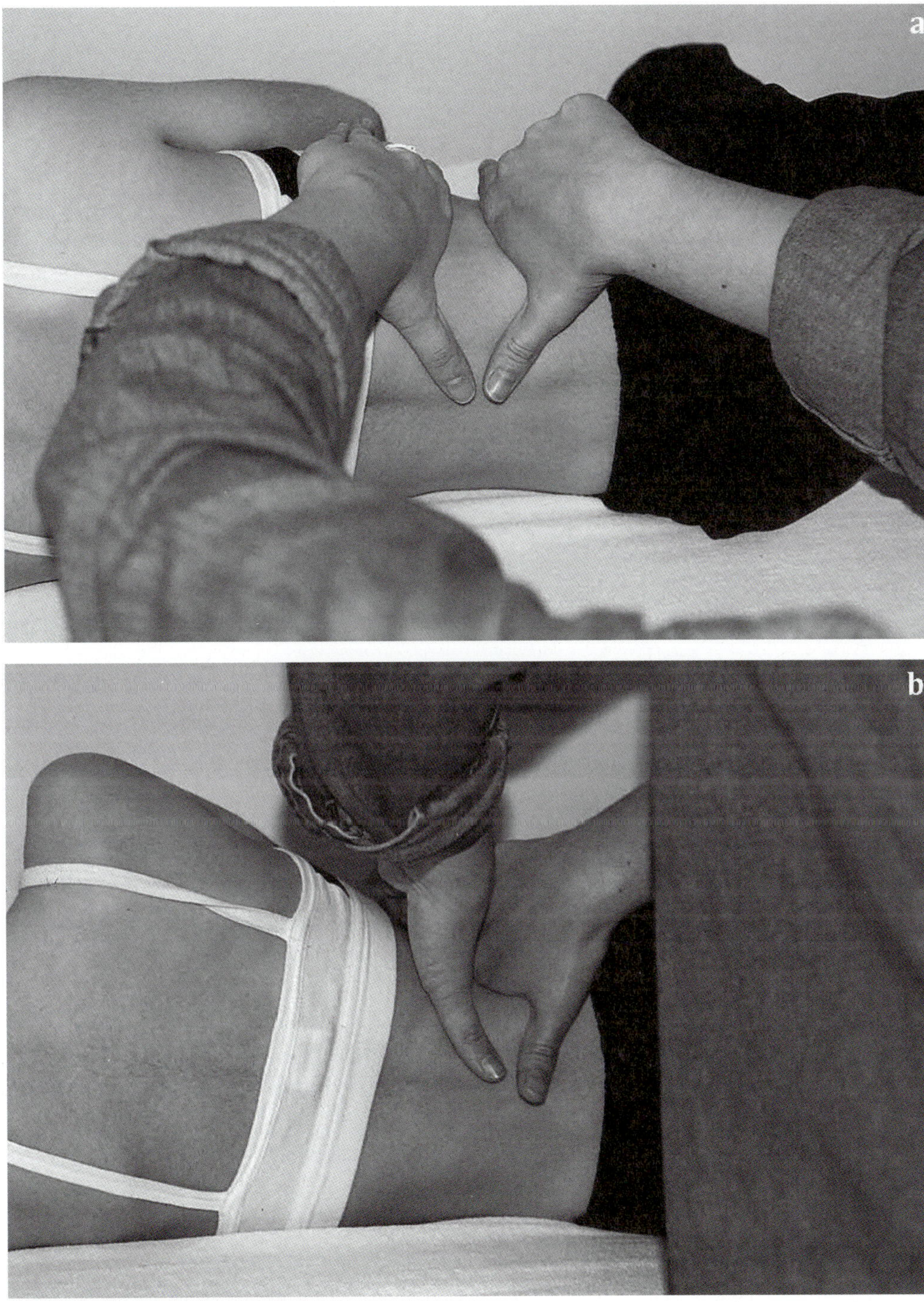

그림 7.46 (a) 요추 만곡을 위한 운동 1. PEP 운동 1과 비슷하게 이것은 흉추 만곡을 위해 실행된다. 환자는 요추 볼록한 쪽이 아래로 가도록 눕고 압력은 요추 오목면에 적용된다. 양손은 수평으로 다시 적용되고, 일정한 거리를 둔다. (b) 압력점을 요골면 쪽으로 다시 이동하면서, 양손을 함께 가져온다. 힘의 방향은 정추로 접근한다.

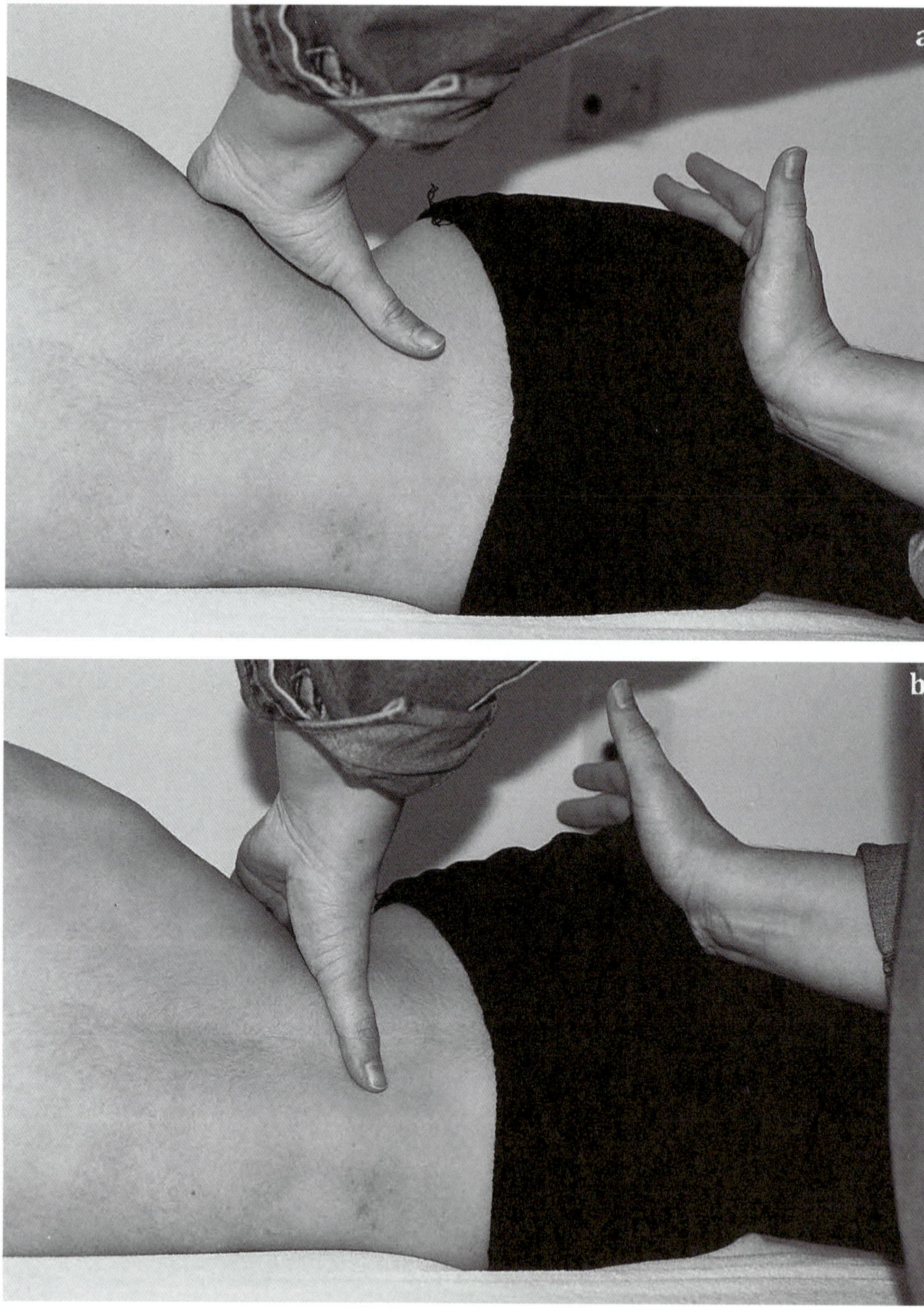

그림 7.47 (a) 요추 만곡을 위한 운동 2의 시작 자세. 전문가의 두상골은 환자의 좌골결절에 둔다. (b) PEP 프로그램에서 요추 만곡을 위한 운동 2의 마지막 자세. 20회 이상 호흡이 유지된다.

7.8 콥각도 70도 이상의 보상이 없는 흉추 만곡의 치료(슈로스 고유 체계)

큰 요추 보상 만곡이 없는 콥각도 70도 이상의 흉추 만곡은 보통 회전이 많이 되어 있기 때문에 Schroth Scoliologic® Best Practice 프로그램 하나에만 의지하지 않는다. 시상면에서는 뚜렷한 늑골 돌출로 인해 흉부 모양은 후만적으로 보인다. 요추부 모양은 전만성으로 부분적으로 천골 위에서 짧은 아치 모양의 전만성 만곡이 나타난다. 이런 형태의 측만증은 슈로스 원래의 체계에 따라 치료되어야 한다. Katharina Schroth가 그녀의 방식(2.1장 참조)을 개발한 것은 그러한 중증 흉추 만곡을 치료할 때의 경험에 의해서였다.

약한 특발성 측만증과 성인의 중증 요추 만곡의 치료와 달리, 70도 이상의 콥각도를 가진 보상부전 흉추 만곡은 척추후만증과 비슷하게 치료된다. 이런 이유로, 우리는 슈로스 기존 체계의 가장 중요한 운동들에 초점을 두기로 했다. 더 많은 운동은 '척추측만증을 위한 3차원적 치료'에서 발견할 수 있다(Lehnert-Schroth 2007).

그러나 모든 운동에 적용할 수 있는 조치는 이러한 운동의 정확한 실행을 위한 필수조건이다. 그래서 이런 예비 조치에 대한 설명이 포함되었다. 대부분 이런 만곡들은 흉추가 오른쪽으로 볼록한 만곡이다. 아래의 설명에서, '오른쪽'은 항상 늑골 돌출 면(parcel side)을 그리고 '왼쪽'은 항상 weak side를 뜻한다.

7.8.1 슈로스 고유 체계의 일반적인 교정 원칙

1) 5가지 골반교정

기능적 3-만곡 측만증에서 모든 운동은 5가지 골반교정을 포함해야 한다:

1. 골반을 후방으로, 상체를 쉽게 앞으로 구부릴 수 있도록 가능한 중앙에서 위로 높인다.
2. 요추 전만이 있다면, 골반의 앞쪽 가장자리를 들어 올린다.
3. 전두면에서는 대전자로부터 돌출된 둔부를 이동한다. 골반이 중앙에 위치한다면 이 골반교정은 생략할 수 있다.
4. 늑골 돌출 아래의 둔부(장골)는 등쪽으로 회전된다. 다른 쪽 둔부는 흉곽에 맞서는

고정된 지점으로서 골반대가 회전하지 못하게 하기 위해 복부 쪽으로 이동된다.

5. 흡기(개방)하는 동안 팽창이 증가될 수 있도록 weak point를 넓히기 위해서 돌출된 늑골 아래의 둔부는 낮아지게 된다(Lehnert-Schroth 2007).

II) 회전호흡

모든 운동은 회전호흡과 함께 골반교정을 포함한다. 직각은 측면을 따라 형성된다. 첫 번째(첫 번째 측면)는 원하는 운동 방향으로 이동한다. 두 번째는 후두부를 밀면서(목은 등을 따라간다) 항상 상부 방향으로 이동한다.

모든 호흡운동은 횡경막 쪽으로 그리고 의도적으로 바깥을 향하여 직각으로 발생한다. 그러나 이것은 우선 연습이 되어야 하고, 느껴져야 한다. 또한, 환자는 이것을 손으로도 느껴야 하고 정서적으로 감지해야 한다(Lehnert-Schroth 2007).

III) 교정쿠션

교정쿠션(약 200g의 쌀 포대)은 환자가, 일상생활과 안정상태에서 꼬임을 푸는 느낌이 상기되도록 거의 모든 시작 자세에서 수동적인 교정도구로 사용된다. 하나 주의할 점은 쿠션이 올바르게 놓이도록 한다. 등을 대고 누울 때에는 골반이 한 쪽으로 회전하지 않도록 하기 위해 복부 방향으로 흉추의 오목한 쪽 대둔근 아래에 쿠션을 놓는다. 그리고 다른 쿠션 하나는 흉추의 오목한 쪽 견갑골 바로 아래에 놓으면 어깨뿐만 아니라 견갑대 전체가 앞으로 밀리게 된다. 늑골 돌출에서(흉추의 볼록한 쪽) 견갑대뿐만 아니라 견갑골 아래와 위에 위치한 늑골들이 낮아질 수 있도록, 쿠션은 견갑골보다 밑에 가로로 놓는다.

IV) 어깨 보상 긴장

어깨 보상 긴장과 어깨 긴장은 전두면에서 어깨의 측면으로 밀려고 하는 환자의 노력을 묘사하는 것이다. 어깨 보상긴장은 흉추의 볼록한 쪽에서 발생하고, 전두면에서 늑골 돌출 교정에 맞서는 상부 방향에 대한 저항이다(늑골 돌출은 내측으로, 견갑대는 외측으로). 반대로, 어깨 긴장은 흉추의 오목한 쪽을 개방하는 것을 도와주고 이렇게 해서 오목한 쪽으로 흉추의 이동을 유도한다.

팔꿈치는 구부려져 있고 90도로 유지되는데, 손은 동측 어깨에 얹는다. 팔꿈치는 외측으로 민다(그림 7.48 오른쪽).

V) 후두부 밀기

후두부 밀기는 모든 운동에 포함되어 있다. 환자는 목 위로 그리고 후두부까지 자신의 머리 방향으로 척추를 이용하여 꿈틀거린다. 이것은 길이감을 만들어 낸다. 턱은 환자가 옷깃이 선 것과 같은 느낌의 방식으로 유지된다(Lehnert-Schroth 2007).

VI) 12까지 유지하기 운동

교정 후 제일 좋은 운동결과들은-거울로 확인되는-안정된 장력을 발휘한다. 즉, 몸통 전체 근육계는 교정된 위치로 늘어나며 비대칭적인 느낌의 장력과 자세를 만드는 교정 자세를 형성한다.

a) 첫 흡기 단계에서 회전호흡은 늑골 돌출 아래 요추 부위의 weak point에서 발생한다. 호기 단계 동안 근육은 유지된다. 이렇게 할 때, 환자는 월바를 누를 수도 있다.

b) 각각의 더 많은 흡기 단계에서 회전호흡의 교정 결과는 향상되고 공기는 오목한 쪽으로 유도된다. 계속해서 호기 단계에서 몸통 근육 긴장은 반복된다. 운동에 따라, 이 부분에서 두 개의 바를 땅에 밀 수 있다.

c) 이 후, 좁은 복부 쪽은 호흡을 통해 앞으로 이동되고 모든 것은 다시 안정화된다. 환자는 제일 좋은 교정 상태로 4까지 세며 최대한 몸통 근육 긴장과 함께 숨을 내쉬어야 한다.

다음 흡기에서 환자는 4까지 세면서 다시 교정하고, 호기 동안의 교정 자세는 긴장 상태로 유지한다. 세 번째 호기에서 환자는 4까지 다시 세고, 회전된 자세로 앉아 있는 동안 예를 들면, 등받이는 같은 크기로 '떨어뜨린다'. 이것을 하고 난 후, 환자는 누워있는 자세에서의 휴식이 필요하다(Lehnert-Schroth 2007).

VII) 휴식 단계

휴식 단계는 똑바른 자세에서 최대의 몸통 근육 긴장을 경험함으로 추간원판이 다시 채워질 수 있도록 가능하면 교정쿠션에 누워서, 머리쿠션 없이 수평 자세로 실행한다. 쿠션 지지는 일상 상황에서 쉽게 발생하는 몸통 부분의 꼬임을 쉽게 풀 수 있도록 반복을 통해 교정 자세가 무의식적으로 될 수 있도록 감각을 전달해야 한다(Lehnert-Schroth 2007).

7.8.2 슈로스 고유 체계의 특수한 교정 원리

I) The twisted seat(그림 7.48)

시작 자세:

환자는 골반의 왼쪽 절반(흉추 오목면 골반의 반)으로 의자에 앉는다. 골반의 오른쪽 반은 어느 정도까지 측면으로 돌출될 수 있다(세 번째 골반교정). 오른쪽 다리는 뒤로 뻗고 고관절은 외회전된다. 발목은 바닥 방향으로 더 밀어 고정한다(다섯 번째 골반교정). 교정쿠션은 골반을 뒤로 비틀기 위해, 오른쪽 골반의 절반 앞에 놓는다(네 번째 골반교정).

상체는 뒤로 그리고 약간 왼쪽으로 뻗은 다리의 연장선상에 비스듬히 앞으로 위치시킨다(자동으로 된, 여기서 첫 번째와 두 번째 골반교정 결과). 실행을 하는 동안 양손은 바닥으로 바를 누르거나 적당한 높이의 고정된 바를 잡아당긴다. 그렇지 않으면, 양손을 등받이에 놓고 등받이를 "떨어뜨려" 민다.

운동의 실행은 후두부 밀기와 늑골 돌출 아래의 weak point를 확장하는 것과 동시에 오목한 쪽의 개방으로 시작한다.

a) 횡격막이 낮아지는 동안에 weak point(부유늑골, 오른쪽)는 측면과 머리 쪽이다. 호기 동안에는 유지한다. 다음 흡기에서 횡격막이 낮아지는 동안 부유늑골들은 등쪽으로 그리고 머리쪽으로 밀려 나가게 된다. 호기 동안에는 유지한다.

b) 횡격막이 낮아지는 동안 weak side는 옆으로 그리고 밖으로 아치형이 된다. 이 교정은 호기에서 유지된다. 같은 늑골들은 횡격막이 낮아지는 동안 등 쪽으로 그리고 머리 쪽으로 이동되고, 호기 동안에 유지된다.

c) 오른쪽 복부 부근으로의 호흡은 항상 횡격막이 낮아지며, 앞으로 그리고 머리 쪽으로 호흡한다.

d) 환자가 거울 속에서 교정되는 자기 자신을 관찰할 때, 등척성 긴장(12회 긴장)을 통해 전신이 "고정되고 견고하게" 만들어진다. 환자가 거울로 자신의 교정된 모습을 관찰하는 동안에, 호기(안정화 단계)에는 전신의 등척성 수축이 실행된다.

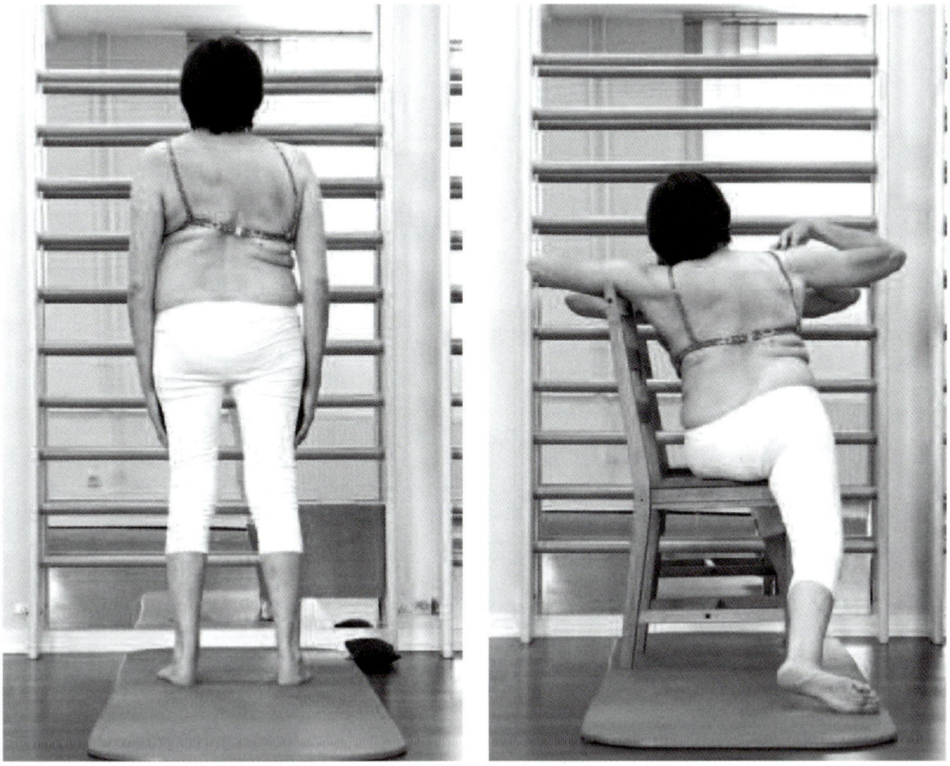

그림 7.48 오른쪽 어깨 보상 만곡으로 운동을 실행 중인 twisted seat.

힘든 운동이기 때문에 운동 후 환자는 바닥에 등을 대고 누워 몸통이 뒤틀린 것을 푸는데 도움을 주는 교정쿠션 위에서 자신의 다리를 위로 올리고, 머릿속으로 한번 더 떠올리며 그 운동들을 실행해야 한다.

II) 50x 운동(그림 7.49a+b)

이 운동은 늑골 돌출 교정을 위한 가장 중요한 운동 중 하나이다. 환자는 월바 앞에서 책상다리를 하고 앉는다. 오른쪽 무릎은 가까운 바를 마주하고 쿠션을 댄다(네 번째 골반교정). 몸통의 모든 오목한 부분들에 하중을 감소시키기 위해 환자는 양손을 머리 높이 위의 막대로 뻗고 후두부 밀기로 이것에 맞서 지그재그로 움직이는 느낌이 들도록 한다. 수축된 가슴의 오른쪽 복부 쪽은 정면으로 오게 하고 환자는 돌출된 늑골을 세우도록 직각 위로(머리를 향해) 호흡한다. 목을 똑바로 유지하는 동안, 위에서부터 돌출된 늑골을 평평하게 만들면서, 머리는 가능한 멀리 뒤로 가져온다. 이것은 여러 번의 호흡을 하는 동안 발생하는데, 각각의 호기 동안 이전의 교정 결과를 관찰해야 한다.

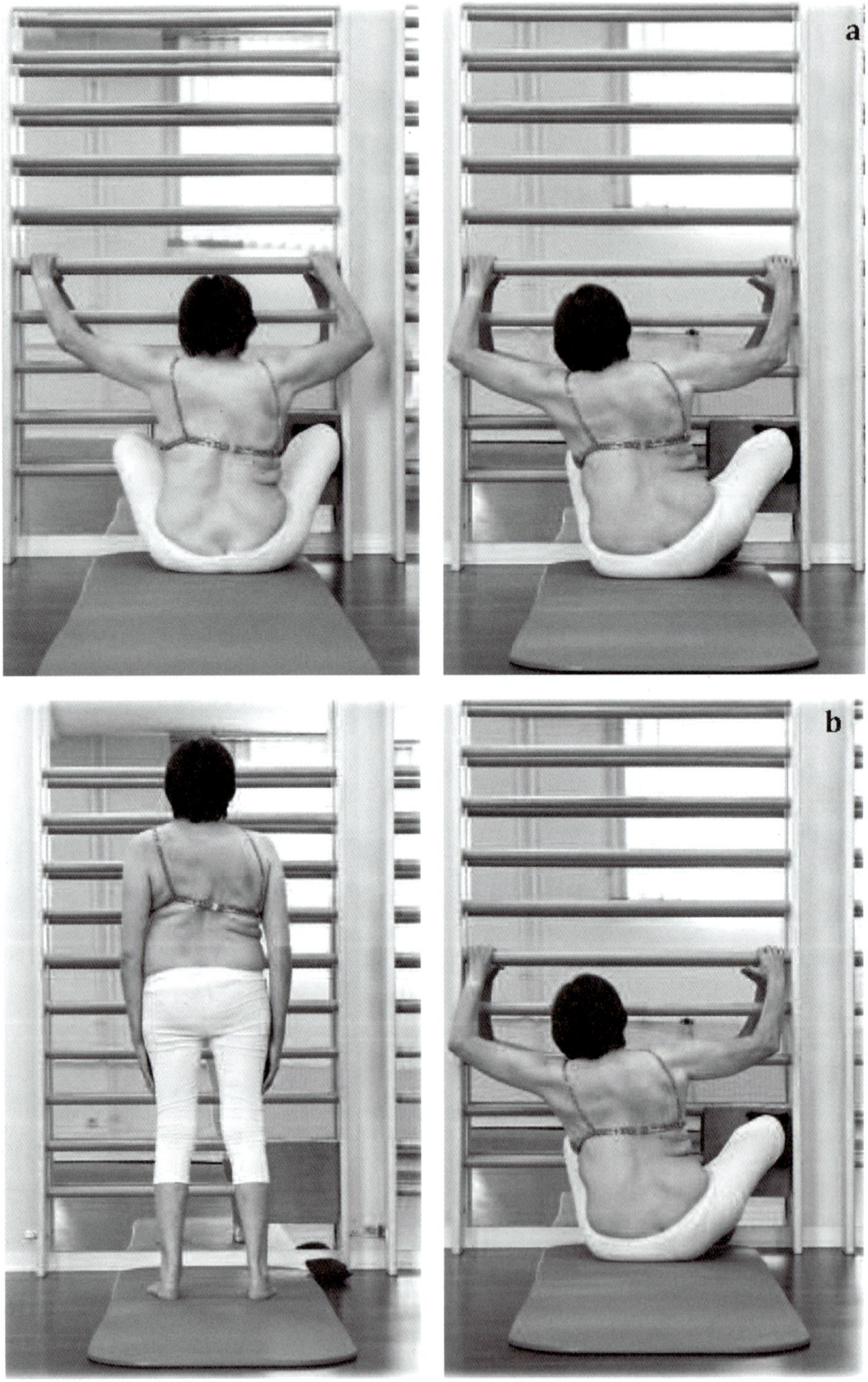

그림 7.49 (a) 50번 운동은 parcel side인(왼쪽 사진) 월바의 오른쪽 앞에서 시작한다. 운동이 왼쪽(오른쪽 사진)으로 향해 있기 때문에, 이런 방식으로 연습을 하기 위한 충분한 공간을 가지고 있다. (b) 교정되지 않은 자세와 비교한 50번 운동.

교정 후, 거울로 확인되어지는 가장 좋은 운동 결과들은 확실히 유지된다. 즉 다시 말해, 몸통 전체의 근육계는 장력과 자세에서의 비대칭적인 느낌을 형성하는 교정된 자세로 유지되어진다.

Katharina Schroth가 이 새로 개발된 운동이 한 환자에게 주었던 효과를 확인하며, "당신은 이 운동을 하루 50번씩 해야 됩니다!"라고 기쁘게 소리쳤는데, 이렇게 해서 이 운동의 이름이 되었다.

환자는 오목한 쪽의 "큰 아치"를 수행한 후 상체의 꼬임풀기를 완성하기 위해 휴식을 취해야 한다.(Lehnert-Schroth 2007).

III) Muscle cylinder(그림 7.50)

이 운동은 서 있는 자세, 무릎을 꿇고 혹은 의자에 앉아서 실행할 수 있다.

서 있는 자세:

환자는 첫 번째와 두 번째 골반교정을 준비하고서, 왼쪽 다리로 선다. 오른쪽 다리는 뻗은 자세이고 밖으로 회전되어 있다(네 번째 골반교정)-발은 의자에 놓거나 월바에 놓는다. 상체는 약간 앞으로 그리고 약간 왼쪽으로 구부리며, 다리를 신전하고(세 번째 골반교정), 우측 허리 근육이 그것을 지지하도록 한다. 오른쪽 뒷꿈치는 발을 뻗은 방향으로 민다(다섯 번째 골반교정). 이 시작 자세는 운동을 하는 동안 변하지 않는다.

회전호흡은 오른쪽 부유늑골, 왼쪽 weak side, 위축된 오른쪽 정면 그리고 오른쪽 팔 밑의 늑골에 대하여 실행된다. 둔부를 지지하면서, 가끔 왼쪽 어깨는 아주 강하게 밖으로/위로 당겨지거나 밀릴 수 있고, 동시에 어깨의 보상긴장은 오른쪽에서 비스듬히 외측/후방으로 적용된다.

무릎을 꿇고(사진 참조):

운동을 위해 환자는 왼쪽 무릎으로 무릎을 꿇는다. 오른쪽 다리는 편 상태로 외회전한다(네번째 골반교정). 그 외에는 위에서 설명한 것처럼 운동을 진행한다.

IV) 문 손잡이 운동(그림 7.51a+b)

문 손잡이 운동은 Katharina Schroth가 초기 당시에 월바의 부족으로 운동 시 문 손잡이

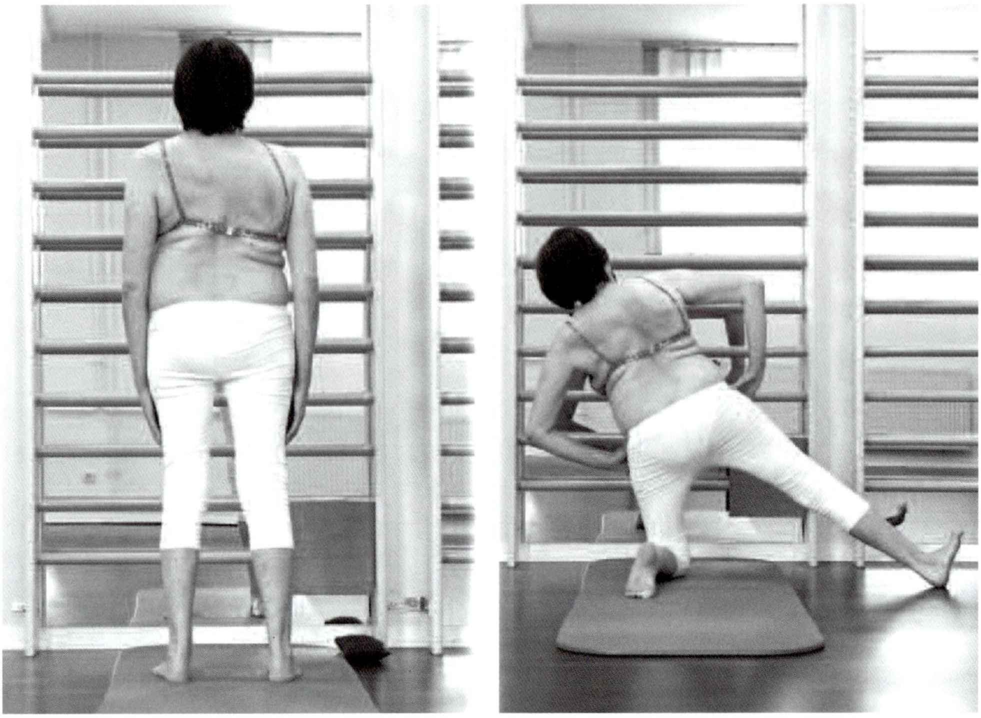

그림 7.50 무릎을 꿇고 실행 중인 muscle cylinder

를 사용했기 때문에 그렇게 불린다.

시작 자세는 무릎을 꿇어 뒷꿈치 위에 앉는 것이다. 환자는 자신의 왼쪽은 월바를 향하고 왼팔은 밖으로 늘리면서 무릎을 꿇은 상태에서 머리 위로 닿을 수 있는 제일 높은 월바를 잡는다. 오른쪽의 낮은 다리는 골반을 풀기 위해 나머지 다리 뒤 약 5센치 떨어져 위치시킨다. 무릎은 비대칭적으로 위치한다. 오른쪽 둔부(골반의 반)는 밖으로 그리고 뒤로 낮춰진다(첫 번째, 두 번째 그리고 세 번째 골반교정). 상체는 이제 왼쪽으로 비스듬히 위치하고 약간 앞으로 기울인다(그림 7.51a).

운동 :

팔꿈치가 구부러짐으로써 왼팔이 상체를 위로 당겨지도록 풀어진 골반의 저항에 맞서 회전호흡을 하는 동안 환자가 무릎을 꿇은 상태로 앉도록 한다. 환자가 완전히 앉기 전까지, 머리 뒷면은 비스듬한 왼쪽 방향으로 똑같이 당긴다. 이제 오른쪽 둔부는 밖으로 그리고 뒤로 뻗고 팔은 천천히 신장하는 동안 왼팔은 저항을 가한다(그림 7.51b).

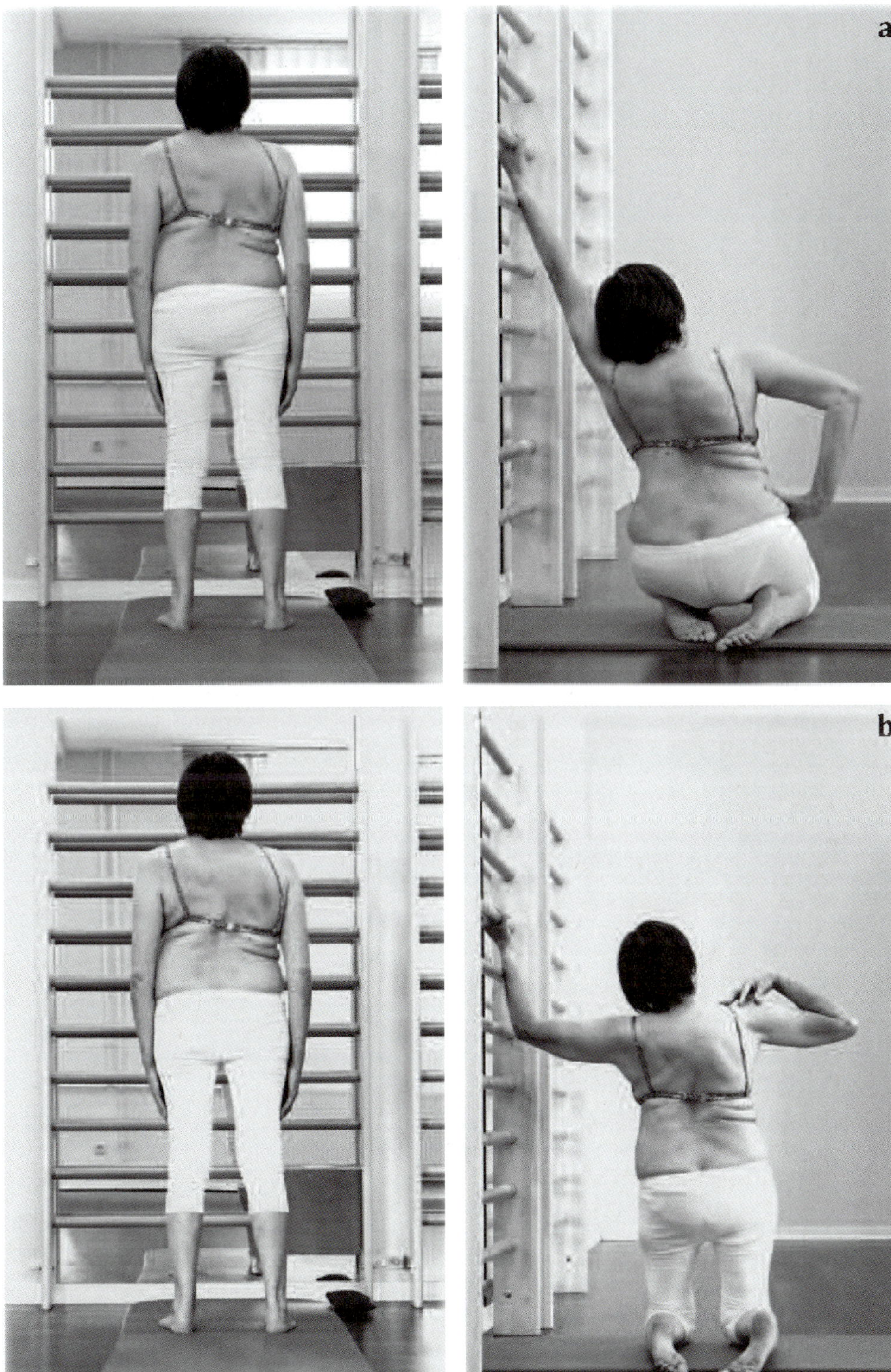

그림 7.51 (a) 원래의 문 손잡이 운동의 실행, (b) 문 손잡이 운동을 마치는 자세

V) The hip loop(그림 7.52)

환자는 오른쪽 골반을 뒤로 회전시키는 오른쪽 무릎 앞에 가능하면 교정쿠션을 놓고, 세 번째 월바에 마주보고 무릎을 꿇는다(첫 번째, 두 번째 그리고 네 번째 골반교정). 이것은 또한 오른쪽으로 밀린다(세 번째 골반교정).

양손은 머리 위의 바까지 뻗어 잡는다. 골반은 낮아지고 양쪽은 늘어난다. 환자는 위로 그리고 왼쪽으로 약간의 후두부 밀기를 실행한다. 이것이 시작 자세이다.

운동 :

환자는 골반으로 원을 그리며 측면 및 등쪽으로 그리고 하부 방향으로 움직이고(다섯 번째 골반교정), 몸통의 모든 오목한 부분들을 확장시키며 각 회전 시 회전호흡을 통해 오목한 부분들을 채운다. 반면에, 오른쪽 가슴은 늑골 돌출을 감소시키기 위해 복부 방향으로 당긴다.

이 운동은 강직성 기능적 3-만곡 형태의 골반교정을 개선(동원)하는데 도움을 준다.

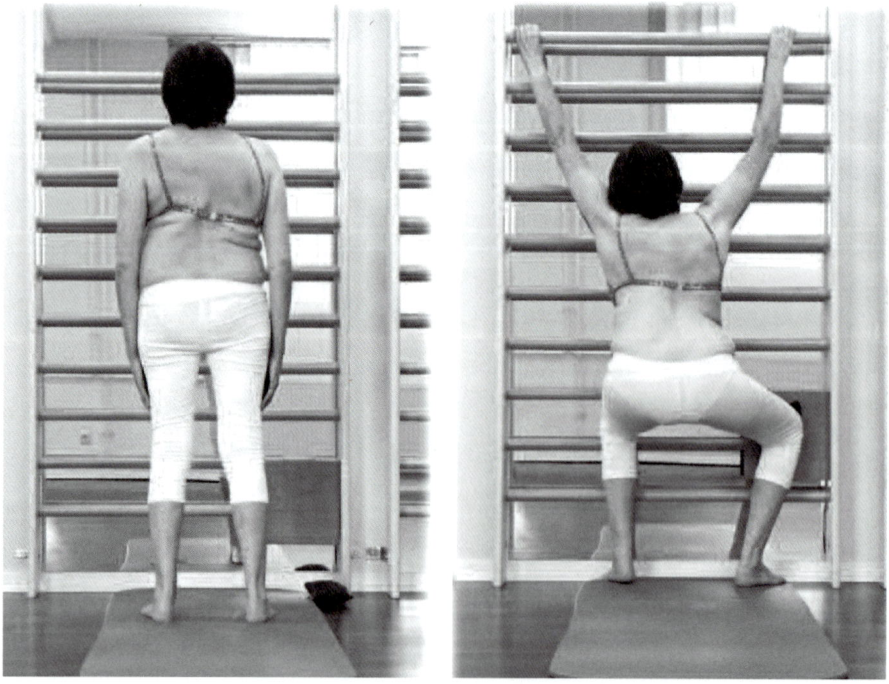

그림 7.52 Hip loop의 실행. 왼쪽과 비교 목적으로: 교정되지 않은 안정 시 자세.

콥각도 70도 이상의 비보상된 흉추 만곡의 치료를 위해 여기서 설명된 운동들은 고유의 슈로스 체계를 따르는 것이며, 특수한 측만증 형태를 치료하기에 충분하다. 이런 운동들의 실행에서 차이점은 "Power Schroth" 운동과 비교할때, 특히 여기서 설명된 문 손잡이 운동에서 관찰될 수 있다.

회전호흡 기술은 "Power Schroth" 프로그램으로 단순화되었다. 가장 중요한 고려사항은 단순화된 방법 혹은 정확한 슈로스 고유 체계에 설명된 것과 같이, 개별 환자를 중심으로 한 최적의 운동 실행이다(Lehnert-Schroth 2007).

7.9 De-tethering 운동

7.9.1 척추측만증 치료에서 신경구조물의 중요성

특발성 척추측만증의 형성과 발달의 원인을 찾고 있는 동안 척추변형국제연구학회(IRSSD) 연구팀이 Burwell 교수(노팅엄), Dangerfield 교수(리버풀), Winnie Chu 교수(홍콩)와 함께 조직되었다(Chu et al. 2008). 일련의 MRT 검사가 수행되어 기능적 척수 견인(tethered cord)이 척추측만증의 형성을 위한 시작점이라는 가설을 뒷받침 한다(Chu et al. 2006). Deng과 동료들이 수행한 검사에서 기능적 척수견인증후군의 징후가 발견되었고 검사된 흉추 만곡들의 정점 영역에서 척수의 정렬 불일치와 변형에 관한 보고가 있었다. 이러한 징후들이 환자에게 더 두드러지게 나타날수록 홍콩에서 제작된 대칭적 보조기로 만곡의 증가를 멈추는 것이 더 어려워졌다(Deng et al. 2015).

등의 성장은 척수 견인과 그 덮개(mantle)에 의해 느려지며, 이는 복부 성장을 증가시킨다. 척추가 불안정 해지고 왼쪽 척추에 대한 끊임없는 심장 박동으로 흉추 오른쪽에 볼록한 만곡의 형성을 가능하게 하고, 결국 그것은 이 만곡의 진행을 허락한다(Raso VJ 2000). 사실 일반적인 특발성 흉추측만증은 오른쪽으로 볼록하다. 현재까지 특발성 요추측만증의 원인을 확인할 명백한 대응 방안은 존재하지 않는다.

그러나 특발성 척추측만증의 치료에 있어 이러한 통찰이 의미하는 것은 무엇인가? 척수의 유동성 제한이 어떻게 영향을 끼칠 수 있나? 해답은 그것을 둘러싸고 있는 구조물들 내에 신경구조물(신경조직과 겉질)를 가동하는 것에 있다(Butler 1991, Santos 2010).

7.9.2 척추 변형 치료를 위한 신경가동술(de-tethering)

가동기법의 옵션들은 사실상 수동적(도수치료, 카이로프랙틱 치료)이거나 능동적(운동)일 수 있다. 많은 조사로 증명된 의미 있는 예비연구에서 체외충격파 치료(ECSWT)는 제한된 치료 성공률을 보여주었다(Weiss et al. 2013, Weiss 2016). 게다가, 다른 사례 연구는 체외충격파 치료의 효과를 입증하였다. 척추 회전의 척도로서 finger-to-floor의 거리와 척추 측만계 각도는 반복적인 치료를 통해 상당히 향상되었다(Weiss, 2017a). 그러나, 긍정적인 효과는 오래가지 못했고, 어떠한 운동이 비슷한 효과를 낼 수 있는지에 대한 질문이 제기되었다. 체외충격파 치료를 이용한 각각의 척추분절에서의 개별적 가동기법이 효과를 나타내는 것처럼, 최대의 움직임 범위 내에서 운동을 수행하는 것이 묘사된 기능 장애에 영향을 미칠 수 있어야 한다. 척수와 척추관 겉질의 가동기법은 몸통을 비틀거나(어깨 방향의 반대로 골반을 돌리는 것) 다른 복잡한 움직임들에 의해 가능해야 한다. 말초신경의 구조물들은 또한 척수와 겉질의 가동성에 손상을 줄 수 있는 어떠한 말초 결착을 느슨하게 하기 위해 가동되어야 한다.

이러한 이유로, 첫 번째 저자는 Schroth Best Practice Academy의 구성원에 의해 성공적으로 검증된 일련의 운동을 권장하였다(Weiss 2017b). 이러한 운동은 신체 다른 부분의 신경구조물들을 움직이도록 하는 역할을 한다. 첫 번째 운동은 주로 경추 속질(경추신경의 구조물)을 움직이도록 설계되었다. 두 번째 운동은 흉추 및 요추신경의 구조물을 움직이도록 하는 역할을 한다. 세 번째 운동은 요추의 중추신경 구조물과 상지의 말초신경 구조물을 움직이도록 한다. 네 번째 운동은 흉추와 요추의 신경구조물과 하지의 말초신경 구조물들을 움직이도록 한다.

누군가는 더 추가된 운동량과 더불어 어깨에 반대되는 골반의 움직임을 고려해야 할지도 모른다. 그러나 이것은 특히 척추 변형이 있는 환자의 경우 부상의 위험성을 가진다. 이러한 이유로, 필요한 경우에는 단지 능동적인 관절 가동 기법과 약간의 수동적인 압력만을 권장한다. 또한, 능동적인 운동 능력이 없는 신경근육성 척추측만증의 경우와 마찬가지로 수동적인 관절가동기법을 사용할 때에도 약간의 추가적인 압력만을 권장한다.

운동 #1

이 운동은 두통을 스스로 치료하기 위해 Grita Weiss에 의해 개발되었다.

De-tethering 운동 #1

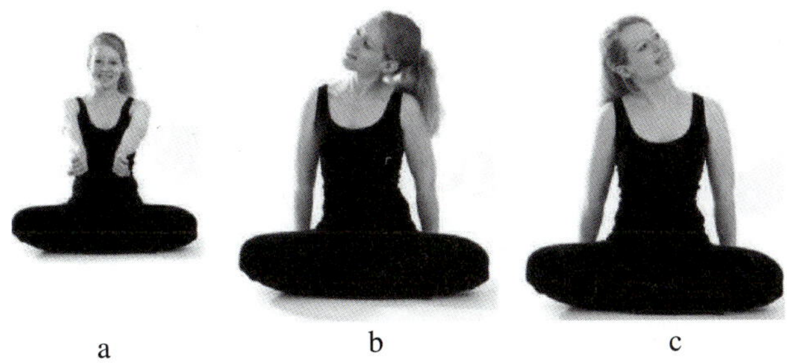

그림 7.53 첫 번째, 내회전하여 쭉 뻗은 팔에 기댄다. 복합적인 동작을 이용하여 경추는 옆으로 최대한 기울이면서 동시에 턱은 반대쪽으로 돌린다.

시작 자세: 바닥에 책상다리로 앉는다. 앉아서 골반은 고정시키고 상지 및(또는) 경추의 움직임에 저항을 준다.

팔을 내회전하여 가능한 한 많이 펴서 주먹이 위치한 바로 옆에 골반 위의 몸통을 지지해 준다. 골반은 약간 움직이기 시작할 것이다. 이 자세에서는 상완신경총(brachial plexus)이 말단부에 연결되면 동원될 신경구조물의 주요 운동이 경추후두부 척추 부위에서 일어난다.

운동 실행: 첫 번째, 내회전하여 쭉 뻗은 팔에 기댄다. 그런 다음 복합 동작을 사용하여 가능한 한 멀리 경추를 기울인다. 동시에 턱을 최대한 반대쪽으로 돌린다. 척수 부위의 신경구조물이 등쪽으로 움직이는 경향이 있기 때문에 경추를 약간 구부려서 사전 스트레칭을 증가시킴으로써 운동 성능이 강화된다.

운동 목표: 상완신경총이 말단부에 묶이면 신경구조물이 동원될 수가 없게 된다. 따라서 경추부의 움직임은 경추의 골수 및 경추후두부 통로의 신경구조물에 도달한다.

빈도: 이 운동은 비교적 쉽게 수행할 수 있으며 특별한 보조장치 없이도 하루에 몇 번씩 수행 할 수 있다(양측으로 20회씩 하루에 3번).

운동 #2

이 운동은 원래 Qi Gong 프로그램(Weiss 1999)에서 비롯되었고 흉추 부위의 신경구조물

De-tethering exercise #2

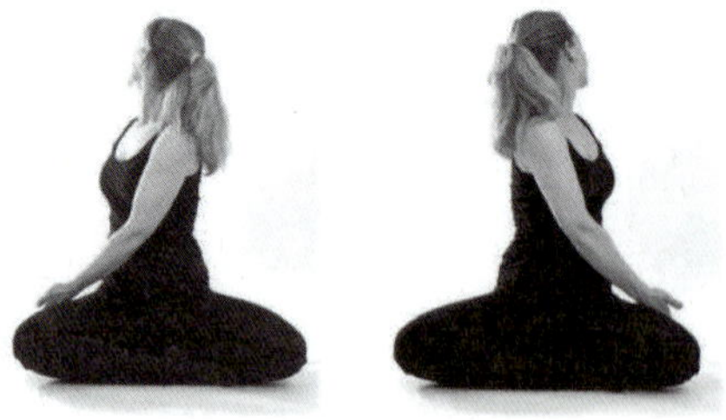

a b

그림 7.54 몸통을 세로축을 따라 비튼다. 머리와 어깨를 좌우로 번갈아 돌리면서 움직임을 이끌어 낸다. 어깨를 따라 느슨하게 움직이는 팔을 운동 방향으로 흔들고 반대쪽 허벅지 위로 손을 건넨다. 완전한 뒤틀림 동작이 끝나면 반대쪽 허벅지에 손등을 살짝 가볍게 밀어서 비틀림 강도를 약간 높인다.

을 동원하는 역할을 한다.

시작 자세: 바닥에 책상다리로 앉는다. 앉아서 골반은 고정시키고 상지 및(또는) 경추의 움직임에 저항을 준다.

운동 실행: 세로축을 따라 몸통을 비튼다. 머리와 어깨를 오른쪽과 왼쪽으로 교대로 돌린다. 어깨를 따라 느슨하게 움직이는 팔을 운동 방향으로 흔들고 반대쪽 허벅지 위로 손을 건넨다. 완전한 뒤틀림 동작이 끝나면 반대쪽 허벅지에 손등을 살짝 밀어서 미끄러짐 강도를 약간 높인다.

척추 부위의 신경구조물이 등쪽으로 움직이는 경향이 있기 때문에, 경추를 포함한 척추 전체를 약간 구부려서 사전 스트레칭을 증가시킴으로써 운동 성능이 강화된다.

운동 목표: 고정된 골반에 대한 최대 운동범위 내에서 머리/어깨를 움직이면 척추와 신경구조물이 비틀어진다. 이 뒤틀림은 상대적인 단축으로 이어진다. 척추는 크게 단축될 수 없기 때문에, 이 운동 중에 신경구조물 및 상응하는 연부조직의 상대적 단축은 척추관 벽에 있는 경막의 기존 기능적 강한 연결에 긴장을 초래한다. 척추관은 단축될 수 없다. 뒤틀림 또한 척수 내벽에 대한 척수 및 덮개 가로 방향의 장력을 유발한다. 흉추 부위의 신경구조물이 우세하게 나타난다.

빈도: 이 운동은 비교적 쉽게 수행할 수 있으며 특별한 보조장치 없이도 하루에 몇 번씩 수행할 수 있다. 이 운동은 양측으로 20회씩 하루에 3번 수행할 것을 권장한다.

운동 #3(범위)

이 운동은 아주 효과적인 Qi Gong(Weiss 1999)의 형태인 이른바 Nei Gong Program을 기반으로 한다.

시작 자세: 발을 어깨 너비보다 약간 넓게 하고 선다. 발 앞쪽과 뒤꿈치를 바깥쪽으로 향하게 하고, 무릎을 밖으로 뻗는다.

운동 실행: 머리 위를 향하게 하고 위쪽을 가리킬 때까지 측면을 따라 팔을 위쪽으로 움직인다. 팔꿈치를 약간 구부려 손바닥이 머리를 향하도록 손과 발을 뻗는다. 몸통을 오른쪽으로 단단히 구부려 머리 위로 펼쳐진 팔이 가능한 한 오른쪽으로 수평을 이루게 하고, 이 위치에서 2~5회 호흡을 유지한다.

이 운동의 두 번째 단계에서는 오른쪽 발의 위쪽에서 앞쪽으로 몸통을 내린다. 손가락 끝이 서로 뻗어 있고 오른손 바닥이 오른발 위쪽의 대각선 방향으로 바닥을 향하게 놓여있는 상태에서 팔을 다른쪽으로 구부려야 한다. 다리를 펴고, 이 위치에서 2~5회 호흡을 유지한다.

운동의 세 번째 단계를 위해, 상체를 평평한 뒤쪽 위치로 앞쪽으로 잡아 당긴다. 손과 상체가 수평선을 이루도록 앞쪽으로 손을 잡는다. 손은 바닥을 향하지 않고 30~45도의 각도로 서로 마주 보게 된다. 이 위치에서 2~5회 호흡을 유지한다.

네 번째 단계에 도달하려면 상체를 왼쪽으로 구부린 다음 손바닥을 왼발 위쪽으로 향하게 하여 팔을 다시 구부린다(두 번째 단계와 같이 왼쪽 발 위쪽에 위치). 손가락 끝이 여기에 닿지 않는다. 다리를 펴고, 손과 팔의 구부러진 위치에 주의한다. 다시, 이 위치에서 2~5회 호흡을 유지한다.

운동의 다섯 번째 단계에 도달하려면 몸통을 왼쪽으로 움직여 팔을 머리 위로 들어 올리고, 상체가 다시 정면을 향하게 한다. 위쪽으로 움직이는 동안 몸통을 옆에서 뒤쪽으로 기울인다. 가능한 한 머리 뒤로 팔을 쭉 뻗고 동시에 뒤로 굽힌다. 무릎을 약간 구부린 상태로 유지하며 다시 이 위치에서 2~5회 호흡을 유지한다(그림 7.55a-c). 그 후에 머리 위쪽으로 펼쳐진 팔이 가능한 한 수평 방향으로 오른쪽을 향하도록 몸통을 오른쪽으로 단단히 구부린다. 여기에서 곧은 자세로 몸통의 왼쪽 굽힘을 시작함으로써 반대쪽 운동 순서를 반복한다.

운동 목표: 이 운동은 요추 부위의 중추신경 구조물과 상지 부위의 말초신경 구조물을 동원한다.

빈도: 이 운동 순서를 1-2회 반복한다. 그런 다음 반대 방향으로 운동 순서를 반복한다. 이 운동은 적어도 하루에 한번 수행해야 한다.

De-tethering exercise #3

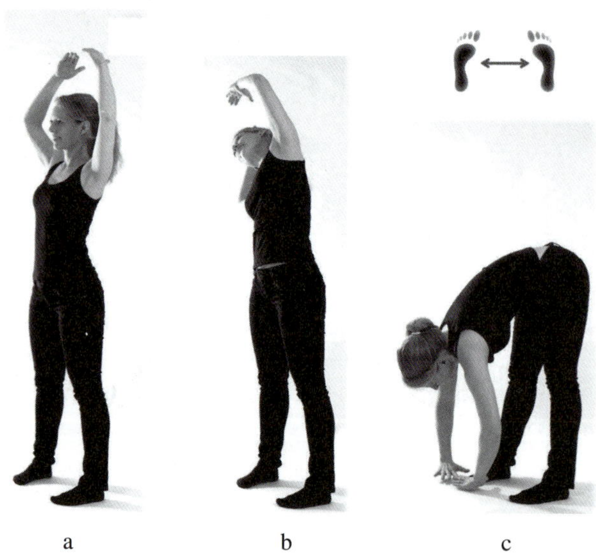

그림 7.55a 몸통을 오른쪽으로 단단히 구부려 머리 위로 뻗은 팔이 가능한 한 오른쪽을 향해 수평으로 향하도록 한다. 두 번째 단계에서는 몸통을 앞쪽으로 낮추고, 팔은 반대편을 향해 구부러 지도록 재위치하며, 손가락 끝이 서로를 마주보게 하고, 손바닥은 오른발 등 위에 대각선으로 바닥을 향하게 한다.

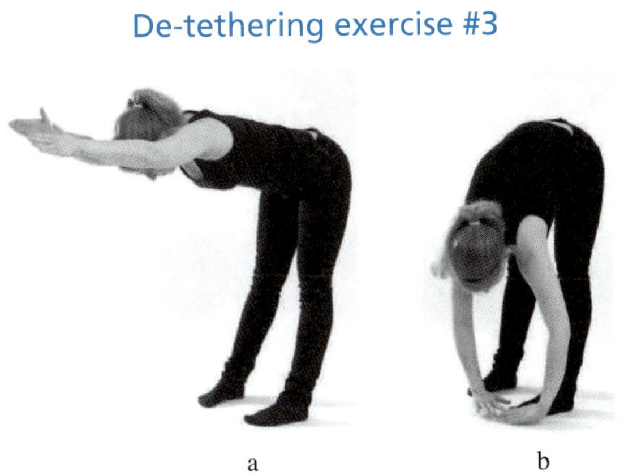

그림 7.55b 운동의 세 번째 단계는 운동의 두 번째 부분에서 이행한다. 상체를 평평한 뒤쪽 위치로 앞쪽으로 늘린다. 그리고 손과 상체가 수평선을 형성하도록 앞쪽으로 손을 늘린다. 이 후, 상체를 왼쪽으로 구부린다. 팔이 다시 서로를 향해 구부러지고, 손바닥이 왼쪽 발의 꼭대기를 향하게 된다(두 번째 단계에서와 같이 왼쪽 발의 맨 위에).

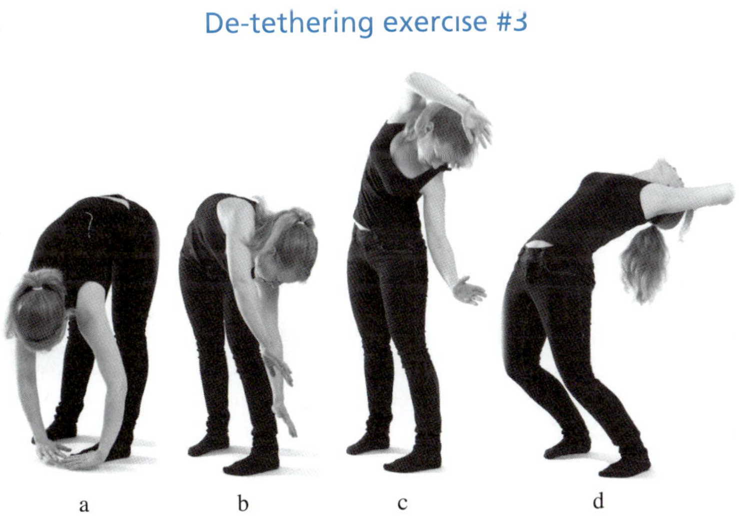

그림 7.55c 그런 다음 몸통을 왼쪽으로 움직여 팔을 머리 위로 들어 올린다. 상체가 다시 정면을 향하게 하고, 위쪽으로 움직이는 동안 몸통을 옆에서 뒤쪽으로 기울인다. 가능한 한 머리 뒤로 팔을 쭉 뻗고 동시에 뒤로 굽힌다. 무릎을 약간 구부린 상태로 유지하며 다시 시작 위치로 돌아 오기 전에 2~5회 호흡 주기 동안 이 자세를 유지한다.

운동 #4(바다에서 두 배의 도약. 짧은 형태)

이 운동은 아주 효과적인 Qi Gong(Weiss 1999)의 형태인 이른바 Nei Gong Program을 기반으로 한다.

De-tethering exercise #4

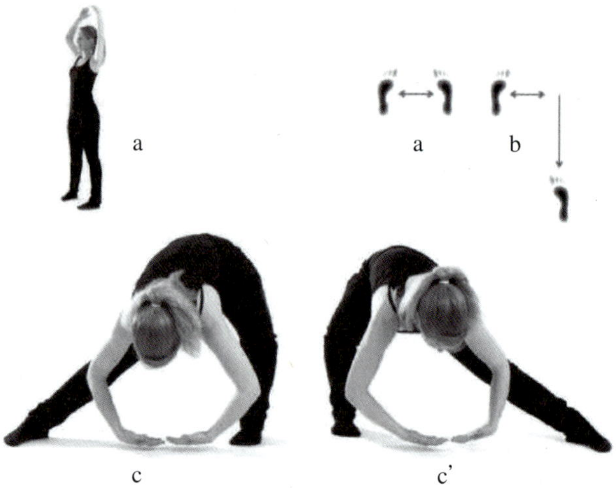

그림 7.56 발을 어깨 너비만큼 벌린 상태로 선다. 발을 안쪽으로 약간 돌리고, 무릎은 바깥쪽으로 돌린다. 그런 다음 큰 보폭으로 오른쪽 다리를 뒤로 똑바로 세우고, 몸통을 앞으로 구부린다. 이 몸통 운동 중에 오른쪽 무릎을 구부려 바깥으로 돌린다. 몸통 자세의 구부러짐에 변화 없이 몸 앞 만곡된 위치에 양손을 가져 온다.

시작 자세: 발을 어깨 너비보다 약간 넓게 세운다. 발 안쪽으로 앞에 중심을 두고 뒤꿈치를 바깥쪽으로 향하게 하여 무릎을 쭉 뻗는다.

운동 실행: 어깨 너비 자세에서 약간 내회전된 발과 바깥으로 회전된 무릎으로 큰 걸음으로 오른쪽 다리를 뒤로 하고 똑바로 선다. 몸통을 앞으로 구부린다. 이 몸통 운동 중에 왼쪽 무릎이 뻗어 있는 동안 오른쪽 무릎은 구부리거나 더 바깥으로 회전한다. 그런 다음 몸통의 구부러진 위치를 변경하지 않고 손을 몸 앞에서 만곡된 위치로 가져 온다. 얼굴은 손바닥을 보고 있고 손을 만지면 안된다. 이 위치에서 2~5회 호흡을 유지한다. 그런 다음 숨을 들이 마실 때 천천히 몸통을 들어 올려 다리를 시작 위치로 되돌린다. 양쪽 운동 단계를 반복한다.

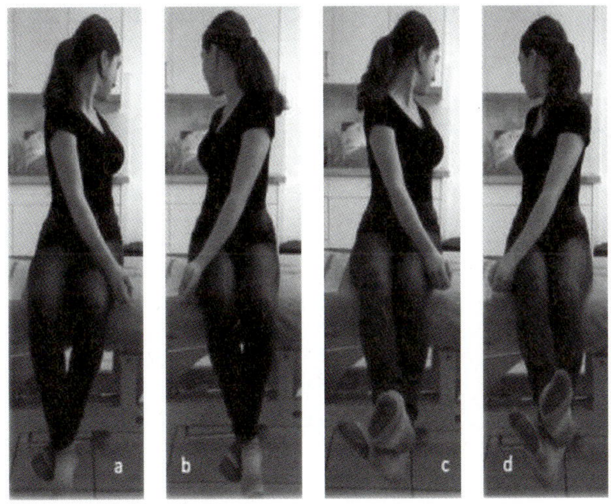

그림 7.57 운동 #1과 #2는 침대나 테이블에 앉아서도 할 수 있다. 이 운동은 안정된 종아리(a, b)와 함께 시작한 다음 뻗은 무릎(c, d)으로 끝난다. 좌골신경을 사전 스트레칭함으로써 척수와 그 구조물이 더욱 늘어난다.

운동 목표: 이 운동은 흉추 및 요추 부위의 중추신경 구조물과 하지 부위에서 말초신경 구조물을 동원한다.

빈도: 이 운동을 좌우로 1~2회 반복한다. 적어도 하루에 한 번 이 운동 순서를 수행한다.

◈ 참고문헌

Asher MA, Burton DC. Adolescent idiopathic scoliosis: natural history and long-term treatment effects. Scoliosis. 2006;1(1):2.

Butler DS. Mobilisation of the nervous system. Melbourne: Churchill Livingstone, 1991, pp 153-168.

Chu WC, Lam WW, Chan YL, et al. Relative shortening and functional tethering of spinal cord in adolescent idiopathic scoliosis? Study with multiplanar reformat magnetic resonance imaging and somatosensory evoked potential. Spine, 2006, 31: E19-E25.

Chu WC, Lam WM, Ng BKW, et al. Relative shortening and functional tethering of spinal cord in adolescent scoliosis - result of asynchronous neuro-osseous growth? Summary of an electronic focus group debate of the IBSE. Scoliosis, 2008, 3: 8.

Deng M, Hui SC, Yu FW, et al. MRI-based morphological evidence of spinal cord tethering predicts curve progression in adolescent idiopathic scoliosis. Spine J, 2015, 15: 1391-401.

Borysov M, Borysov A. Scoliosis short-term rehabilitation (SSTR) according to 'Best Practice' standards-are the results repeatable? Scoliosis. 2012 Jan 17;7(1):1. doi: 10.1186/1748-7161-7-1.

Burwell, RG. Etiology of idiopathic scoliosis: current concepts. Pediatric Rehabilitation. 2003; 6:137-170.

Deacon P, Flood BM. Idiopathic scoliosis in three dimensions: a radiographic and morphometric analysis. J Bone Joint Surg (br). 1984;66-B:509-512.

Duconge P. Der Skoliotische Flachrücken. Krankengymnastische Therapieansâtze. In: Weiss, H.R.: Wirbelsâulendeformitâten (Vol.2), Gustav Fischer Verlag, Stuttgart. 1992, 63-64.

Farkas A. Über die Bedingungen und auslösenden Momente bei der Skolioseentwicklung. Stuttgart, Enke 1925.

Glassman SD, Bridwell K, Dimar JR, Horton W, Berven S, Schwab F. The impact of positive sagittal balance in adult spinal deformity. Spine (Phila Pa 1976). 2005 Sep 15;30(18):2024-2029.

Klapp R. Funktionelle Behandlung der Skoliose. Jena: Fischer; 1907.

Klisic P, Nikolic Z. Scoliotic attitudes and idiopathic scoliosis. In: Proceedings of the International Congress on Prevention of Scoliosis in Schoolchildren (Milan: Edizioni Pro Juventute), pp 91-92, 1985.

Lee SG. Improvement of curvature and deformity in a sample of patients with Idiopathic Scoliosis with specific exercises. OA Musculoskeletal Medicine. 2014 Mar 12;2(1):6.

Lehnert-Schroth C. Three-dimensional treatment for scoliosis. The Martindale Press; 2007.

Maruyama T, Kitagawa T, Takeshita K, Mochizuki K, Nakamura K. Conservative treatment for adolescent idiopathic scoliosis: Can it reduce the incidence of surgical treatment? Pediatr Rehabil. 2003 Jul- Dec;6(3-4):215-219.

Mollon G, Rodot JC. Scoliosis structurales mineurs et kinesitherapie. Etude statistique comparative et resultats. Kinesither Scient. 1986; 244:47-56.

Negrini A. Forschungsdaten und ihre Konsequenzen für die Krankengymnastik. In: Weiss, H.R. Wirbelsäulendeformitäten (Vol. 2), Gustav Fischer Verlag, Stuttgart, 85- 88, 1992.

Ozarcuk L. Grundlagen der Skoliosebehandlung mit der propriozeptiven neuromuskulären Fazilitation (PNF). In: Weiss HR (Hrsg): Wirbelsäulendeformitäten Bd. 3, 1994:11-30.

Pugacheva N. Corrective exercises in multimodality therapy of idiopathic scoliosis in children - analysis of six weeks efficiency - pilot study. Stud Health Technol Inform. 2012; 176:365-371.

Raso VJ. Biomechanical factors in the etiology of idiopathic scoliosis. Spine: State of the Art Reviews. 2000; 14:335-338.

Rigo M, Quera-Salva G, Puigdevall N. Effect of the exclusive employment of physiotherapy in patients with idiopathic scoliosis. Retrospective study. In: Proceedings of the 11th International Congress of the World Confederation For Physical Therapy. London, 28 July - 2 August, 1991: 1319-1321.

Rigo M, Reiter Ch, Weiss H.R. Effect of conservative management on the prevalence of surgery in patients with adolescent idiopathic scoliosis. Pediatric Rehabilitation. 2003; 6:209-214.

Schanz A. Die statistischen Belastungsdeformitäten der Wirbelsäule mit besonderer Berücksichtigung der kindlichen Wirbelsäule. Stuttgart: Enke; 1904.

Santos E. Die Bedeutung der Neuralstrukturen für die Behandlung der Idiopathischen Skoliose. In: Weiss HR (ed): Befundgerechte Physiotherapie bei Skoliose. 3rd ed. Pflaum, Munich; 2011, pp 139-165.

Tomaschewski R. Die Frühbehandlung der beginnenden idiopathischen Skoliose. In: Weiss HR.: Wirbelsäulendeformitäten (Vol. 2), Gustav Fischer Verlag, Stuttgart, 51- 58, 1992.

van Loon PJ, Kühbauch BA, Thunnissen FB. Forced lordosis on the thoracolumbar junction can correct coronal plane deformity in adolescents with double major curve pattern idiopathic scoliosis. Spine. 2008 Apr 1;33(7):797-801.

von Niederhöffer L. Die Behandlung von Rückgratverkrümmungen (Skoliose) nach dem System Niederhöffer. Berlin: Osterwieck; 1942.

Weiss HR. Qi Gong, Übungen und Musik. Pflaum, Munich; 1999, pp 52-79.

Weiss HR, Seibel S, Moramarco M. Adolescent idiopathic scoliosis: etiological concepts and implication for treatment. OA Musculoskelet Med, 2013, 1: 21.

Weiss HR. Idiopathic scoliosis - treatment of a functional tethered cord. Video, November 17th 2016:https://www.voutube.com/watch?v=FxvKTQd-gPY.

Weiss HR. Application of extracorporeal shockwaves in the treatment of scoliosis - a case report. J Phys Ther Sci. 2017a; 29:5. 946-949.

Weiss HR. De-Tethering Exercises for Patients with Idiopathic Scoliosis. January 29th 2017b:https://www.voutube.com/watch?v=pz4wrtGscNg.

Weiss HR. Imbalance of electromyographic activity and physical rehabilitation of patients with idiopathic scoliosis. Eur Spine J. 1993;1,4:240-243 Mar.

Weiss HR. Frühbehandlung der Skoliose durch peripher evozierte Posturalreaktionen. Z. Krankengymnastik. 1993; 4:408-415.

Weiss HR, Lauf R. Contribution to the Etiology of Idiopathic Scoliosis - The "Sobernheim" Concept. In: Proceedings of the Fifth Biannual Conference of the ESDS in Birmingham 1994, 31st May-3rd June 105 -106.

Weiss HR, Weiss G, Petermann F. Incidence of curvature progression in idiopathic scoliosis patients treated with scoliosis inpatient rehabilitation (SIR): an age- and sexmatched controlled study. Pediatr Rehabil. 2003, Jan-Mar;6(1):23-30.

Weiss HR, Dallmayer R, Gallo R. Sagittal counter forces (SCF) in the treatment of idiopathic scoliosis: a preliminary report. Pediatr Rehabil. 2006; 9:1:24-30 Jan/Mar.

Weiss HR, Hollaender M, Klein R. ADL based scoliosis rehabilitation-the key to an improvement of time-efficiency? Stud Health Technol Inform. 2006; 123:594-598.

Weiss HR, Klein R. Improving excellence in scoliosis rehabilitation: a controlled study of matched pairs. Pediatr Rehabil. 2006; 9:3. 190-200 Jul/Sep.

Weiss HR, Seibel S. Scoliosis short-term rehabilitation (SSTR) - A pilot investigation. The Internet Journal of Rehabilitation. 2010;1(1).

Weiss HR. Best Practice in conservative scoliosis care. 4th extended edition, Pflaum, Munich 2012.

Weiss HR, Moramarco M. Scoliosis - treatment indications according to current evidence. OA Musculoskeletal Medicine. 2013 Mar 01;1(1):1.

Yilmaz H, Kozikoglu L. Inpatient rehabilitation - A systematic Pub Med review. The Internet Journal of Rehabilitation. 2010;1(1).

Chapter

08

측만증 치료를 위한 물리치료의 바이오피드백

Biofeedback in Physiotherapy for Treating Scoliosis

바이오피드백(biofeedback)이라는 용어는 감각으로 직접 감지할 수 없는 신체 기능들(예를 들어 맥박, 혈압, 호흡, 근긴장도, 뇌전도)의 관찰을 가능하게 하고, 그럼으로써 그 기능들에 의식적으로 접근할 수 있도록 만드는 기술적(흔히 전자적) 수단을 사용하는 방법을 일컫는다. 바이오피드백의 초점은 행동 치료와 학습 이론 접근법과 유사하다. 이 치료 기술은 많은 다른 응용들을 가능하게 한다. 게다가, 그것은 또한 재활치료를 하는 동안 휴식을 위해 사용된다(Rief and Bierbaumer 2011).

의식은 신체 스스로의 조절 메커니즘을 빈번하게 직접 인식할 수 없기 때문에, 감각이 제대로 작동하지 않을 때 의식적으로 영향을 받는 것은 불가능하다. 바이오피드백의 이점은, 생리적인 측정치의 방법으로 신체적 기능의 인지를 의식적으로 할 수 있게 해준다는 것이다. 측만증 치료에서, 예를 들면 환자는 이 피드백을 더 나은 자세를 갖추기 위해 사용한다.

100년보다 더 오래전 도구들이 이미 측만증 치료를 위해 사용되고 있었다-일부는 물리치료를 지원하기 위해, 일부는 자세를 바르게 펴기 위해(그림 8.1) 몇몇 교정 도구들은 보조기와 비슷했고, 다른 것들은 운동을 위한 교정 도구로 사용되었다(Schanz 1904, Weiss 2013).

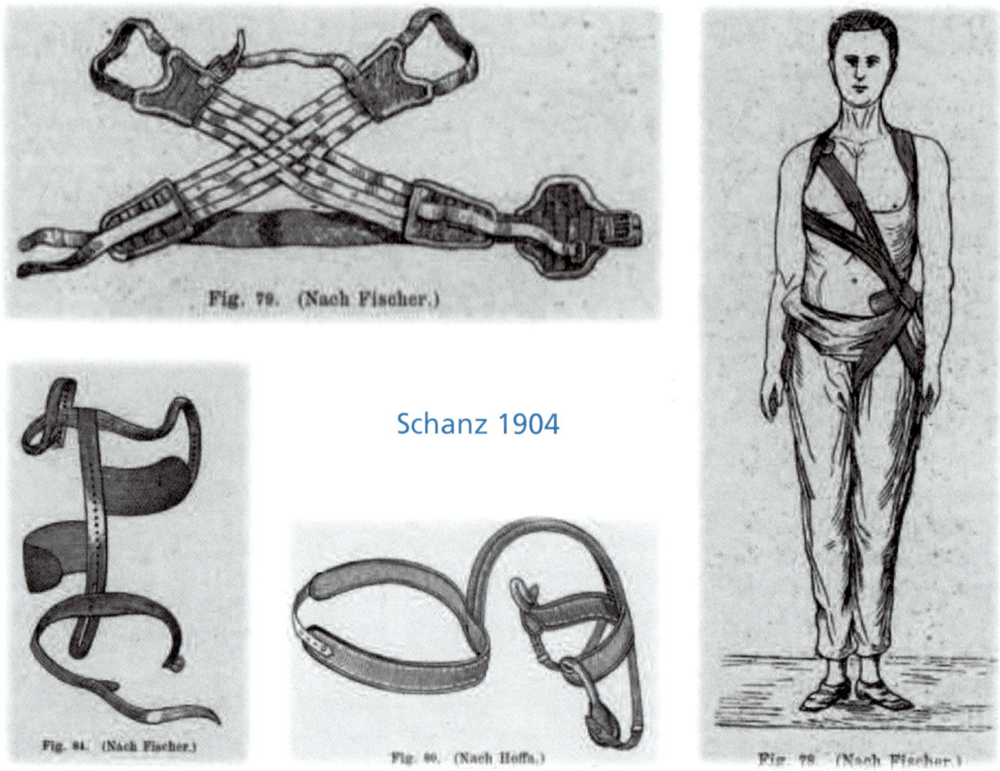

그림 8.1 교정도구들 중 일부는 19세기부터 기인된 것이다. 이러한 것들은 자세를 바로 펴거나 물리치료를 지원하고 또 보조기로 사용되곤 했다(Schanz 1904, Weiss 2013).

Katharina Schroth는 1921년 측만증 치료를 위한 새로운 종류의 바이오피드백을 도입했다. 그녀의 목표는 앞서 설명한 운동을 이용하여 가능한 가장 좋은 자세교정을 달성하는 것이었다. 가능한 가장 좋은 자세 감지-"자세 의식"-는 거울 속에서 보이는 교정을 관찰함으로써 개발되었다(2.1장 참조). 반사된 모습은 자세 의식이 현재의 교정 자세와 연결되어 측정될 수 있게 만들어 준다. 그리고 그 결과는, 일정한 양의 연습 후에 거울을 사용하지 않고도 일상생활에서 교정의 정도를 확실하게 달성할 수 있다는 것이다.

비록 실제 바이오피드백 체계들(Rief and Bierbaumer 2011)은 1980년대(Dworkin et al. 1985, Nowotny et al. 1987, Bogdanov et al. 1990, Weiss and Michely 1992, Birbaumer et al. 1994, Wong et al. 2002, Bazzarelli et al. 2002) 처음 기술되었지만, 아직 측만증 치료를 위한 승인을 얻지 못했다. 이것은 과거에 부분적으로는 그 도구들을 착용하는 것이 엄청난 불편을 초래했고, 몸에 붙여야만 했던 비교적 큰 장치들이 전자 구성 부품을 필요로

했기 때문이다(그림 8.2).

근전도 검사에 기초한 자세교정 개선을 위한 테스트나 방법들은 지난 세기에 측만증 치료를 위해 사용되었다(Weiss 1991, 그림 8.3 참조). 초기에 그러한 적용은 요구되는 대규모 하드웨어 때문에 매우 다루기 힘들었다(그림 8.4)(Weiss 1993). 그러나, 오늘날의 근전도 검사 장비는 더 작고 더 관리하기 쉬우며 가끔 전선도 필요 없다. 이러한 것은 근전도 검사 피드백이 보행분석을 가능하도록 해준다. 그래서 측만증을 위한 바이오피드백이 다시 유행할 가능성이 있다.

2011년 Schroth Scoliologic™ Best Practice 프로그램(7.3장 참조, 3D made easy)의 증명된 교정 원리를 사용한 새로운 바이오피드백 체계가 개발되었다(그림 8.5).

Spinealite® 바이오피드백 체계의 끈은 어느정도 탄력이 있어서, 그 신장 한계점에 이르게 되면(완전히 탄력적인 벨트 체계와 달리) 몇 개월 이상 계속적으로 사용하더라도 유지력이 지속된다.

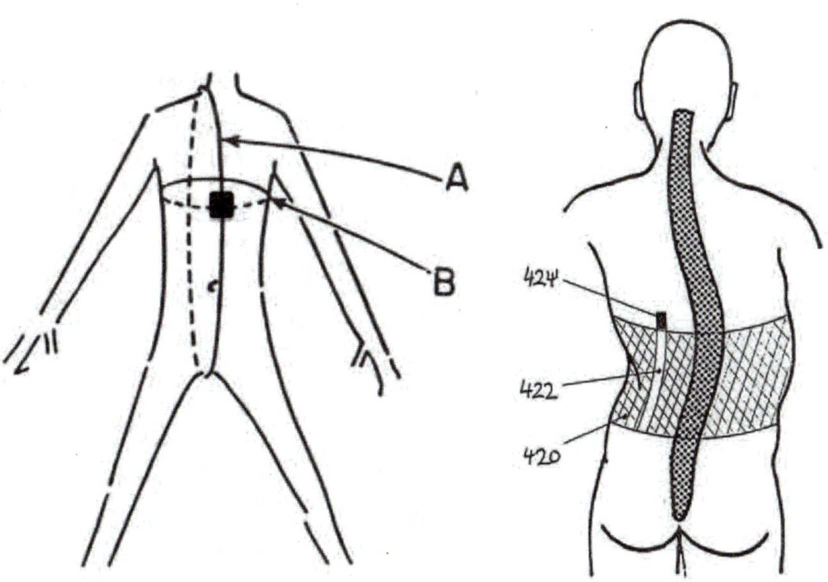

그림 8.2 왼쪽, 바이오피드백 체계의 도식도(Dworkin et al. 에 따라 수정됨. 1985). 이 체계는 기본적으로 후만증과 측만증을 치료할 때 길이를 재기 위해 사용되었다. 걷는 운동에서의 세로 측정 끈의 위치와 전자 측정 장비를 담고 있는 상자를 가슴에 둠으로써 불편함이 야기되었다. 오른쪽, 센서를 이용해서 측만증 만곡의 오목한 곳을 측정하기 위해 고안된 다른 체계의 도식도(Weiss and Michely 1992).

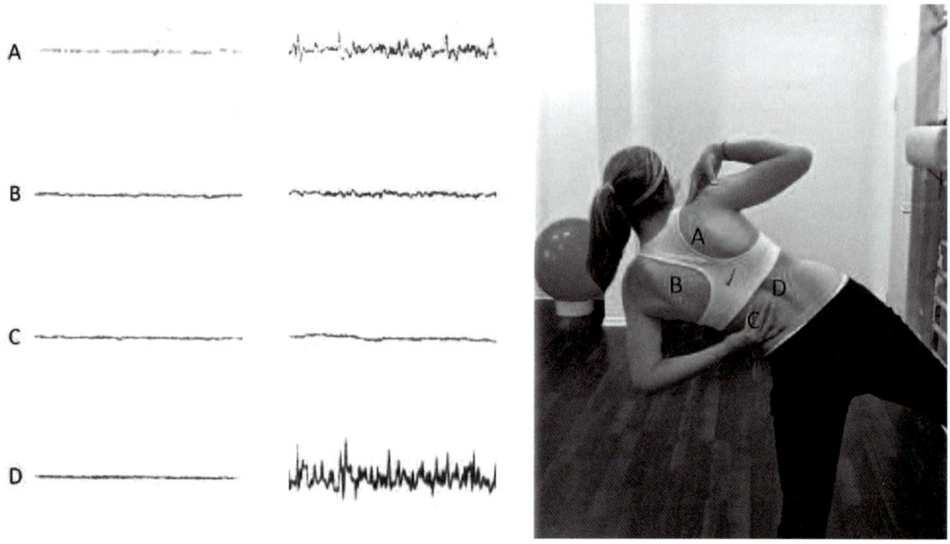

그림 8.3 목표한 물리치료를 지원하는 근전도 검사 사용. 왼쪽 끝, 안정 자세에서의 4-채널 근전도 검사, (A) 만곡 정점에서의 볼록한 쪽 흉추기립근, (B) 만곡 정점에서의 오목한 쪽 흉추기립근, (C) 섬유조직 방향에서 볼록한 쪽 요추기립근 내재적 요추 부분 그리고, (D) 섬유조직 방향에서 오목한 쪽 요추기립근의 내재적 요추 부분. 가운데, muscle cylinder 운동 시 활동 형태. 우측, 콥각도 50도 이상의 오른쪽 흉추 만곡 환자의 요추와 흉추측만증의 임상적 과잉 교정을 위해 실행된 운동의 예(근전도 검사 측정, Weiss 1991). 몸통 교정을 바르게 실행하면 머리의 정렬이 개선될 수 있다.

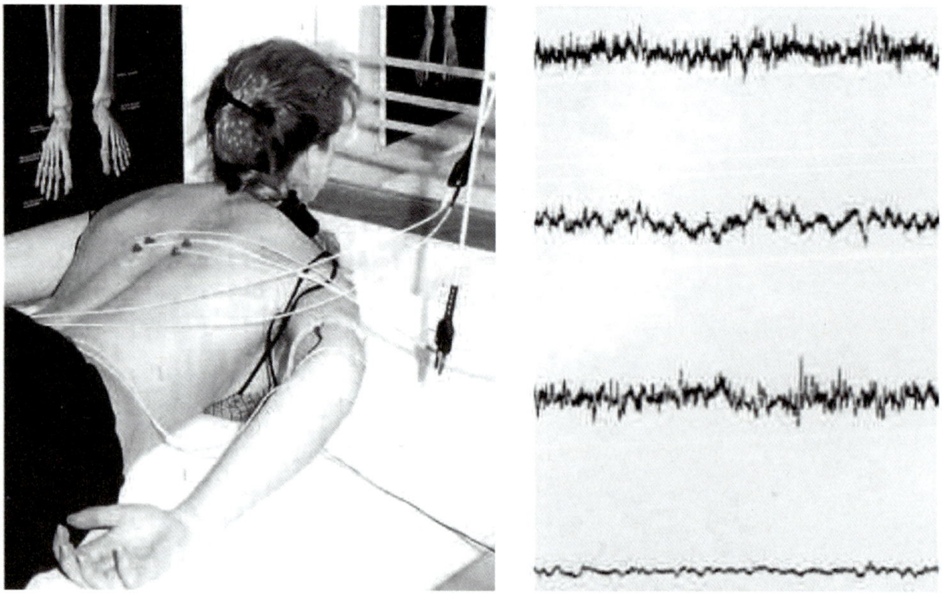

그림 8.4 재활치료 중 측만증 진행 상황을 모니터 하기 위해 표준화된 머리 들기 테스트(그림 8.3에서와 같은 센서 위치)(Weiss 1993).

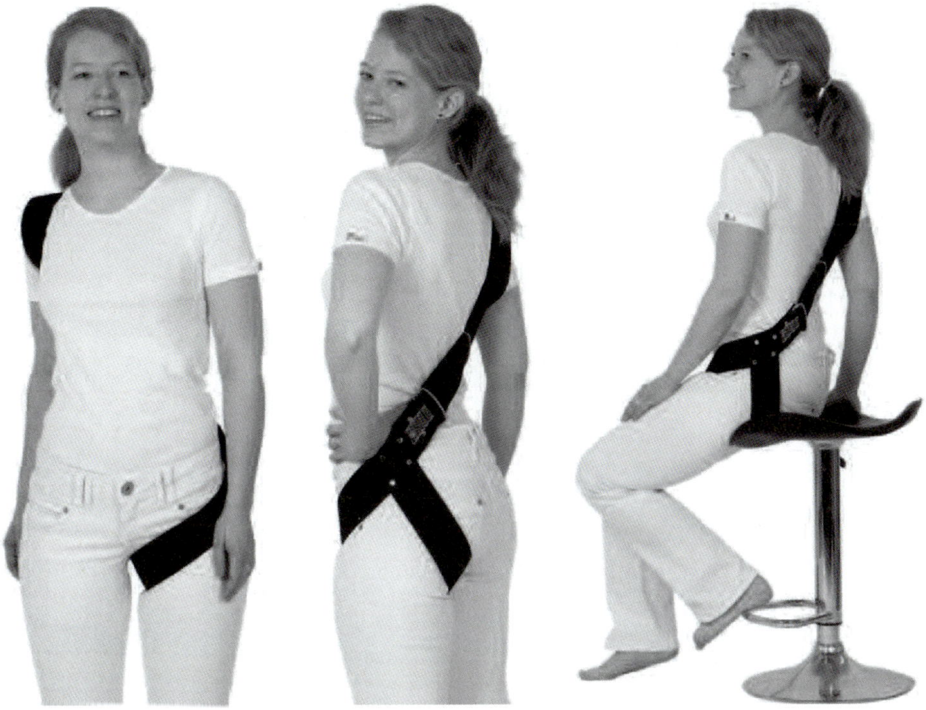

그림 8.5 왼쪽이 볼록한 요추 보상 만곡과 함께 오른쪽의 볼록한 흉추 만곡을 위해 사용된 Spinealite® 바이오피드백 체계의 원형

이 체계는 인장 강도뿐만 아니라 교정 강도 조정도 가능하다. 이상적으로 조정이 되면, 방사선적으로 입증될 수 있는 훌륭한 교정 효과를 가진다(그림 8.6)(Weiss 2013). 약한 교정에서 이 체계는 거의 눈에 띄지 않는다. 최대의 교정 셋팅에서는 어깨에 비교적 강한 당김이 있다.

환자가 잘 때나 아니면 무의식 중일 때 착용을 한다면 그 효과는 보장될 수 없고 부적절한 사용으로 나타날 수 있다. 이것은 보조기와 달리, 이 Spinealite® 바이오피드백 체계가 깨어 있을 때 의식적인 제한이 없는 환자에게 적용되는 이유이며, 또 한 가지 우리가 잠잘 때 착용할 수 있는 보조기로 언급하지 않는 이유이다.

이 바이오피드백 체계의 특징은 자세가 나쁠 때(만곡이 악화될 때) 더 불편한 착용감을 일으키는 어깨 긴장의 증가로부터 비롯된다. 그래서 부적절한 자세는 불편함을 초래하고 교정 자세를 했을 때 편안한 느낌을 받는다. 환자가 교정 당김에 더 익숙해질수록 바이오피

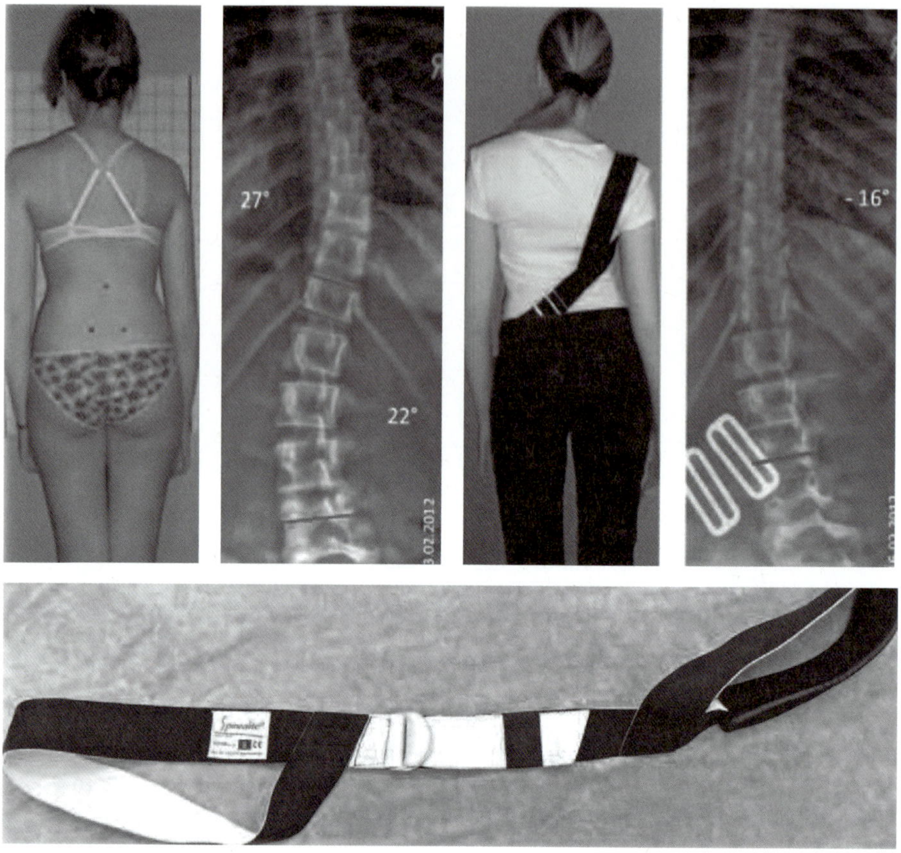

그림 8.6 위는 청소년 특발성 측만증과 콥각도 27도의 흉추 만곡 환자에서 Spinealite® 바이오피드백 체계를 이용한 과잉 교정 효과. 아래는 환자가 없는 Spinealite® 바이오피드백 체계.

드백 반응에 덜 의식하게 되며 점점 더 교정 체계가 되어간다. 결국 이 체계는 더 현저하고 비보상된 만곡에 하중을 줄이기 위한 단단한 표면의 보조기와 함께 사용할 수 있고, 신체 성장을 관리해 주는 잠재력을 가지고 있다.

Spinealite® 바이오피드백 체계를 사용할 때 완전한 교정 효과에 이르기 전까지 2~3일 마다 혹은 일주일에 한번까지 늘리면서 초기에는 견딜만한 수준으로 교정을 한정하도록 권한다. 이것은 능숙한 전문가의 적절한 지시가 이루어지게 되면 집에서 환자나 그 부모님에 의해 독립적으로 쉽게 달성될 수 있다.

현재 Spinealite® 장비는 고도의 교정용 경성 보조기를 보완하기 위해 급성장기 동안 하루에 12시간까지 사용된다.

주 급성장기에 환자가 하루 23시간 동안 경성 보조기를 견딜 수 없다면 학교에 있을 때나 여가 활동을 하는 동안 Spinealite® 장비를 사용할 수 있다. Spinealite®가 어떻게 조정되느냐에 따라 이것은 경성 보조기를 입지 않는 동안에도 일정한 수준의 교정이 보장될 것이다. 이 체계의 이점은 특별히 부피가 크지 않고, 눈에 띄지 않으며 유연하다는 것이다. 많은 일상활동을 제약하지 않고, 특정한 스포츠 활동을 하는 동안에도 입을 수 있다(승마, 달리기, 스케이트 등등).

긍정적인 피드백은 비보상적인 그리고 성인 측만증의 통증이 있는 경우의 치료에서 나온다. 성인 측만증을 치료할 때의 목적은 몸통근육의 비보상이 유도된 비대칭적 긴장을 감소시키는 것이다. 이것은 교정 효과가 작은 세팅에서도 가능하다. 긴장을 덜어 줌으로써 통증을 예방하는 기회를 제공한다. 게다가 Spinealite® 바이오피드백 체계의 적절한 사용은 일상활동에서 피로감이 빨리 찾아오는 것을 늦춰준다.

◈ 참고문헌

Bazzarelli M, Durdle N, Lou E, Raso J, Hill D. A wearable networked embedded system for the treatment of scoliosis. Stud Health Technol Inform. 2002;91:383-6.

Birbaumer N, Flor H, Cevey B, Dworkin B, Miller NE. Behavioral treatment of scoliosis and kyphosis. J Psychosom Res. 1994 Aug;38(6):623-8.

Bogdanov OV, Nikolaeva NI, Mikhailenok EL. [Correction of posture disorders and scoliosis in schoolchildren using functional biofeedback]. Zh Nevropatol Psikhiatr Im S S Korsakova. 1990;90(8):47-9.

Dworkin B, Miller NE, Dworkin S, Birbaumer N, Brines ML, Jonas S, Schwentker EP, Graham JJ. Behavioral method for the treatment of idiopathic scoliosis. Proc Natl Acad Sci U S A. 1985 Apr;82(8):2493-7.

Nowotny j, Klyta M, Ciesla T. [Replacement biofeedback in the rehabilitation of children and adolescents with lateral spinal curvature]. Pol Tyg Lek. 1987 Feb 2;42(5):139-43. Review. Polish.

Rief W, Birbaumer N (Editors.): Biofeedback. Grundlagen, Indikationen, Kommunikation, Vorgehen. 3. vollst. u¨berarb. und erw. Auflage. Schattauer, Stuttgart 2011.

Schanz A. Die statistischen Belastungsdeformitäten der Wirbelsäule mit besonderer Beru¨cksichtigung der kindlichen Wirbelsäule. Stuttgart: Enke; 1904.

Weiss HR. Elektromyographische Untersuchungen zur skoliosespezifischen Haltungsschulung. Krankengymnastik. 1991;43:361-369.

Weiss HR, Michely A: Meßsystem zur Erfassung der Körperhaltung und von Körperbewegungen, insbesondere als Biofeedback-System. Deutsche Patentanmeldung PA 42 05 790.6. 26.02.1992.

Weiss HR. Imbalance of electromyographic activity and physical rehabilitation of patients with idiopathic scoliosis. Eur Spine J. 1993;1,4:240-243 Mar.

Weiss HR. History of soft brace treatment in patients with scoliosis: a critical appraisal. Hard Tissue 2013 Jul 01;2(4):35.

Wong MS, Mak AF, Luk KD, Evans JH, Brown B. Effect of using prismatic eye lenses on the posture of patients with adolescent idiopathic scoliosis measured by 3-d motion analysis. Prosthet Orthot Int. 2002 Aug;26(2):139-53.

Chapter

09

보조기 치료

Brace Treatment

보조기 착용의 효능은 많은 연구에 의해 확인되어 왔고, Cochrane 검토(Negrini et al. 2010)와 BrAIST로 알려진 최근의 무작위 통제 연구에 의해 뒷받침된다(Weinstein et al. 2013). 척추측만증 보조기는 관련된 치료에 있어 효과적이지만 주의깊게 계획하고 실행해야 한다. 보조기를 맞출 때, 정형외과 전문가의 경험이 정말로 중요하며 보조기를 맞추는 것은 주치의의 승인을 받아야 한다. 보조기 치료는 매년 최소 50개의 보조기를 제작하는 경험 많은 보조기 전문가의 지도하에 있는 팀이 이끌어야 한다.

보조기 치료에서, 최종 결과는 교정 효과 및 착용시간과 상관관계가 있다. 불행하게도 보조기 치료를 진행하는데도 불구하고 만곡이 증가하는 경우들이 아직도 있다. 보조기의 형태는 중요한 사항이고, 종류는 국가 내에서 그리고 국제적으로 다양하다. 최고의 교정 효과와 착용성을 보장하는 것은 보조기 전문가와 의사에게 달려있다. 환자는 긍정적 결과를 기대하기 위해 추천된 착용시간을 준수하는 것이 좋다.

물리치료적 수단만으로 충분치 않을 수 있다고 의심된다면, 보조기 착용이 필요하다. 이것은 다음과 같이 간주되어야 한다.

1. 아동이 첫 성숙의 징후를 보이고 만곡이 20도 이상일 때 측만증 환자의 8~10%가 자발

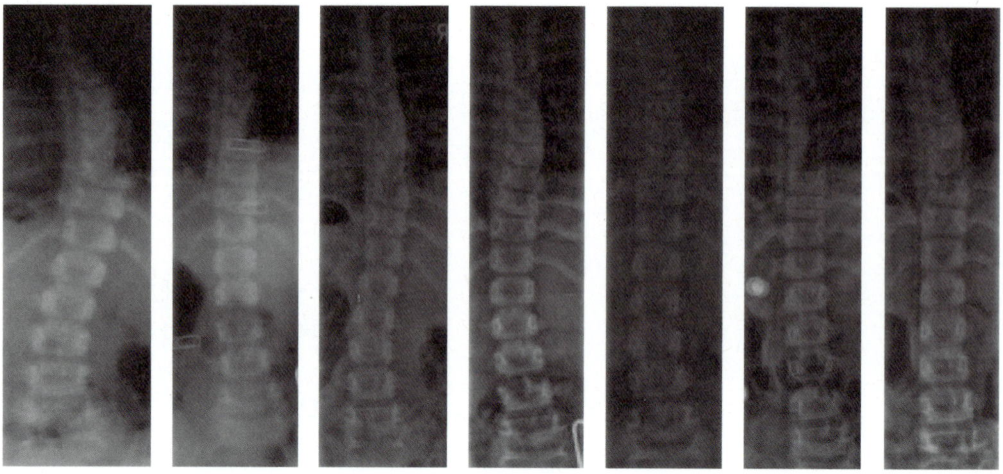

그림 9.1 6세, 30도 이상의 만곡이 있는 아동 특발성 측만증(조기시작 측만증)의 진행. 하루 약 16시간 CAD 체뉴 보조기를 착용함으로써 지속적인 만곡의 감소를 달성했다. 이 환자는 20도 미만의 사춘기 급성장기에 들어 갔고, 따라서 주 급성장기 동안 하루 12시간의 착용시간만 필요하다.

적으로 경감된다고 언급되지만, 이것은 대개 아직 성숙한 상태에 이르지 않은 아동의 15도 이하의 만곡에서만 발생한다. 성장기 아동의 20도 만곡에서, 주 급성장기 시작과 더불어 측만증이 악화될 것이라고 추정하는 것은 신중해야 한다. 이러한 시나리오 하에, 미성숙 단계에서의 조기 치료는 유익한 결과를 위해 필요하다(그림 9.1). 이 단계에서, 측만증의 극심한 악화가 몇주(가끔 1년에 30도 이상)내에 발생할 수 있고, 성장 채널링 조치가 필요하다. 높은 경증에서 낮은 중등증 수준(20~30도)의 측만증이 이 나이에 크게 교정되거나 과잉 교정까지 되는 것은 드문 일은 아니며 적절히 고안, 제조 및 조정된 보조기를 규칙적으로 착용하면 결국에는 긍정적인 최종 교정으로 끝날 수 있다는 것을 의미한다. 드문 경우지만, 환자가 보조기를 벗기 시작한 후에 아마도 만곡 펴기가 잠재적으로 일어날 수도 있다. 다시 말해서, 보조기가 없다면 증가할 수 있는 만곡을 개선하기 위해 어떤 경우에 있어서는 급성장기의 이점을 활용하는 기회가 가끔 있다. 초경이나 변성기가 시작되면 성장률의 절정은 일반적으로 지났고, 지속된 만곡의 개선은 대부분의 경우에 더 이상 기대될 수 없다.

2. 초경이나 변성기가 시작된 후 20도 이상의 만곡이 5도 이상 악화되면 그 측만증은 진행되는 것으로 분류되고, 예상되는 만곡의 진행을 막기 위해 보조기 착용을 처방한다.

3. 만곡 각도가 30도 이상이면, 초경 시작 후 1년까지 23시간 보조기 착용이 효과적이다.

골성숙이 지연되고, 만곡이 40도 이상인 경우에 초경 시작 후 2년 차의 마지막까지도 23시간 보조기 착용이 종종 추천될 수 있다.

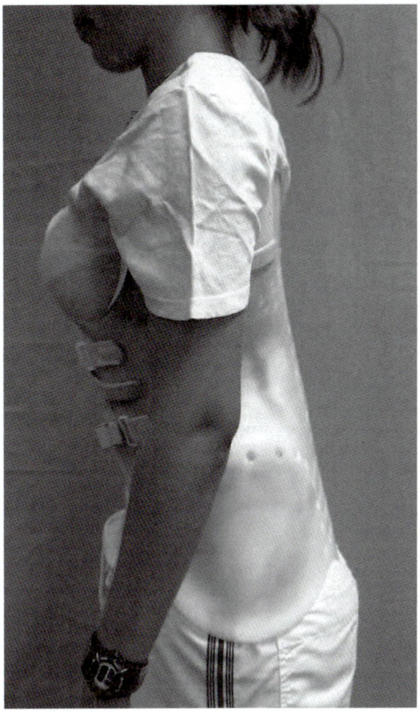

그림 9.2 편평등을 조장하는 보조기의 측면 모양. 정상적인 척추 시상 만곡을 보조기가 막고 있다. 선 자세에서 경직화가 발생한다.

X-ray는 다른 치료 전략들을 평가하는데 있어서 항상 선두에 자리하고 있다. 그러나 실제로 측만증은 측면 만곡과 뒤틀림이 있는 3차원적 변형인 반면, x-ray는 척추를 한 평면으로만 나타내주고 있다. 보조기를 선택할 경우, 보조기 치료를 마칠 때 긍정적인 방사선적 결과가 항상 양호한 외관적 결과로 이어지지는 않는다는 것을 환자와 가족은 이해해야 한다. 이것은 선택했던 보조기 유형의 기능에 따른 것이다.

만곡이 x-ray상에서 교정된 것으로 보일 수도 있지만, 종종 늑골 돌출은 척추를 관찰할 때 보일 수도 있다. 다른 경우에 시상면을 교정하지 않는 보조기에서는 그 자체로 보기에도 비정상적으로 보일 수 있는 심하게 뻣뻣한 편평등(그림 9.2)이 만들어질 수 있다. 불행하게도, 가끔 비수술적 치료가 편평등 형성의 원인을 제공해 왔다. 과거에는 이러한 문제가 보조기 하나 이상으로 그리고 그것을 착용하는 환자들을 괴롭혔다. 예를 들면, 보스톤 보조기 그리고 초기의 체뉴 보조기(Hopf and Heine 1985)에서 유래된 독일 치료 개념들을 들 수 있다. 이러한 기능적 장애는 x-ray상으로 전두면에서 잘 교정된 모양임에도 불구하고 발생한다.

여러가지 보조기 개념들(몸통 보조기)이 있지만, 대부분은 제한된 치료성과를 이루었을 뿐이다. 불행하게도, 지속적인 최적의 교정 효과를 달성할 수 있는 숙련된 정형외과 전문가들이 흔치 않다.

측만증 보조기 치료는 항상 측만적 척추에 대한 해박한 지식을 가진 의사나 특별하게 훈련된 정형외과 전문가가 지도해야 한다. 적절하게 맞추어지면 잔류 성장에 대한 기회가 남아 있을 때, 보조기는 잠재적으로 더 심한 몸통 변형을 예방할 수 있게 하고 외형의 개선에

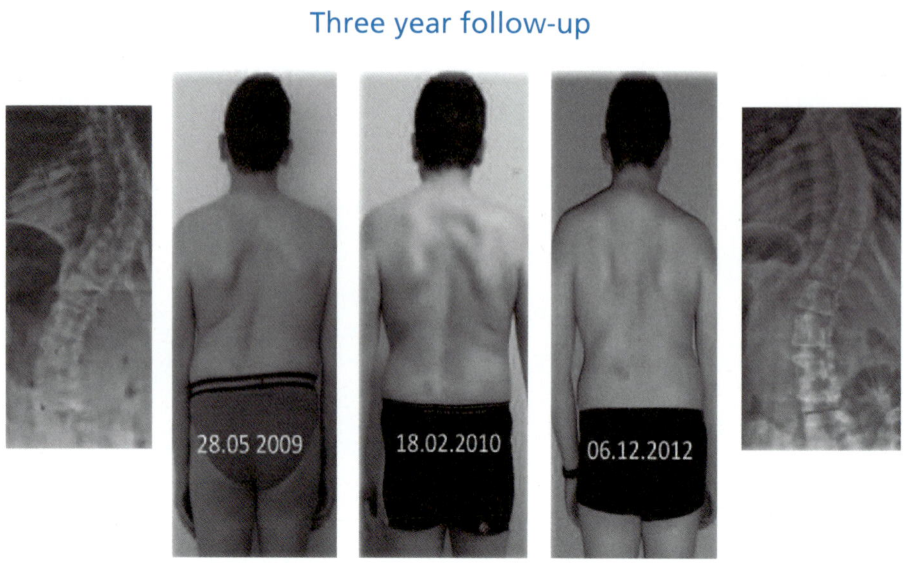

그림 9.3 보조기 치료 초기에 56도 만곡을 가진 청소년의 특발성 측만증의 진행. 이후, x-ray상의 만곡은 감소되었고, 현저하게 보상되었으며, 임상적으로 거의 보이지 않는다. (출처: 표준화된 비대칭 CAD/CAM 보조기를 이용한 측만증 환자의 몸통과 척추 변형의 재형성. Weiss HR, Moramarco M. Hard Tissue 2013 Feb 26;2(2):14.)

상당한 도움을 줄 수 있다.

대부분의 의사들은 보조기가 40도 이하의 만곡에 대해서만 효과적이라는 믿음이 있다. 그러나, 최근의 양호한 결과들은 더 큰 만곡에 대한 체뉴-겐징겐 보조기를 이용한 환자들이 경험한 것들이다(Weiss and Moramarco 2013a)(그림 9.3).

이런 체뉴 보조기로, 이제는 수술의 결과로 얻어지는 임상적 교정을 위한 가능성이 존재한다(그림 9.4, 9.5). 가장 새로운 체뉴 보조기는 Schroth Best Practice와 조화를 이룬다.

체뉴는 흉추 특발성 측만증은 일반적으로 편평등을 수반하며, 이에 따라 보조기로 치료해야 한다고 지적한 첫 번째 보조기 개발자였다. 이런 이유로 가장 효과적인 체뉴 보조기는 보조기가 어떻게 흉추의 시상 만곡(측면상)을 재생산하느냐로 특징된다.

보조기 치료의 목적은 x-ray상의 모습을 바로 펴기 위한 것이 아니며, 환자의 편평등을 없애 주는 것이다. 그 결과 원래의 체뉴 보조기(그림 9.6)가 개발된 이후 중요한 발전들이 이

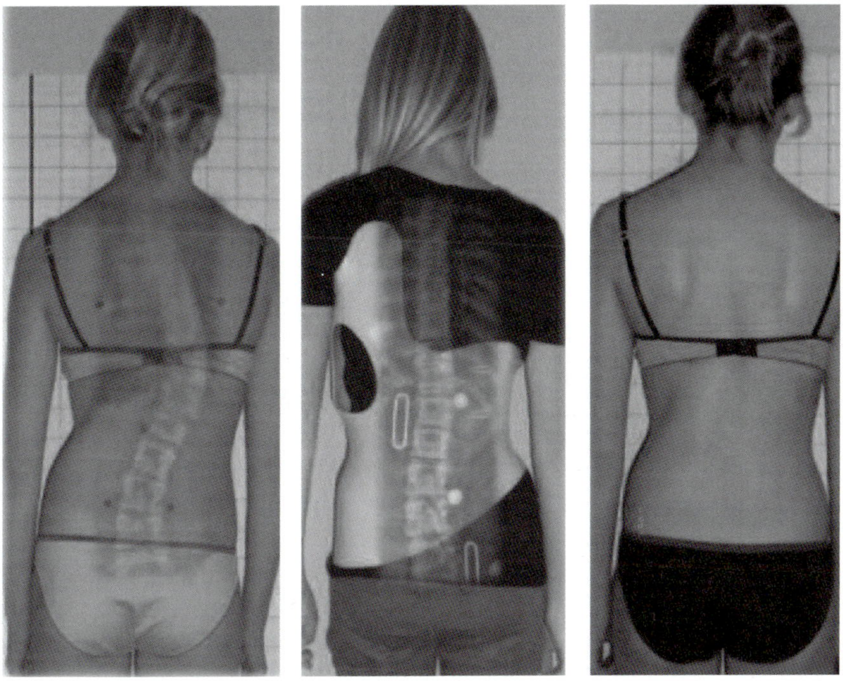

그림 9.4 겐징겐 CAD/CAM 체뉴 보조기로 치료한 42도의 오른쪽 흉추 만곡을 가진 소녀의 6개월간 보조기 치료 후 전두면의 중급 교정-오른쪽에 보임.

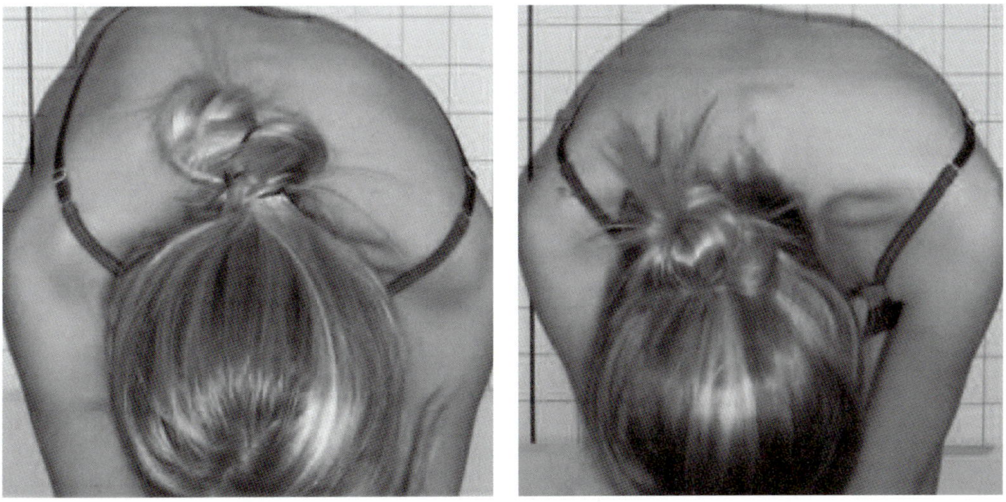

그림 9.5 겐징겐 CAD/CAM 체뉴 보조기로 치료한 42도의 오른쪽 흉추 만곡을 가진 소녀의 늑골 돌출부 중급 교정-오른쪽에 보임.

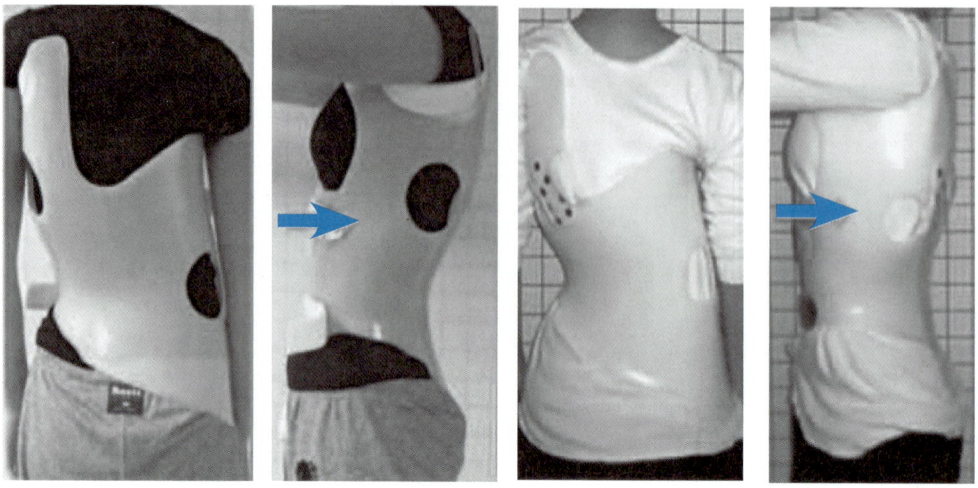

그림 9.6 이중 만곡 형태를 치료하는 CAD/CAM 체뉴 보조기(GBW). 왼쪽은 미국(Dr. Moramarco의 허락 하에), 오른쪽은 중국(Xiaofeng Nan의 허락 하에). 측면에서 보면 흉추 지역에서 곡선을 띠고 있으며, 요추 지역에서도 움푹 들어간, 거의 정상적인 척추 시상 만곡을 보여준다. 화살표는 복부 압력 부위의 영역을 보여준다.

루어져 왔고, 이 보조기 개념은 지속적으로 최신화되어 왔으며 이제는 컴퓨터 지원(CAD/CAM)을 받아 석고 없는 보조기 틀을 통해 보조기가 생산될 수 있게 되었다. 이것은 모든 만곡 형태에 대해 효과적인 교정을 위한 기회를 제공하고, 보조기는 세밀한 측정, 스캔 그리고 만곡 형태의 고려를 바탕으로, 개인적인 신체에 준하여 명확하게 만들어 진다. 측정을 하고 나면, 각각의 독특한 만곡에 따라 최적의 교정을 제공하는 3차원적 보조기로 탈바꿈된다.

CAD/CAM을 통해 고안된 체뉴-겐징겐 보조기는 또한 슈로스에 기반한 운동 재활치료 개념과 완전히 조화가 되며(양립할 수 있으며), 몸통을 3차원적으로 교정한다. 이 보조기는 청소년 측만증 환자에게 몸통 변형에 필요한 개선을 달성하기 위한 역할을 하며, 결과적으로 진행의 중지가 유일한 목적이 아니다. 종합적인 CAD/CAM 덕분에 체뉴 보조기의 이러한 발전은 이제 독일 밖에서도 달성할 수 있다.

가장 좋은 외형적 결과는, 적절한 착용시간을 지키고 역회전이 발생하며 큰 교정이 달성될 수 있을 때 얻을 수 있다(Weiss and Moramarco 2013b). 체뉴-겐징겐 보조기로 치료한 환자는 측면에서 본 대로 척추 모양을 개선하고, 척추 기능을 향상시킬 수 있다. 다른 보조기 치료 개념이 초래한 경직된 편평등은 더 이상 환자 외형 결과(그림 9.7)의 향상된 기회 달성과 더불어 기능적으로 잘 균형잡힌 척추와 비교될 수 없다.

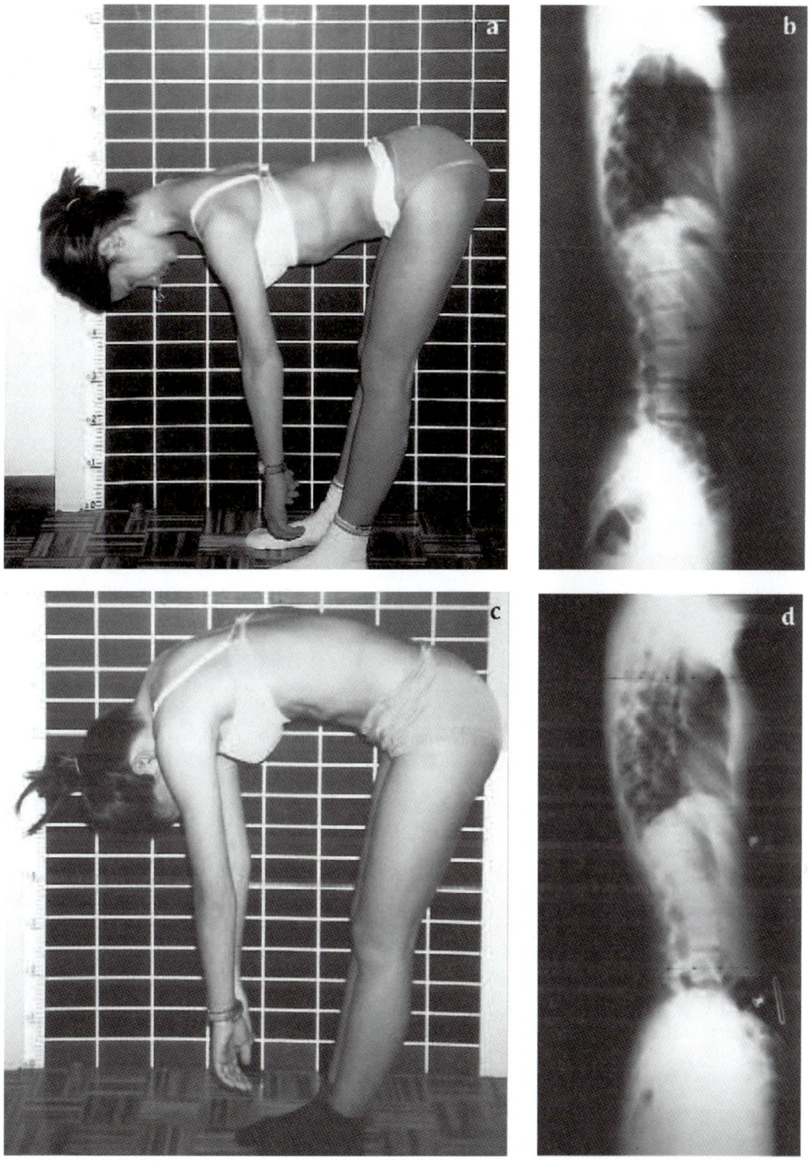

그림 9.7 부적절한 보조기 치료로 야기된 x-ray상으로 볼 수 있는(b). 경직이 심한 편평등(a). 아래(c와 d): 12 개월간의 체뉴 보조기로 치료한 후 거의 정상적인 상태를 측면으로 관찰할 수 있다(Weiss, Rigo, Chêneau 2000 에서 수정됨).

불행하게도, 보통 측만증으로 감소되는 요추 지역의 움푹 파인 등(전만)을 회복하는 것은 다른 체뉴 변종 보조기뿐만 아니라 대부분의 다른 보조기 형태들에 의해 여전히 무시되고 있다. 우리가 요추 전만이 측만증을 교정하는데 도움을 줄 수 있다는 지식을 수년 동안 알고 있음에도 불구하고, 이런 누락이 발생하였다(van Loon et al. 2008). 그런 연구 결과들은 최근에 재확인되었고, 체뉴-겐징겐 보조기의 고안에 참작되어 있다. 비록 체뉴-겐징겐 보조기(GBW)가 성공적으로 요추전만을 교정하지만, 지금까지 흉추의 시상면을 성공적으로 교정하는 보조기는 없다.

체뉴-겐징겐 보조기를 착용하는 잠재적인 긍정적 성과 중 하나는 외형의 개선이다. 측만증 수술에 대한 추천 또한 외관적 목적을 위한 것인데, 그럼에도 불구하고 만곡의 진행과 잠재적인 심폐 문제보다 만곡을 반전시키기 위해 수술이 필요하다고 자주 암시된다는 것을 환자와 부모들은 알고 있어야 한다. 실제로는 청소년 특발성 측만증이나 원인이 알려지지 않은 측만증이 심각한 심폐 문제를 야기할 가능성은 아주 작다. 이것은 80~90도의 만곡에서는 거의 없다고 언급한 한 연구의 결론에 근거하고 있다(Asher and Burton 2006). 게다가 폐 기능장애로 인한 심각한 문제는 이 수준을 넘어서야 발생할 것으로 기대되는 것이다. 측만증이 늦게 시작된 환자들(10세와 14세 사이에 초기 시작)의 통증과 관련해, 측만증이 없는 성인 대조군과 견주어(Weinstein et al. 2003, Asher and Burton 2006) 측만증 그룹 간 비교에서 통증과 관련된 민감도가 크지 않다는 것이 연구들에서 인용되고 있다. 이러한 이유로 측만증 수술은 의문을 가져야 하고, 척추 만곡이 극도의 정신적인 고통이나 육체적 장애를 유발할 경우에만 고려해야 한다. 결론적으로, 외형 개선을 목표로 하는 보조기 착용은 환자에게 훨씬 적은 위험을 제공하는 더 나은 선택임에 틀림없다.

9.1.1 측만증 치료에서 몸통 보조기의 설계 변수

측만증 치료를 위해 고안된 석고로 만들어지는 몸통 교정 보조기들은 품질과 효과면에서 상당히 다양하다. 대부분의 경우에, 석고 주형에 따라 만든 보조기는 그것을 만든 전문가의 서명이 있다. 전문가들은 종종 특정한 만곡 형태에 전문화되어 있고 그럼으로써 또한 이런 만곡에서 특출한 교정 효과를 달성할 수 있는데, 다른 만곡 형태에 대한 교정에선 잘못 맞춰진 보조기로 끝나게 될 수도 있다. 전문가가 만든 광범위한 데이터베이스를 사용하는 컴퓨터로 지원된 설계(CAD)는 모든 만곡 형태에 대해서 석고 모형 없이 좋은 품질의 보조기가 제조될 수 있게 한다. 게다가, 전문가가 지원한 품질 보증은 실수의 잠재적 원인을 감소시키는 역할을 한다.

오늘날 대부분의 보조기 변형들은 생리적이거나 자연적인 요추 전만을 부분적으로 회복시키는 것을 게을리한다. 체뉴 경량 보조기(더 이상 구할 수 없음)와 최근의 체뉴-겐징겐 보조기는 특발성 측만증에서 전형적으로 감소하는 요추 전만의 현저한 교정을 가능하게 한다(Weiss and Moramarco 2013a).

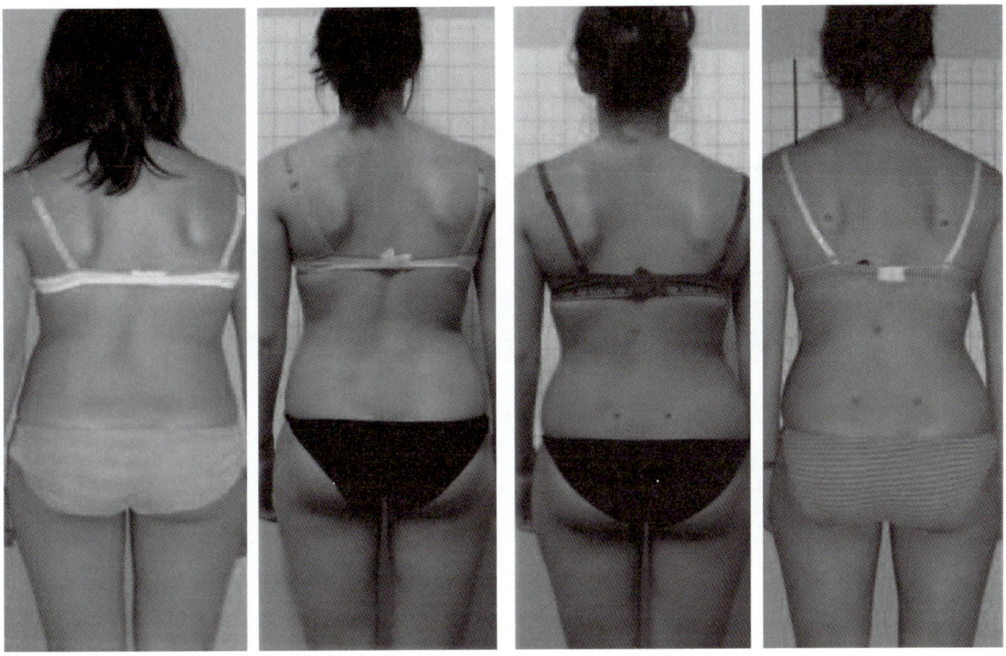

그림 9.8 체뉴-겐징겐 보조기로 치료시작 시 50도 이상의 흉추 만곡을 가진 13세 소녀. 치료가 끝날 때, 측만증의 징후가 거의 보이지 않는 훌륭한 균형과 몸통 대칭이 있다. (출처: 표준화된 비대칭 CAD/CAM 보조기를 이용한 측만증 환자의 몸통과 척추 변형의 재형성. Weiss HR, Moramarco M. Hard Tissue 2013 Feb 26;2(2):14.)

최신의 체뉴-겐징겐 보조기에서 가능한 설계 변경들은 다른 보조기들이 접하게 되는 문제들을 해결했고, 보조기 제작을 다음 수준으로 끌어 올렸다. 복부 압력점을 갖고 있는 다른 보조기 변종들뿐만 아니라 보스톤 보조기는 결국에는 편평등을 악화시킨다(Danielsson et al. 2007). 요추 전만각의 손실(평편한 허리)이 성인의 만성 등 통증을 유발한다는 추정에 비추어 볼 때, 편평등은 가능한 많이 회피해야 할 필요가 있다(Asher and Burton 2006).

그동안 이런 특별한 체뉴 보조기(그림 9.8)를 사용함으로써 더 높은 각도의 측만증을 교정하는 것이 가능할 뿐만 아니라, 성공적인 보조기 치료는 수술에 맞먹는 외관적 개선에 이를 수도 있다는 것이 증명되어 왔다(Weiss and Moramarco 2013a). 그러나 높은 각도의 만곡을 위한 보조기 치료는 측면상과 관련하여 필요한 교정 방법들을 실행할 경우(즉, 일관된 편평등의 교정), 비교적 통증이 없어진다. 그동안 심한 통증이 있는 보조기 치료요법이 교정 효과가 있다는 사실을 지적하는 상당한 증거가 있다. 그러나 만족스러운 측면상의 교정

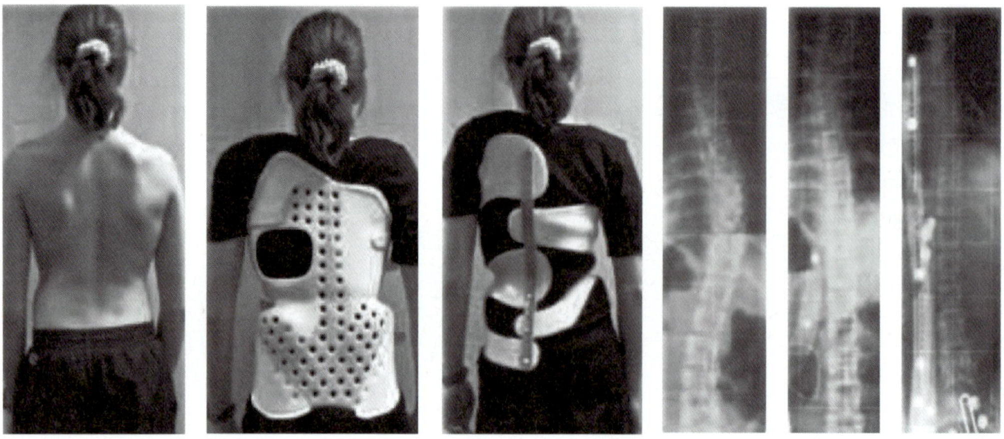

그림 9.9 콥각도 39도의 흉추 청소년 특발성 측만증을 가진 13세 소녀. 후만성 측만증 보조기로 상부 흉추 22도, 흉추 12도, 요추 5도. 체뉴 경량 보조기로 상부 흉추 22도, 흉추 8도 그리고 요추 11도로 나타났다. 요추 지역에서 보조기 치료 후의 외형을 더 잘 보상하기 위해 교정력은 의도적으로 감소되었다. 가운데 그림에서 보여진 보조기로 바꾼 후, 없애 버린 그림 속의 보조기(왼쪽 보조기)를 착용했을 때는 극심한 통증이 있었다.

을 제공하는 통증 없는 보조기가 사용되어도 교정 효과는 상실되지 않는다(그림 9.9).

9.1.2 보조기의 교정 효과

앞에서 초기 수치의 퍼센트로 주어진, 보조기의 교정 효과는 특정한 한도 내에서 최종 결과를 결정 짓는다(Landauer et al. 2003). 그러나 다음 질문을 생각해 보는게 필요하다, “기능적 손실 혹은 통증으로 이어지는 경직된 편평등이 뒤따른다면, 두드러진 x-ray 결과의 목적은 무엇인가?”

더욱이 다음의 추가적인 질문들이 고려되어야 한다. 교정 효과가 미미할 뿐이라면 보조기 착용을 할 만한 가치가 있는 것인가? 교정 효과의 퍼센트는 주만곡에 대해 어떻게 평가될 수 있나? 보조기 치료의 방사선적 결과는 예측할 수 있는 것인가? 외관적 개선은 가능한 것인가?

원칙적으로, 교정 효과는 아주 중요한 것이다. Landauer(2003)에 따르면, 지속적인 개선으로 적어도 40%의 주된 교정을 기대할 수 있는데 평균 7도의 교정 결과를 보인다. 그러므로 보조기를 할 때의 목적은 보조기 치료가 가치가 있다는 것을 보장하기 위해, 이 퍼센트 교정을 항상 능가해야 하는 것이 당연한 것이다. 물론 모든 만곡이 똑같이 교정될 수 있는 것은 아니다. 만곡 형태, 만곡 강도 그리고 개인적 경직도에 따라 좌우된다. 40도의 만곡에

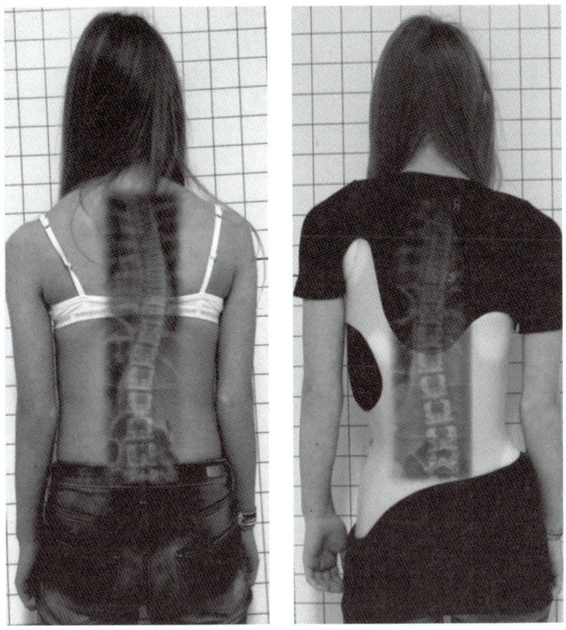

그림 9.10 단일 만곡 형태는 만곡이 너무 크지 않거나 뻣뻣하지 않을 때 과잉 교정 될 수 있다.

서 가끔-14도까지 과잉 교정을 경험한다(그림 9.10). 반대로 최근의 시식과 최신의 빙법 그리고 월등한 품질에 따라 고안된 보조기에도 불구하고 가끔 40도에서 32도까지의 교정만이 달성되기도 한다.

평균적 교정 효과는 이제 더 현저한 강직성을 가진 만곡에 대해서도 뚜렷하게 개선될 수 있다. 따라서 잘 제조되고 착용된 보조기들은 보통 교정 효과가 미미하더라도 효과적이며, 대부분의 경우 만곡 진행이 중단될 수 있다. 60도 이상의 만곡은 고유한 문제를 제기하며, 단지 보조기로만 교정할 수 있는 경우는 50%이다. 그러나 더 큰 만곡에서는 40% 이하의 교정도, 개개의 경우에 있어서 지속적인 만곡 교정으로 이어졌다(그림 9.11). 각도로 표현된 절대적인 교정이 퍼센트 교정보다 예후를 확립하는 것에 더 적합하지 않을지는 분명히 고려해 볼 가치가 있다.

임상적 경험에 비추어 진행을 막기 위해서는 50도 한계를 넘는 만곡에 대해서 최소 15도의 교정 효과를 달성해야 한다. 20도 이상의 교정이 있으면 50도가 넘는 만곡에서도 지속적인 교정이 달성돼있다.

보조기 치료를 하는 동안 가끔 해결되어야 할 문제들이 일반적인 정형외과적 혹은 기술적

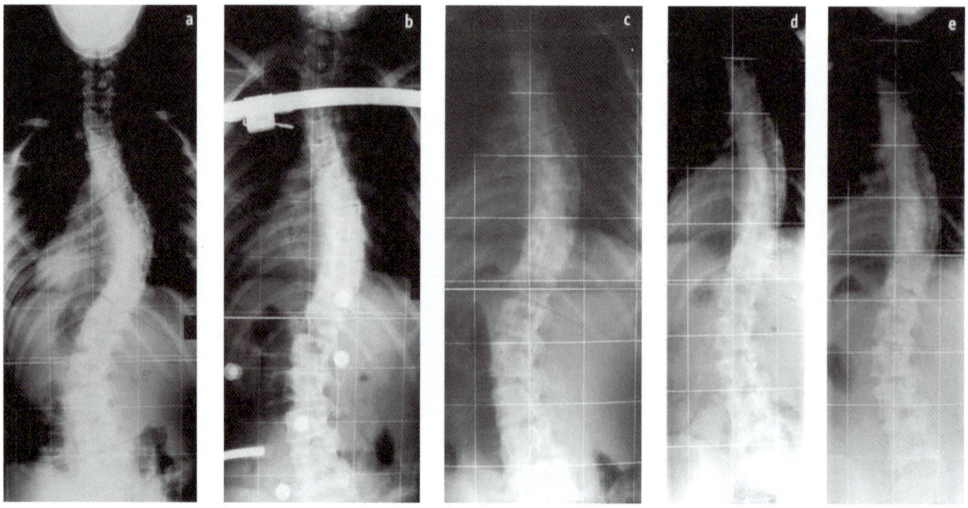

그림 9.11 (a) 질적으로 불충분한 초기치료로 62도에서 진행성 흉부질환을 가진 13세 소녀, 1995년 12월. (b) 새 보조기로 46도로 교정, 1996년 1월. (c) 47도/40도(1998년 2월) (d) 보조기를 벗기 시작한 후, 45도/40도(2001년 4월) 그리고, (e) 보조기를 벗은 20개월 후, 41도/37도(2002년 11월). 보조기를 벗은 후 6년이 지난 2007년 까지 상태가 안정적이었다. 그 환자는 자신의 직장으로 돌아갔고 외관적으로 장애가 있는 것으로 느끼지 못한다(Weiss HR(2007) Differentialindikation der Rumpforthesen in der Skoliosebehandlung, MOT 127).

인 정형외과 훈련으로 항상 해결되는 것은 아니다. 전문가는 보조기가 환자에게 맞춰지거나 조정된 후 문제점들이 나타났을 때, 압축 효과를 피하기 위한 3차원 보조기 교정운동을 깊이 이해하고 있어야 하고 이러한 문제들을 확인할 수 있는 능력을 갖추고 있어야 하며, 이런 장애물들을 해결하기 위해 필요한 기술을 보여주는 것이 필수적이다. 그래서 체뉴 겐징겐 보조기는 특수한 센터에서만 적용되어야 한다.

9.1.3 X-ray상의 교정/외관적 교정

보조기의 교정 효과와 환자의 규칙 준수가 성공적인 치료를 위한 결정적인 변수이다. 우리가 x-ray상으로 치료 효과를 측정하고 성공 여부를 결정하기 위한 하나의 변수로 콥각도를 이용하는 한, 결국에는 전체적인 치료 결과에 대해 부적절한 견해를 가지고서 끝날 것이다. 콥각도가 중요한 측정 변수인 건 사실이지만, 그것은 3차원적 변화나 외관적인 향상에 관련하여 아무것도 밝혀주지 못한다.

Appelgren과 Willner(1990)는 많은 보조기들이 일반적으로 흉추측만증과 관련된 편평등을 악화시키는 경향이 있고, 그에 따라 어떤 환경에서는 향후 불만으로 이어질 수도 있는 기계적인 기능적 장애의 위험에 환자를 노출시킨다는 것을 밝혔다.

정확한 형태에 따라 만들어진 현재의 보조기 변종들에서, 측면 편위 교정과는 별개로 중요한 관심사는 시상면의 정상 척추 만곡을 회복하는 것이다.

모델링기법의 출발점은 요추 부위의 전만(외견상 움푹 꺼진) 구성 요소와 흉추 부위의 후만(외견상 둥근) 구성 요소를 회복할 수 있어야 한다는 발상이다. 이 방식은 보조기를 통해 처리해야 한다. 흉곽(등 굴림)의 후만 팽창만을 허용하는 노련한 압력 분배는 흉곽 부위에 다른 외형적인 결함을 일으키지 않고 측면의 외형을 회복하는데 성공해야 한다.

좋은 보조기는 흉추의 후만을 다시 확립하는 것이 가능하다고 입증되어 왔다. 요추 측만증 치료 시 요추 전만의 회복이 같은 방식으로 포함되는 것이 필요한데, 요추측만증에서 일반적으로 전만이 감소하기 때문이다.

최근의 과학적 조사 결과에 따르면, 측만증에서 편평해진 시상면을 교정하는 것은 측면

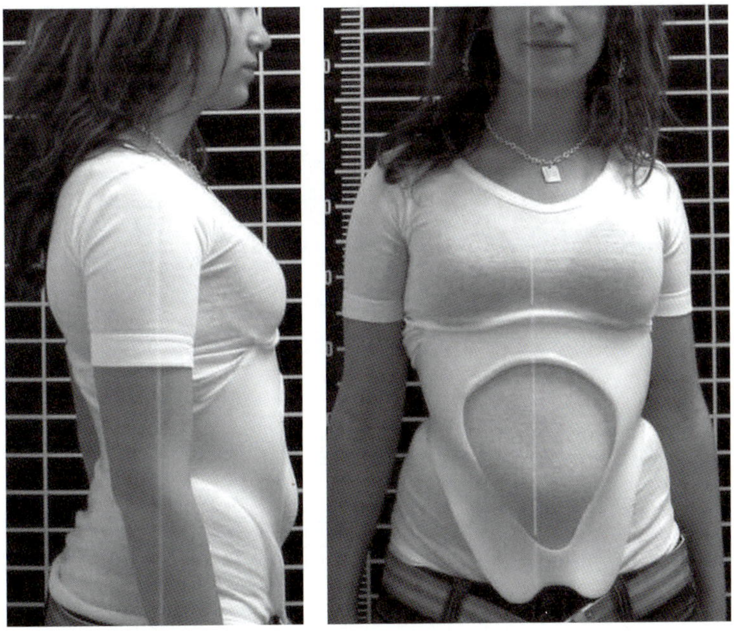

그림 9.12 전면 및 측면에서 본 1세대 physio-logic® 보조기.

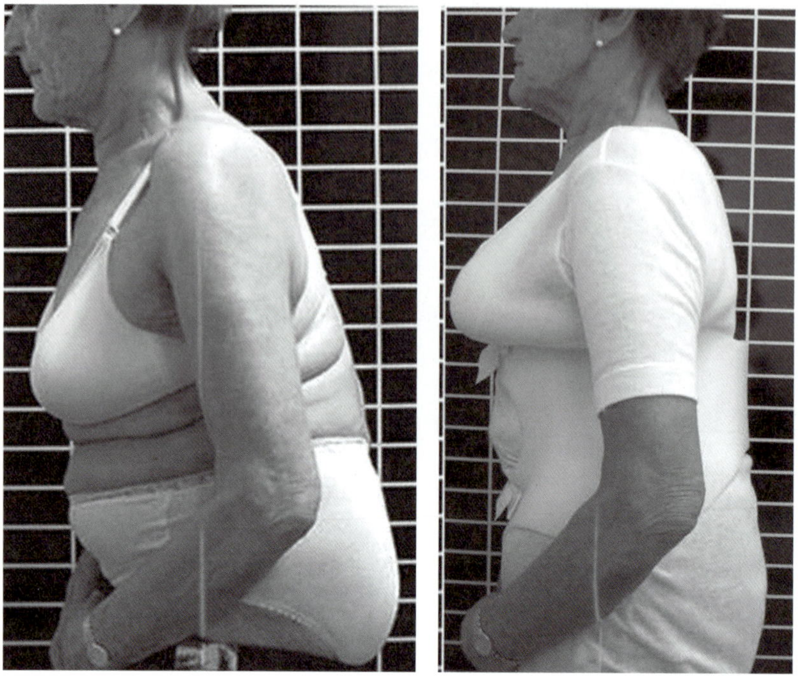

그림 9.13 중증의 흉요추측만증과 만성 요통이 있는 환자. 1세대 physio-logic® 보조기가 그녀의 통증 치료를 위해 사용되었다. 척추를 펴는 효과는 뚜렷하다.

편위와 척추 회전에 긍정적인 영향을 가진다. 이 치료 원리는 요추측만증을 교정할 수 있는 physio-logic® 보조기에서 이미 재현돼 왔다(그림 9.12). 수반되는 질병이나 환자의 협력 부족으로 인하여 "일반적인" 보조기 치료가 불가능할 때, 이 보조기를 사용할 수 있다. 주 급성장기 동안 환자의 장기적 결과물들은 아직 구할 수가 없는데, 그것은 위에 언급한 제한들이 적용될 때 이 보조기가 유일하게 추천되는 이유이다. 이 보조기는 성장기 동안의 중기적 면에서 그리고 통증이 있는 성인 측만증 환자에서, 이미 증명해 보였다(그림 9.13). 환자에게 맞추기 전에 이 치료 원리가 환자에게 효과를 주는 잠재력을 가지고 있는지 알아 내기 위한 동작 테스트로, 보조기 효과를 시뮬레이션 해 볼 수 있다(Weiss 2005).

9.1.4 보조기 치료와 관련된 정신적인 문제

주 급성장기 때 하루 23시간 동안의 보조기 착용은 삶의 질을 상당히 감소시킨다. 이것이 거의 대부분의 환자들이 실제로 보조기 착용을 열정적으로 하지 않는 이유이다. 의사-환자 관계가 환자로 하여금 불안정하게 느끼도록 만들면, 환자가 결국 치료에 참여한다는 필수적인 요소를 거부할 수도 있다는 것은 놀랄 일이 아니다. 여성들은 자주 그들의 보조기를 드러

내는 것을 주저한다. 그래서 불행하게도 가끔 그들의 착용시간은 주 급성장기 동안 개선을 위해 불충분한 시간인 16시간보다도 모자라게 된다.

그러나, 특히 부모들이 마음의 평정을 유지하고 보조기에 관련된 문제들을 다루어 줄 경우, 이해와 공감이 보통 착용시간을 개선하는데 도움을 준다. 안타깝게도 이것은 항상 그런 경우만 있는 것은 아니다. 왜냐하면 이런 상황이 청소년과 부모에게 종종 만족스럽지 못하기 때문이다. 더한 것은 부모들이 종종 죄책감을 느끼고(어떻게 이런 일이 일어 났지?) 가능한 더 빨리 아이들을 치료할 '최선의 방법'을 찾게 된다.

부모는 이런 경우에 주의를 해야 한다. 측만증에 관한 마케팅을 인터넷에 과하게 하는 사람들을 포함해서 모든 유형의 문의가 이루어진다. 이러한 것은 불확실성으로 이어지고, 반드시 훈련된 측만증 전문가가 아닌 자칭 전문가나 관련된 문서나 성공의 기록이 부족한 사람들의 의견으로 인해 가족들에게 스트레스를 준다. 그 결과, 가족들은 혼돈과 의심만 더해지게 된다.

결정을 내릴 때, 아이들과 부모들이 받는 정신적 스트레스는 가끔 정신적 지지가 필요하다. 아주 적은 경우에는 두려움도 있고 자책이 정당화된다. 사실, 그러한 감정은 결코 필요한 의사결정 과정을 위한 군건한 바탕이 되지 못하고 치료가 성공할 가능성을 방해할 수 있다.

보조기 치료가 착용하는 사람의 삶의 질을 떨어 뜨리는 것은 명확하며, 그것은 전문가들이 일을 할 때 최신의 기술적 진보를 포함하는 것이 중요할 뿐만 아니라 보조기 치료를 발전시키기 위해 일해야 하는 이유이다. 삶의 장애가 확실히 수술을 피하고, 환자가 만족해하는 성공적인 치료로 보상된다는 확신을 가지고 확립되기 전까지 노력은 계속되어야 한다.

9.1.5 보조기 착용법 배우기

어떤 보조기에서는 심각한 문제와 불편함이 발생할 수 있다. 이것이, 환자가 천천히 보조기를 입는 것에 익숙해지도록 자주 권고되는 이유이다. 다행히도, 최근 CAD/CAM의 발전은 보통 처음부터 23시간 입을 수 있는 보조기를 만들어냈다.

체뉴-게징겐 보조기의 착용감을 개선하기 위한 초기의 맞춤과 조정이 실행되고 나면 가능한 한 규칙적으로, 그리고 주 급성장기 내내 착용을 해야 한다. 일부 환자들은 필요한 압박을 덜기 위해서 단지 15-20분 동안 버클을 열어 주고 다시 잠궈 주는 것으로 충분하다. 이러한 휴식시간은 피부가 회복되게 해주고, 그렇게 함으로써 몸이 첫 날에도 20시간 이상 지속되는 착용시간을 견딜 수 있게 한다. 일반적으로, 약 1주일의 착용 후에는 매일 23시간 견딜 수 있게 된다. 그러나 23시간 보조기 착용으로 잠자는데 어려움이 있다면, 다시 밤에 보조기 착용을 시도하기 전에 3일 동안 기다리라고 권한다. 그렇게 하지 않으면, 밤마다 반복된 시도로 인한 숙면의 손실은 의욕를 꺾는 영향을 끼칠수 있다.

환자가 보조기 착용에 적응을 할 때, 어떤 불편사항들은 심각하게 받아들이게 된다. 문제들을 인식하고 제거하는 것은 매우 중요해서 착용 초기가 끝날 때 여전히 느껴지는 유일한 압박은 필수적인 압박점뿐이어야 한다.

고정패드가 주 압박 지역 주변에 큰 피부 패치를 덮어 주면, 최소한의 신체적 손상으로 좋은 교정 효과를 달성할 것이다. 보조기에 교정 움직임이 일어나는 간격(공간)이 없으면 통증이 발생한다. 그러한 간격의 부족은 몸통을 조이게 되고, 그러면 보통은 잘 견뎌 낼 수가 없다. 이런 문제는 압박을 줄임으로써(그러면 교정 효과를 감소시킨다) 해결되는 것이 아니라 공간을 넓혀 줌으로써 즉, 간격의 부족을 고침으로써 해결된다. 안타깝게도, 간격 공간은 보조기를 좀 더 크게 만들지만 이것이 최선의 효과를 달성하는 정확한 방법이다. 문제를 제거한 후에도 여전히 통증이 있다면 환자를 다시 검사하는 것이 필요하다. 개인적인 경우에 늑골을 막게 되면(rib blocking) 보조기가 견디기 힘들 수 있다. 그러한 경우에 움직임 문제로 야기된 통증을 줄이기 위해 물리치료, 도수치료나 카이로프락틱 교정이 이용된다. 늑골 척추 관절 염증이 있으면 약물치료와 마사지, 약효 목욕, 전기요법 혹은 단순한 휴식 또한 처방될 수 있다.

보조기 적응 과정의 또 다른 부분은 전문가가 폭넓은 정보를 가지고 모든 질문에 대한 답을 제공해 주는 것이다. 환자는 자주 부모와 함께 상담 시간을 가진다. 대화와 검사 과정에서 부모들이 감정적으로 반응할 수 있다는 것이 분명하다면, 담당 의사가 다른 사람 없이 그들과만 대화를 하고 마음을 누그러뜨리는 방식을 권한다. 어떤 경우에는, 부모가 한 말이 잠재적으로 아이들에게 필요한 보조기 치료를 거부하도록 하거나 혹은 그것을 끔찍한 것으로 보게 만들 수 있다. 동시에, 담당 의사는 강압적으로 하는 것이 아니라 아이나 청소년이 가능한 스스로 결정하는데 책임감을 가지도록 만들어 주어야 한다. 공감을 표시하고 많은 정보를 제공하는 것은 10세 이하의 아이들에게도 개인적인 책임감을 일깨워 주기 위해 꼭 필요한 것이다. 이런 식으로 환자가 받아 들인다면 양호한 치료 과정에 도움을 준다.

반면에, 조기 치료 과정 동안 지나치게 열성적인 부모들은 보조기 착용시간과 관련하여 아이를 책망하지 말아야 한다. 그럴 경우 진전 단계에서 거부감을 유발하고 결국에는 노골적으로 보조기 착용을 거부할 수 있기 때문이다. 시작부터 보조기를 거부하는 것보다는 비록 제대로 착용하는데 14일이 걸릴지라도 아이가 자신의 조건에 따라 보조기 착용에 성공적으로 익숙하게 되는 것이 훨씬 더 좋은 것이다.

착용 단계 초기에는 피부의 압박점들을 솔로 다듬어 주고 알코올로 닦아 주는 것은 가끔 필요하다. 크림은 피해야 하는데, 그것은 피부를 부드럽게 해서 압박에 대한 저항이 약해지기 때문이다. 보조기 치료의 초기에 피부가 약간 붉어지는 것은 정상적인 것이다.

체뉴-겐징겐 보조기는 60도 이상의 만곡을 다룰 때에만 위에서 언급한 피부 손질을 권할 필요가 있을 정도로 표준화되어 있고, 세밀하게 조율되어 있다. 피부 자극은 60도 이하의 만곡에서는 드물게 발생한다.

9.1.6 치료 기간과 보조기 벗기

치료 기간은 폭넓고 다양할 수 있다. 보조기 착용 기간이 끝나고 비교적 작은 만곡을 완벽하게 교정하거나 과잉 교정까지 되었다면 반대 방향의 현저한 만곡이 뒤따르기 전에 보조기를 벗는 과정은 초경 시작 이후 시작할 수 있다. 반대로, 완벽하게 교정될 수 없는 더 큰 만곡(약 40도)의 경우에는 가능한 오랫동안 보조기 착용이 필요하다. 과거에 소녀들은 항상 15세 혹은 16세에 보조기를 벗었다. 체뉴-겐징겐 보조기를 오래 착용할수록 더 나은(외관적) 결과를 낳는다고 입증되어 왔다. 이것은 아마도, x-ray상으로 보이는 성장판이 닫힌 후 2년 이상 척추 성장이 작은 정도로 여전히 계속된다는 사실에 기인할 수 있다. 더욱 현저한 만곡 즉, 60도 이상에서 16세에 보조기를 벗는 것은 보통 추천하지 않는다. 일반적으로, 성숙도에 따라 18~20세에 벗기를 시작하는 것이 최선이다.

23시간 착용한 보조기는 학교 운동 때 벗어도 좋다. 그러나, 착용시간이 불필요하게 줄지 않도록 운동을 한 후 곧바로 다시 보조기를 입어야 한다. 척추에 과한 운동이 된다면, 보조기를 착용하는 측만증 환자는 대부분의 과도한 스포츠는 피해야 한다. 그러나 이것은 개별적인 사례(예. 수영)에서의 과도한 스포츠를 못하게 하는 것은 아니다.

보조기 착용 시 통증, 손발 저림 혹은 메스꺼움과 숨이 차는 것과 같은 문제들이 나타나면 담당 의사와 상담해야 한다. 원인은 밝혀질 수 있고, 기술적 문제들이 고쳐질 수 있다. 보조기의 기술적인 문제들(버클이 망가짐, 프레임이 갈라짐 등등)에 관해서는 핏팅 전문가와 상담해야 한다.

X-ray는 검사를 위해 필요하고 일정 양의 방사선에 노출되게 된다. 날씬한 사람이 보조기를 입고서 x-ray를 찍으면 (1) 방사선 노출 시간이 반으로 줄 수 있고, (2) Weiss and Seibel (2013)이 설명한 대로 관심 지역의 노출 부위를 줄임으로써 노출이 감소할 수 있다. 야윈 아이들은, 노출 시간을 반으로 줄여도 뼈 구조의 모든 상세한 부분이 인식될 수 있다(그림 9.14). 만곡 지역에 방사선장을 덮어 씌우는 것도 방사선 노출을 상당히 감소시킨다(Weiss and Seibel 2013).

몸통 근육이 보조기가 없는 상태에 익숙해지려면, 치료 말기에 보조기 벗는 것을 점차적으로 하는 것이 필요하다. 착용시간은 마지막 6개월 동안 보조기를 밤에만 입은 후 3개월 동안 하루 3-4시간 줄인다.

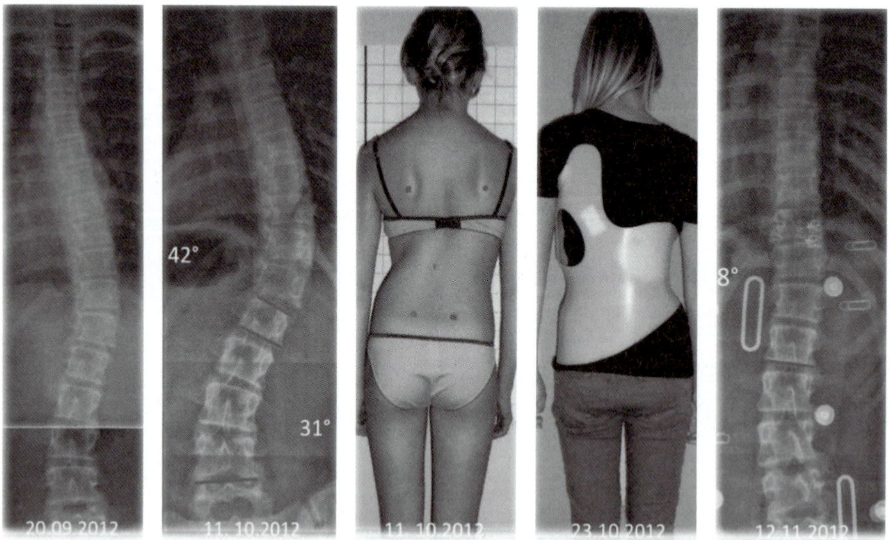

그림 9.14 보조기 치료 이전, 단기간에 엄청난 진행을 보인 측만증 환자의 최소 방사선 노출에 따라 찍은 x-ray. 관심 영역(ROI)을 분명히 볼 수 있고, 노출 시간을 줄여도 골조직의 구조가 보인다.

9.2 자주 묻는 질문–환자는 보조기 착용으로 무엇을 기대할 수 있나?

보조기 치료는 측만증 환자의 삶의 질을 오랫동안 손상시키는 것으로 여겨질 수 있고, 그에 따라 큰 도전이 될 수 있다. 이 과정을 수행하기 위해 환자는 치료의 현실적인 목표뿐만 아니라, 척추 변형 자체에서 발생하는 문제에 관해서 알고 있을 필요가 있다. 환자가 보조기 치료에 관하여 결정을 하고, 치료에 대한 책임을 가질 수 있는 것은 이런 전제 조건 하에서만 가능하다.

이 장의 목적은 보조기 치료에 수반된 가장 중요한 문제들을 제기하는 것이다. 이런 문제들을 제기하는 것은 측만증 환자를 정기적으로 치료하는 전문가들에게 유익한 일이며, 인터넷에서 만들어지는 부적절하고 과학적으로 입증할 수 없는 주장과 거짓된 글들이 매우 많이 있기 때문에, 더욱 필요한 일이다. 예를 들면, 효과적인 보조기 착용에는 고통이 따른다는 생각을 하는데 이때, 환자와 가족들의 두려움을 최소화하는게 필요하다. 이것은 단언하건대 사실이 아니다.

보조기 교정의 비율에 관한 답은 간단한 숫자로 나타낼 수는 없다. 비록 50% 이하의 보조기 교정에서도 가끔 유익한 결과가 있지만 이것은 환자와 그 가족들에게 불확실성을 야기할 수 있다. 그러나, 만곡이 쉽게 훨씬 더 큰 양의 교정을 허용할 때 진정한 전문가라면 50%의 보조기 교정에 만족하지 않을 것이다. 물론 환자가 보조기 착용을 준수하지 않으면, 완전한 보조기 교정은 아무런 가치가 없다.

다음은 보존적 측만증 전문가의 일상생활에서 발생하는 간단한 질문 목록과 과학적인 증거에 기반한 적절한 답이다.

9.2.1 보조기 치료 중 통증이 있는가?

좋은 보조기는 통증 유발 없이 완전한 정도로 변형을 교정한다. 실제 교정은 압축력을 가함이 아니라 교정 움직임을 위한 공간이 존재할 때만 발생할 수 있다.

가끔 압축 보조기의 교정 효과가 만족스러울 수 있지만, 통증 때문에 보조기를 입을 수 없다면 이 교정은 무의미한 것이다. 측만증 환자의 표본으로 압축 보조기 사용을 조사한, 슈

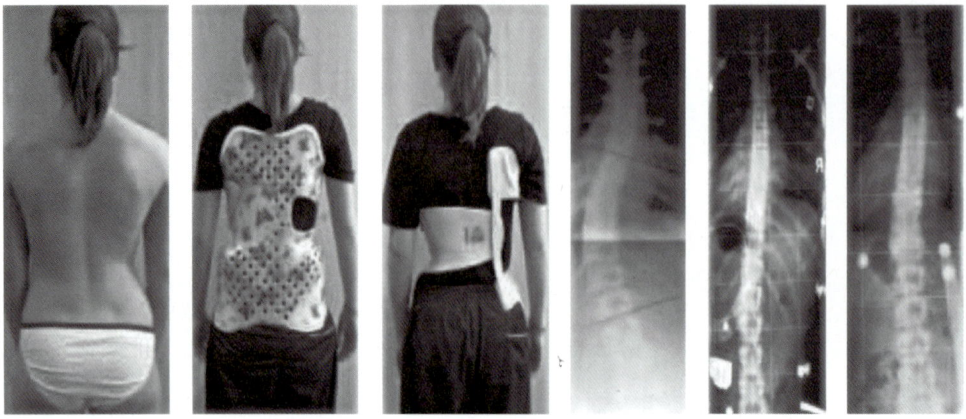

그림 9.15 통증 때문에 입을 수 없었던 "압축 보조기"의 뛰어난 교정 효과(그림에서 왼쪽). 체뉴 경량 보조기는 같은 정도의 교정을 달성했고 하루 23시간 동안 착용할 수 있었다(오른쪽 또한 Scoliosis 2010, 5:19 참조).

트트가르트(독일)의 한 공개되지 않은 연구가 뛰어난 보조기 교정을 보여주었다. 그러나 그 보조기를 입을 수가 없어서 환자의 50%가 이 연구에서 배제되었고, 결국 이 연구는 의미가 없는 것이 되었다(그림 9.15).

9.2.2 어느 정도의 보조기 교정을 기대할 수 있는가?

우리는 보조기로 50%의 감소를 위해 노력하지만, 여러 가지 요인 때문에 항상 달성될 수 있는 것은 아니다. 보조기 교정은 환자와 개인별 보조기에 따라 달라진다.

환자 의존 요인:

- 만곡 형태
- 환자 나이
- 만곡의 경직도
- 환자의 역량
- 준수 여부

보조기 의존 요인:

- 만곡의 특수성
- 서로 반대된 몸통 지역들의 이동
- 정확한 맞춤

이중(삼중) 만곡 형태는 단일 만곡 형태보다 훨씬 적게 교정이 된다. 11세 소녀의 만곡은 같은 보조기 형태를 착용한 비슷한 콥각도와 만곡 형태를 가진 16세 소녀의 만곡보다 더 쉽게 교정될 수 있다.

최근의 과학적 조사 결과(Weiss 2007, 2011)에 따르면, 보조기 교정은 15도를 넘어야 한다. 그러나, 경직된 만곡에서는 이것이 항상 가능한 것은 아니다(그림 9.16-9.19 참조). 그럼에도 불구하고, 진정한 전문가라면 낮은 보조기 교정 효과를 즉각 받아들이지 않을 것이다. 보조기로 만곡 형태가 분명히 교정되지 않으면, 보조기 교정의 부족이 만곡의 강직성 때문이 아닐 수도 있다. 그러나, 보조기가 최근의 "최신의" 표준에 따라 고안되고, 보조기의 개선으로도 보조기 교정이 증가되지 않을 때 그것은 만곡의 강직성에 기인할 수 있다(가령, 척수 견인). 숙련된 전문가만이 이러한 사실들을 판별할 수 있다.

9.2.3 만곡이 20도인데 보조기가 필요한가?

이런 질문은 폭 넓은 범위의 사실들을 고려할 때만 대답할 수 있다. 예를 들면, 7세 아이는 보통 사춘기 급성장기에 이르지 않았기 때문에(그림 9.20) 23시간 보조기가 필요하진 않지만, 야간 보조기로 혜택을 볼 수 있다. 비슷하게 같은 20도 만곡의 16세 소녀는 보통 성장이 남아 있지 않고 반드시 보조기 치료가 필요한 것은 아니다. 그러나, 20도 만곡의 11세 소녀는 현재의 지식에 따라 23시간 보조기 착용이 필요하며, 그 이유는 사춘기 급성장기에 있고, 80%의 진행 위험이 있으며 체뉴-겐징겐 보조기로 최종 교정을 위한 기회가 있기 때문이다(그림 9.16, 9.17).

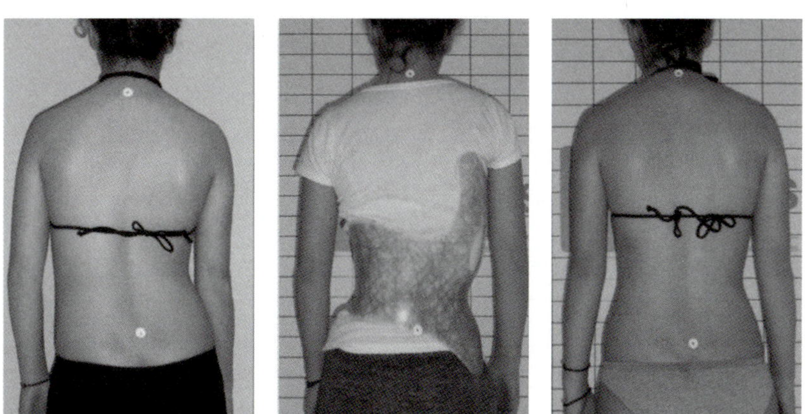

그림 9.16 단일 흉추 만곡 형태에서의 전체 교정(Nicos Tournavitis의 허락 하에).

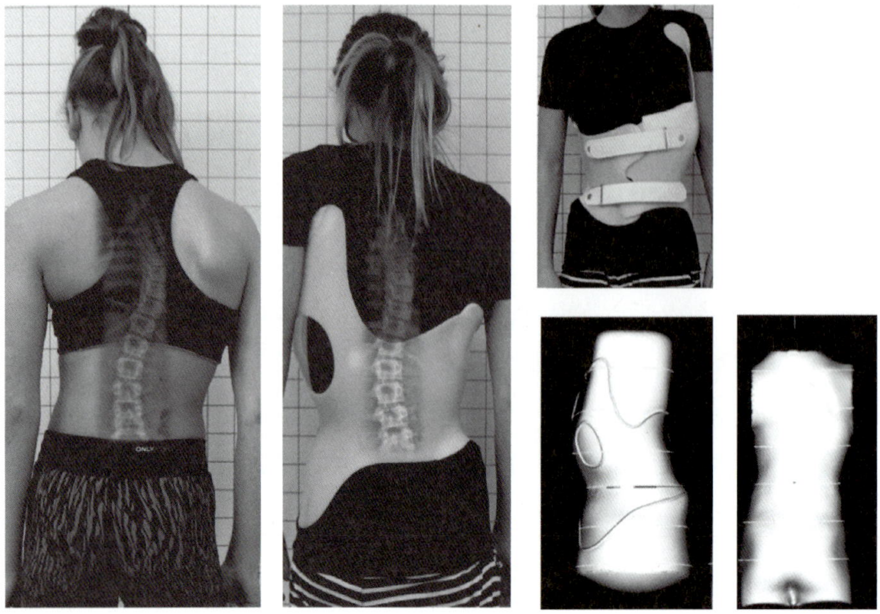

그림 9.17 GBW에서 흉추 만곡이 45도를 넘는 소녀에 있어 50% 이상 교정된 모습. 오른쪽에서 환자의 스캔과 환자의 CAD 보조기를 볼 수 있다.

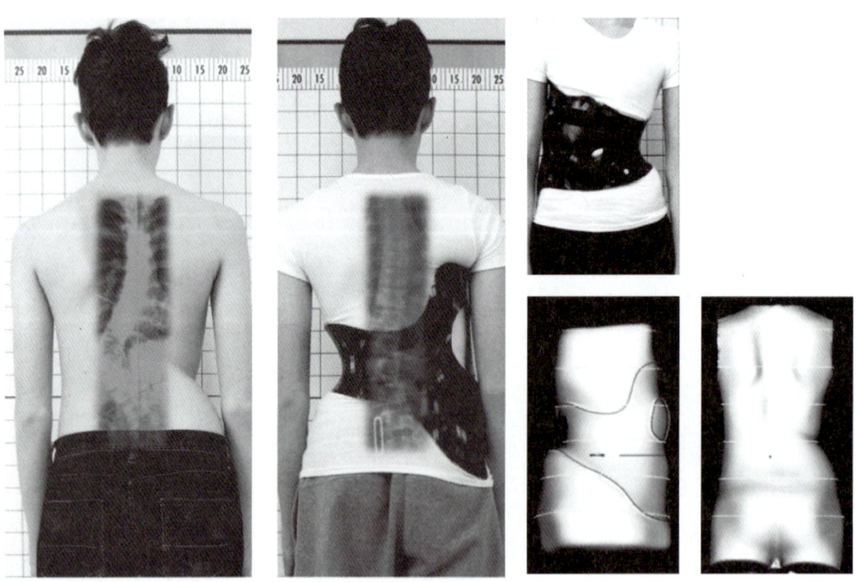

그림 9.18 GBW에서 흉요추 만곡이 60도를 넘는 소년에 있어 50% 이상 교정된 모습. 오른쪽에서 환자의 스캔과 환자의 CAD 보조기를 볼 수 있다.

만약 환자가 초기에 보조기를 하고 인정할 만한 보조기 교정을 달성한다면, 그리고 만곡이 6개월의 보조기 치료 후 15도 이하이면 보조기 착용시간이 일찍 줄어들 좋은 기회가 있다. 이것은 더 큰 만곡을 가진 더 성숙한 환자에서는 그렇게 쉽게 달성되지는 않는다(그림 9.18, 9.19).

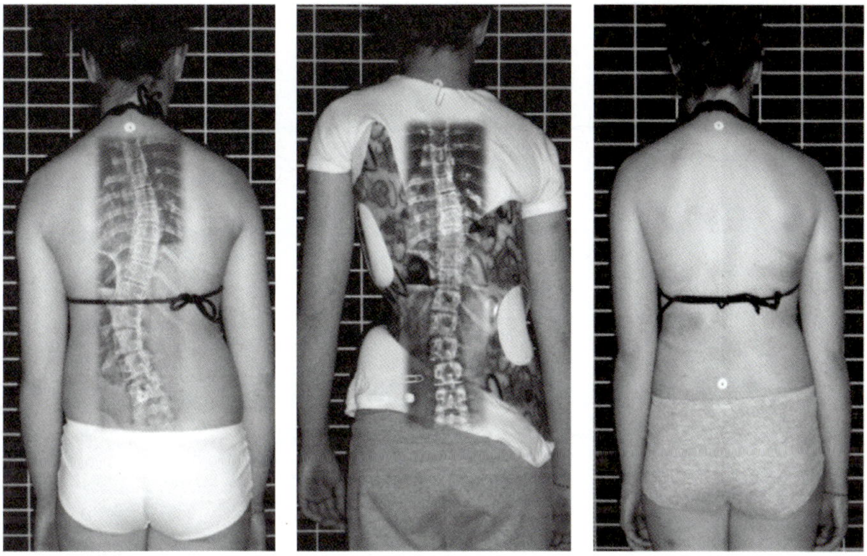

그림 9.19 이중 만곡 형태를 가진 소녀에 있어 50% 이상 교정된 모습. 보조기 치료 6주 후에 약간의 임상적 교정이 이미 보인다(오른쪽).

사춘기 급성장기 동안의 15도 만곡은 특히 콥각도와 비교해서 큰 변형(큰 회전, 약간의 측면 편위)이 있을 때는 최소한 파트 타임으로 보조기를 해야 한다. 이러한 경우에는 치료를 시작하지 않으면 좋지 못한 예후가 예상된다.

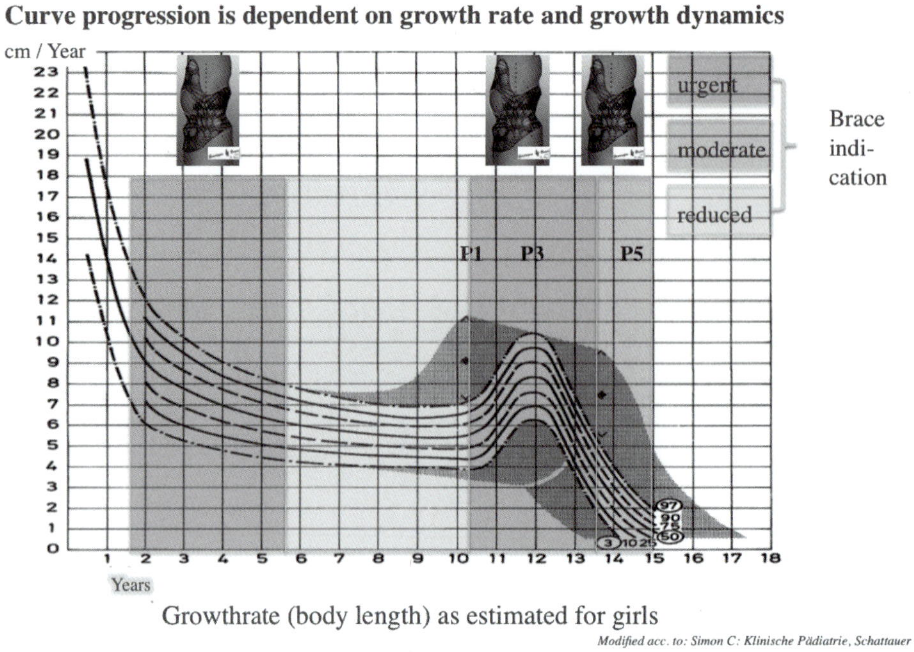

그림 9.20 소녀의 성장곡선: 6세에서 성숙의 첫 징후가 나타나는 사이에 일반적으로 만곡은 크게 증가하지 않는다. 일단 성숙의 첫 징후가 보이면(P1) 상당한 만곡의 증가가 예상된다. 만곡의 심각성에 따라 적기의 보조기 치료가 필요할 수 있다. 그 이유는 주 급성장기 동안 단지 몇 주만에 만곡이 크게 증가할 수 있기 때문이다.

9.2.4 무엇을 성공적인 보조기 치료라고 간주할 수 있나?

진행할 위험이 높은 콥각도의 만곡이 성장이 끝나기 전까지 용인되는 측정오차(+/-5도) 한도 내에서 안정되게 유지된다면 이것은 성공적인 보조기 치료로 간주된다. 보스톤 보조기는 성공률이 70%로 보이고, 구 체뉴 보조기(1999 표준)는 80%이다. 최근에 공개된 것으로 CAD/CAM 체뉴 보조기(겐징겐 보조기)는 골격이 미성숙한 환자에 대해 95% 이상이다(Weiss and Werkmann 2012). 20도와 40도 사이의 만곡에서 남은 성장 기간 동안 23시간 착용을 하면 만곡과 변형의 최종 교정이 달성될 수 있다(그림 9.21–9.23).

그럼에도 불구하고, 비교적 성숙하고 거의 성장이 남아 있지 않은 환자조차도 겐징겐 보조기를 사용하면 외관적 개선(예를 들면, 몸통의 재보상)을 달성할 수 있다. 그러한 외관적 개선은 환자가 경험할 수 있는 변형에 기인한 스트레스를 상당히 줄여주고, 그럼으로써 수술을 하려는 욕구를 감소시켜 준다.

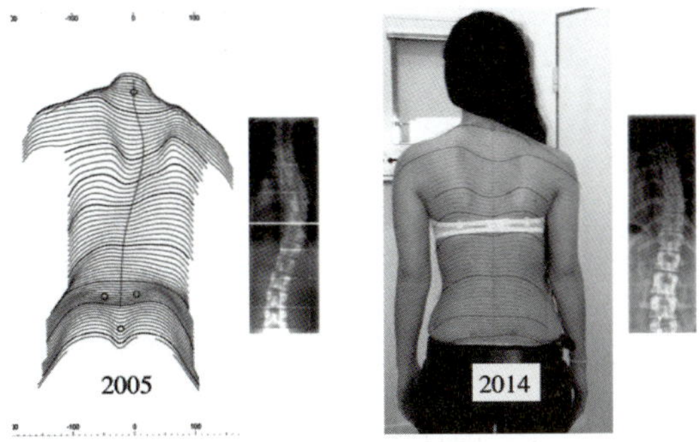

그림 9.21 표면 스캔에서 볼 수 있는 심각한 변형으로 치료 시작 시 38도 흉추 만곡을 가진 소녀(왼쪽). 오른쪽은 최근의 체뉴 보조기로 달성된 교정이 장기간에 안정적일 수 있음을 보여주는 19도의 보조기를 벗은 후 5, 6년 후의 장기간 결과이다.

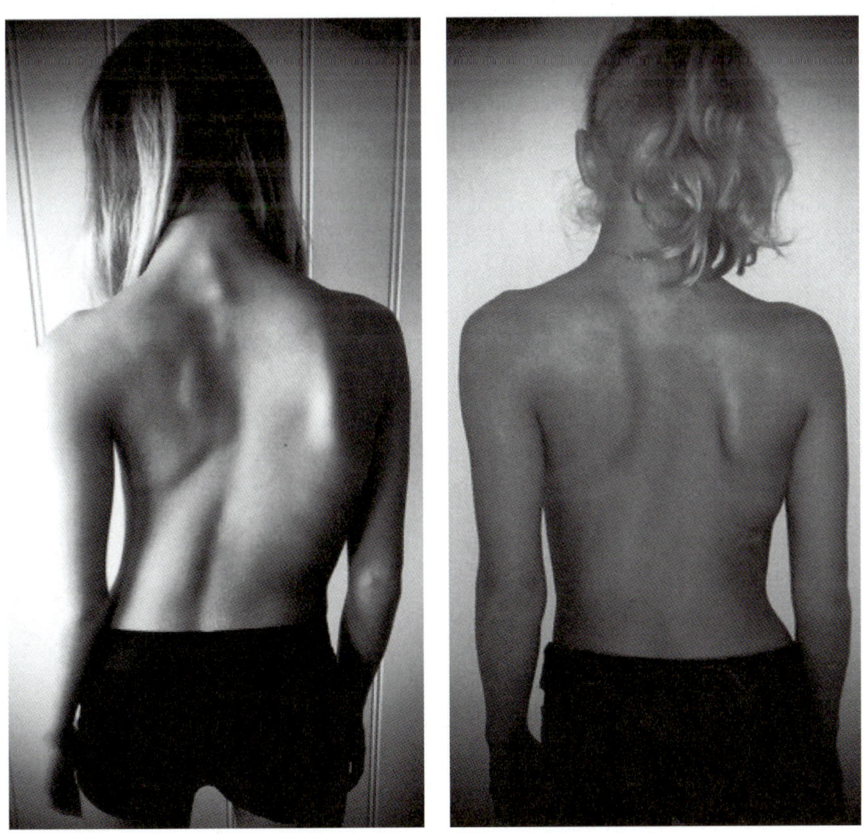

그림 9.22 6주 착용 후 임상적 개선 모습

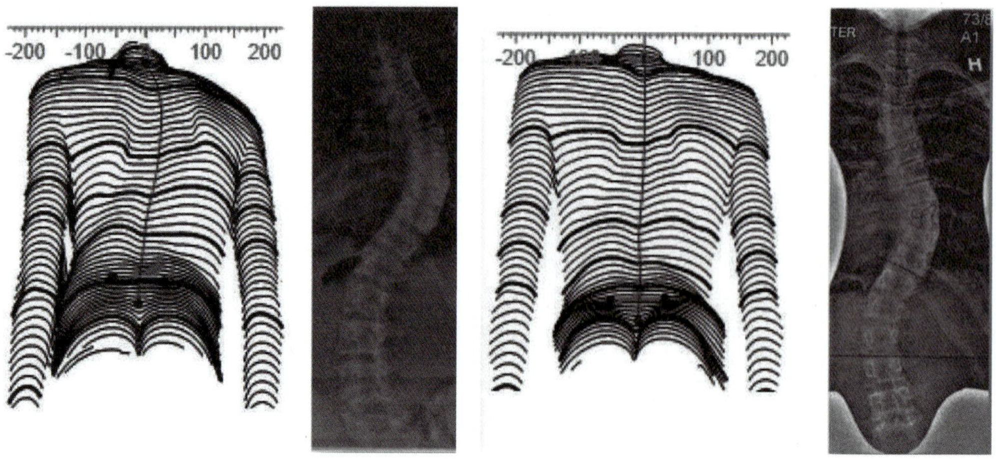

그림 9.23 겐징겐 보조기(GBW) 착용 4개월 후 외형 및 방사선상 중간 결과.

안타깝게도, 최선의 보조기로 치료하고 있는 환자들도 보조기 착용을 그만둘 수 있다. 게다가 성장 역학은 예측할 수 없으며 가끔 초기에 적절히 조정된 보조기가 환자의 성장으로 인해 검사 시 맞지 않을 수 있다. 검사 시 그 보조기를 그대로 놔두기로 결정하거나 다시 3개월 동안 약간의 교정을 한 후 환자가 급격하게 성장한다면, 드문 경우에 빠른 성장과 예측할 수 없는 성장 시기(잘못된 시기의 성장 절정) 때문에 만곡이 증가할 수 있다. 여러 요인들을 조합하면 보조기가 맞지 않게 될 수 있다. 그렇지만 비용 때문에 보조기를 너무 자주 수정할 수는 없다.

마지막으로 x-ray에서 보는 대로 성장이 상당히 남아 있고 23시간 착용을 한 환자들에서만, 큰 최종 교정을 달성할 수 있다(Weiss and Moramarco 2013a). 더 성숙한 개인들(14세 소녀들과 16세 소년들)에서, 남은 진행이 쉽게 멈출 수 있으며 임상적 측면의 개선(외형)이 가능하다. 그러나 수술의 결과처럼 개선에 관한 장기적 데이터가 부족하고 보조기를 통해 달성한 개선이 장기적으로 안정적인 것이라고 간주될 수 있는 증거가 없다.

40도 이상의 만곡에서, 보조기를 벗은 후 5년간 지속된 의미있고 안정적인 개선은 드문 것으로 보인다. 그러나 최근의 CAD/CAM에 기반한 체뉴 변형 보조기들을 사용하면 대부분의 경우 진행이 멈출 수 있다(그림 9.24).

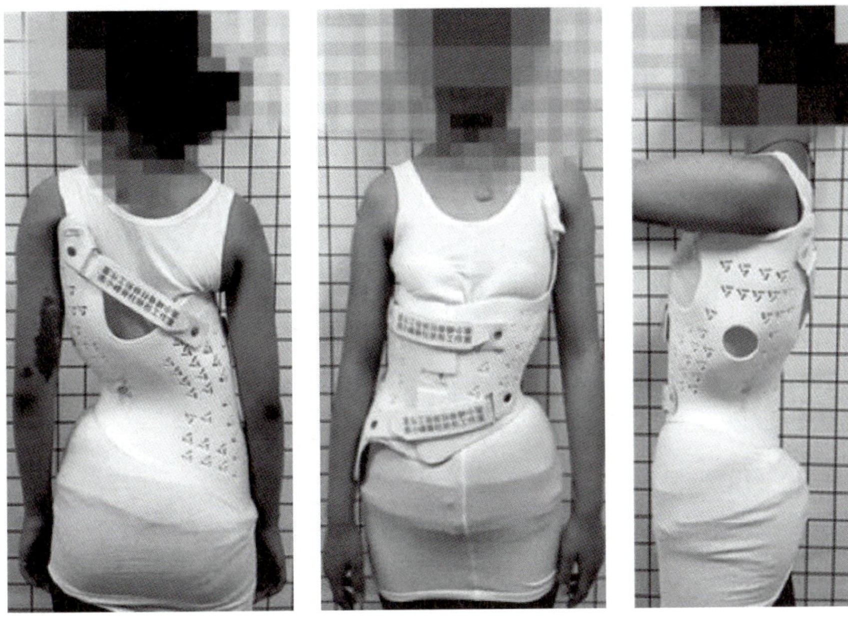

그림 9.24 최근 기술 : 중국(Xiaofeng Nan)에서 3D로 인쇄된 겐징겐 보조기. 이 보조기는 이중 주만곡 형태로 설계되어 두 만곡을 전체 교정할 수 있다.

9.2.5 보조기를 얼마나 오랫동안 착용할 필요가 있나?

성장 채널링 보조기 치료에 대한 처방은 성장의 주요 단계 동안에 가장 잘 적용된다. 그 이유는 보조기를 착용하지 않은 환자에서 몇 주 안에 20-30도의 진행이 일어날 수 있다는 확실한 전례가 없는 건 아니기 때문이다. 사춘기 성장 국면의 끝에서, 1년 내 15도 이상의 진행은 보통 발생하지 않는다. 그러나 사춘기 급성장기의 끝에서도 슈로스 기반 겐징겐 보조기를 통한 치료로 균형과 임상적 모양의 중요한 개선이 가능하다는 것을 명심해야 한다. 보조기 치료는 이 시점에서 자세의 외형을 개선하고 수술에 대한 환자의 의지를 감소시키기 위해 중요할 수 있다.

일반적으로 치료 초기에 30도 이하 만곡의 규칙을 준수하는 환자에서 보조기를 벗는 것은 소녀는 15세 그리고 소년은 17세에 보통 시작할 수 있다. 치료 초기에 30도 이상의 만곡에서 보조기 벗기는 안정화를 도모하기 위해 더 늦춰지고 연장되어야 한다. 보조기를 완전히 벗은 후 만곡이 어느정도 증가할 수 있지만 이는 악화로 간주되어서는 안된다.

골격 미숙 환자의 과잉 교정이 이루어지면(그림 9.25)부모는 2주마다 자녀를 확인하고, 6주마다 전문의에게 연락하는 것이 좋다. 어떤 경우에는 보조기 착용시간이 골격 미숙 환자를 줄일 수 있다.

임상적인 과잉 교정에 도달할 때 보조기 착용시간을 20시간에서 16시간으로 줄여야 한다. 만약 과잉 교정이 지속되면 12시간으로 줄인다. 후에 임상적 교정이 감소하면 착용시간이 증가한다. 이러한 유행의 능동적인 관리는 최상의 임상 결과와 몸의 균형을 가져온다.

9.2.6 보조기 치료를 하는 동안 계속 재활치료를 하는 것이 필요한가?

앞서 논의된 대로 물리치료적 지침은 만곡 형태에 특수하게 적용할 때 측만증 환자에게 유익한 효과를 줄 수 있다. 그렇지만 성장기 동안 보조기 치료의 효과는 주된 치료방법으로 고려되어야 한다(그림 5.2). 보조기 치료 중인 아동과 청소년에서 보조기를 착용하는 동안 근육 활동의 감소는 없다(Güth et al. 1976 and 1978). 허가된 센터에서의 재활치료는 보조기 치료 시 환자에게 심리적인 도움을 제공하고 용기를 가지도록 도움을 줄 수 있다. 연관된 원리를 공유하며, 명확하게 효과가 있고, 교정이 되고, 증거에 기반한 보존적 방법들은 도움을 줄 수 있으며 골성숙기의 개선된 결과에 기여할 수 있다. 그러나 만약 물리치료적 방법이 지나친 스트레스를 만든다면, 최소한 사춘기 급성장기 동안 효과적인 보조기 사용이 첫 번째로 추천되는 방법이어야 한다.

보조기를 벗기 시작할 때, 일상 활동 시 만곡을 증가시키고 척추에 과부하를 줄 수 있는 자세를 피하는 방법을 보여주는 개념들을 강화하기 위해 Schroth Best Practice 재활치료 훈련을 계획하는 것을 권하는 것이 좋다. 이전에 재활치료 훈련을 전혀 받지 않았다면, 만곡 형태와 만곡의 심각성에 기반한 집중치료가 처방되어야 한다.

9.3 보조기 치료의 미래의 발전–전망

CAD 기술의 출현으로, 허용 가능한 한계까지 교정을 강화하는 것이 가능하게 되었다(그림 9.24). 그러나 교정을 위한 측방 몸통 이동이 하나의 고려사항이며 그것은 눈에 띌 수 있고, 청소년들이 그렇게 "한쪽으로 치우친" 보조기를 학교에서 계속 착용하는데 어려움이 있을 수 있다.

가능한 미래의 전망은 조합된 응용 체계가 될 수 있다(겐징겐 보조기와 바이오피드백 장치). 이 조합의 적용은 학교에서 그리고 여가 활동 시 눈에 띄지 않는 환자가 낮에 사용할 수 있는 유연한 교정 바이오피드백 형태의 장치와 함께 경성 보조기를 8-12시간 입는 최대 교정 치료를 포함할 수 있다. 불행히도 현재까지 소개된 체계들(연성 보조기)은 여러가지 이유로 인해 적절치 못하다.

그 결과 첫 번째 저자는 가장 최근의 과학 지식 수준에 근거하여 8장에 언급한 새로운 바이오피드백 체계를 개발했다(Weiss 2013).

이 장치는 응용하기에 비교적 단순하다. 그러나 편리하다고 생각될 수 없는 이유는 교정이 어깨의 견인으로 발생하기 때문이다. 또한 착용감은 맞춰진 견인력(교정)에 따라 변한다. 최대로 맞춰진 교정은 착용감의 희생을 요한다.

중증의 만곡을 가진 성인의 더 부드러운 교정 견인에서 긍정적인 결과를 경험했다. 이 시나리오에 따르면 최대 교정의 문제가 아니라 몸통이 측면으로 이동하지 못하게 하는 문제이고 이것이 하루 동안 발생할 때 짓은 통증과 피로감을 유발한다.

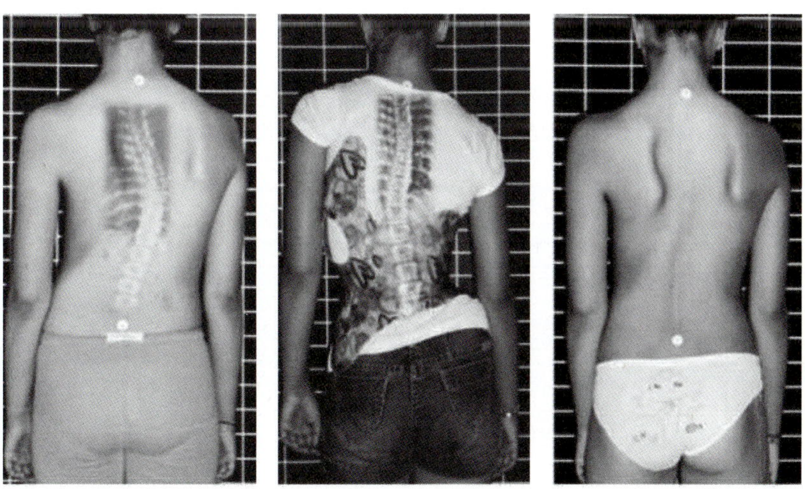

그림 9.25 상당한 콥각도를 가진 흉추 만곡에서의 과잉 교정과 겐징겐 보조기(GBW)로 치료를 받은 첫 6주 이내에 약간의 외형 개선. 미숙한 환자의 경우, 부모는 2주에 한 번씩 자녀를 확인하고 6주마다 전문가에게 연락하는 것이 좋다고 권장되어 진다. SBPRS, Thessaloniki (Nicos Tournavitis)의 허락 하에.

이 체계의 교정 효과는 이미 입증되어 있다(그림 8.6). 그러나 장기적인 결과는 아직 구할 수 없다.

9.4 비특발성 측만증의 보조기 치료

대부분의 보조기 치료 보고서는 특발성 측만증 환자를 포함한다. 증상이 있거나 증후군이 있는 측만증에서의 보조기 효과에 관한 정보는 부족하다(1장 참조).

종종 보조기 치료가 필요 없는 균형 형성 결함의 경우를 제외하고, 증상이 있거나 증후군이 있는 측만증(Winter 1995)은 보통 보조기 치료에서 좋지 못한 예후를 가지고 있다.

측만증 수술에 관한 최근의 조사 결과에 따르면 중·장기적인 합병증 발생율이 높고 수술 권장에 대한 증거가 부족하다(Bettany-Saltikov et al. 2015; Cheuk et al. 2014). 특발성 측만증의 경우와 마찬가지로 증상이 있거나 증후군이 있는 측만증의 경우에 보존적 치료 방법들이 고려되어야 한다.

일반적이지 않은 형태의 선천적 측만증에 수반되는 개별적인 임상 정보의 부족으로 인해, 환자들이 어떻게 보존적 치료에 효과가 있는지에 관한 포괄적인 조사가 거의 수행되지 못했다. 그 부족의 한 가지 이유는 증상이 있거나 증후군이 있는 측만증은 불확실한 결과에도 불구하고 종종 초기 단계에서 수술을 하게 된다는 것일 수도 있다. 치료를 시작하기 전에 좋지 못한 예후와 진행이 기록되었던 환자들에서, 격려가 되는 보조기 치료에 대한 몇 가지 고무적인 사례 설명이 있다(Weiss 2012)(그림 9.26).

현재의 CAD/CAM 표준에 따른 보조기 교정 결과는 특발성 척추측만증과 비교할 때, 선천성 척추측만증에서 그렇게 크지는 않다(그림 9.27). 또한 선천성 척추측만증에서는 수술 후 진행이 있는 경우가 여전히 존재한다.

문제는 수술적 간섭이 일어나기 전에 가장 새로운 교정 보조기 치료가 일반적으로 첫 번째 치료방법이 될 것인지에 관한 것이다. 그림 9.28과 9.29는 수술 후 선천성 진행 측만증을 가진 어린 소년의 사진이다. 처음에 이 소년은 수술 후 부분적 교정이 합병증을 유발하는지를 결정하기 위해 교정율이 낮은 CAD/CAM 보조기로 맞춰졌다.

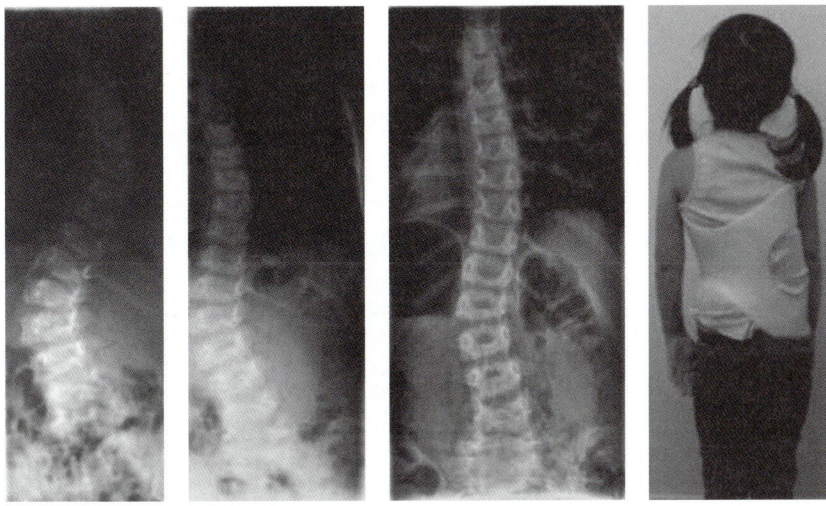

그림 9.26 이중 주만곡과 콥각도 20도로 첫 번째 저자에게 온 Marfan 증후군의 2세 소녀. 처음에는 상태의 경과가 관찰되었고, 6개월 내에 콥각도가 50도로 진행 되었다. 곧바로, 특수 CAD/CAM 체뉴 보조기 치료가 시작되었다. 이 방법으로 꾸준한 치료 끝에 4.6세 나이 때 보조기 없이 콥각도 24도로 감소되었다.

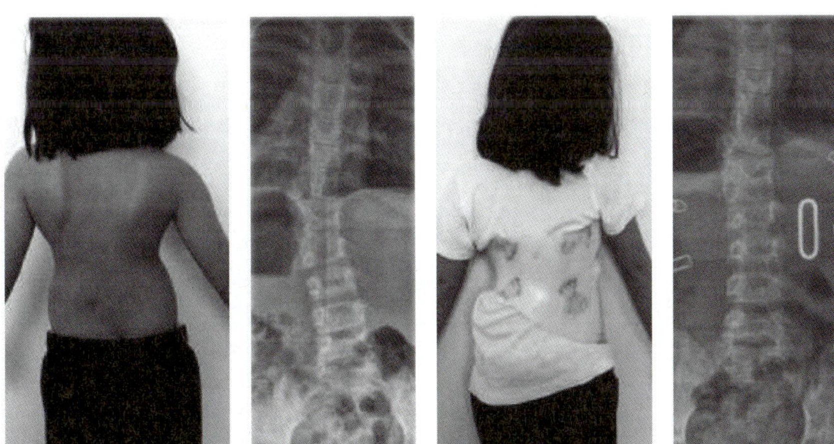

그림 9.27 선천적 형성 결함을 가진 어린 환자의 좋은 교정 결과(흉요추 편측척추).

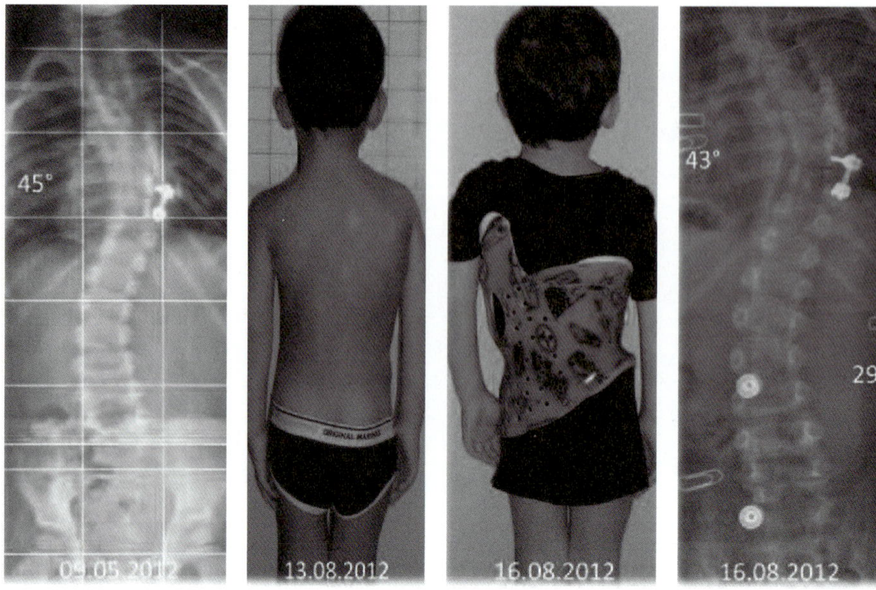

그림 9.28 수술 후 상태에서 부분적 교정이 합병증을 유발하는지 알아보기 위해 교정 효과가 낮은 CAD/CAM 보조기를 착용한 수술 후의 선천성 진행 척추측만증 소년. 이 치료는 합병증을 유도하지 않았다. 그러나 만곡은 증가했으나 뚜렷한 이동을 보인 겐징겐 보조기 치료를 이용하여 임상적으로 멈춰졌다(ATR 개선).

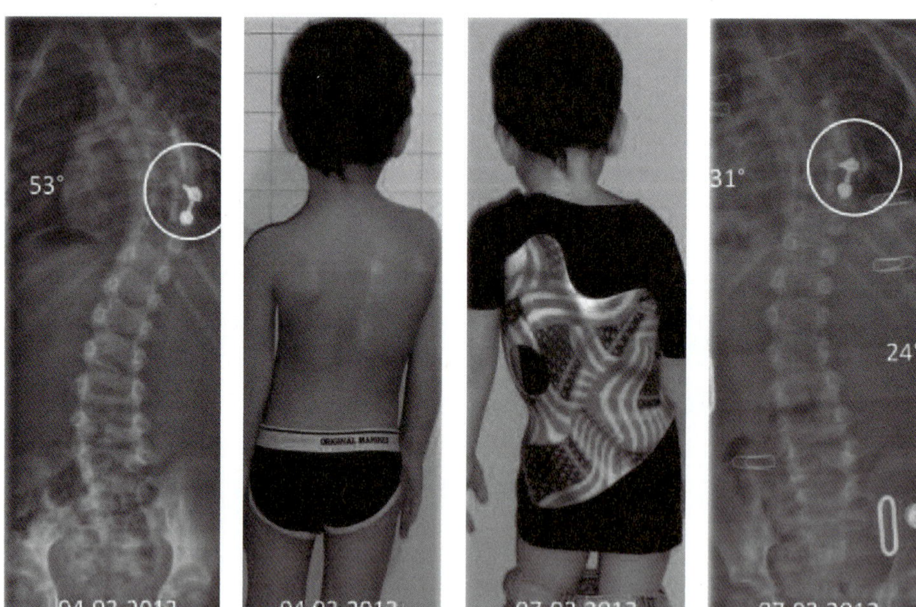

그림 9.29 그림 9.28의 소년을 위한 두 번째 보조기. 이 치료가 초기에는 진행을 멈췄다. 교정이 작은 첫 번째 보조기는 합병증을 유발하지 않았음으로 합리적인 보조기 교정과 더불어 보조기의 적절한 교정 움직임을 적용했다(그림 9. 28과 비교해서).

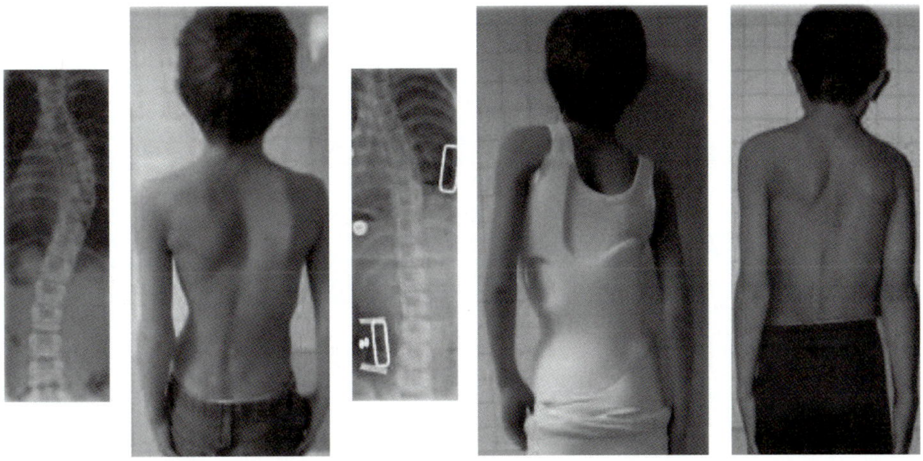

그림 9.30 신경섬유종증과 함께 중증의 측만증 변형을 가진 소년. 오른쪽에 흉추 만곡의 비보상이 뚜렸하다. 미국에서 생산된 겐징겐® 보조기에서 임상적 교정이 명확하게 보임(Scoliosis 3DC).

보조기 착용은 어떤 합병증도 유발하지 않았다. 그러나 만곡은 이 첫 보조기에서 약간의 교정으로 증가하였다. 나중에 그 소년은 현저한 이동과 합병증 없는 합리적인 보조기 교정을 수는 겐징겐 보조기로 맞추어 주었다.

현재의 CAD/CAM 표준을 이용하면서, 어린 아이들은 또한 보조기 치료를 받을 수 있다. 증상이 있거나 증후군이 있는 측만증을 가진 어린 환자일수록, 교정 결과에 순응하는데 비교적 작은 문제와 어려움을 경험한다. 그림 9.30은 CAD/CAM 체뉴 겐징겐 보조기를 매우 잘 착용한 신경섬유종증과 중증의 변형을 가진 소년을 보여준다.

특발성 척추측만증에서처럼 증상이 있거나 증후군이 있는 측만증 또한 물리치료와 보조기 치료를 하는 동안 정확히 그 만곡 형태 따라 치료할 필요가 있다. 치료가 끝날 때 x-ray 사진은 정상적이고, 외관적으로 눈에 잘 띄지 않는 몸통 실루엣보다 훨씬 덜 심각해 보인다(그림 9.31). 이런 결과를 달성하기 위한 적절한 치료방법을 선택하는 기술이 있다(Weiss and Moramarco 2013a).

결과 지향적인 측만증 물리치료는 만곡 형태에 기반한 보조기 치료와 같은 교정 원리를 사용한다. 이러한 교정 원리들은 물리치료에서의 수십 년간의 경험, 여러 가지 교정 방법으로 한 다양한 실험, 그리고 가장 중요한 보조기 치료 과정에서 촬영한 교정 효과를 평가하는 수 많은 x-ray 검사를 연구한 결과로서 유래되었다.

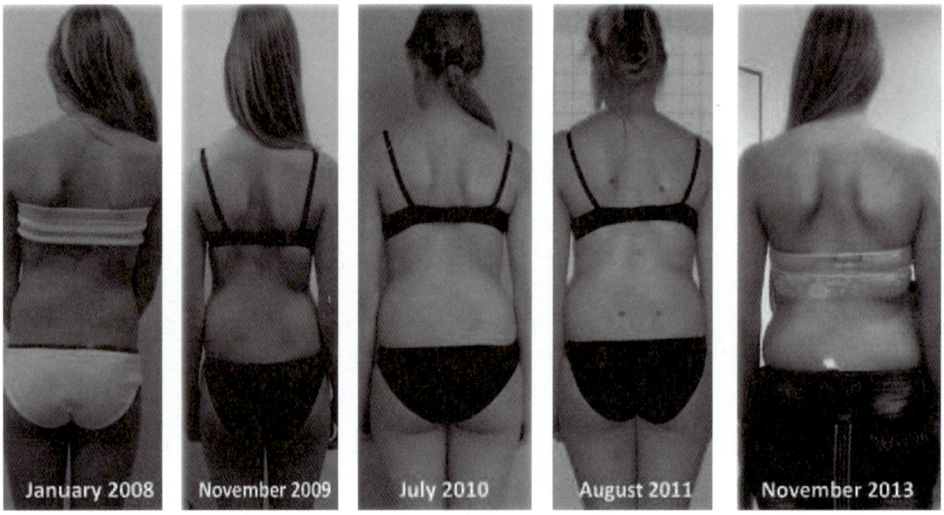

그림 9.31 왼쪽: 비보상된 흉추 만곡과 높은 진행 위험이 있는 미성숙 소녀. 다른 사진은 특수 체뉴 보조기로 (2009년 현재 겐징겐 보조기) 치료하는 동안의 개선을 보여 준다. 완벽하게 준수사항을 지키지 않았지만 성숙이 완료된 후 분명한 재보상이 자세 외형의 개선으로 이어졌다.

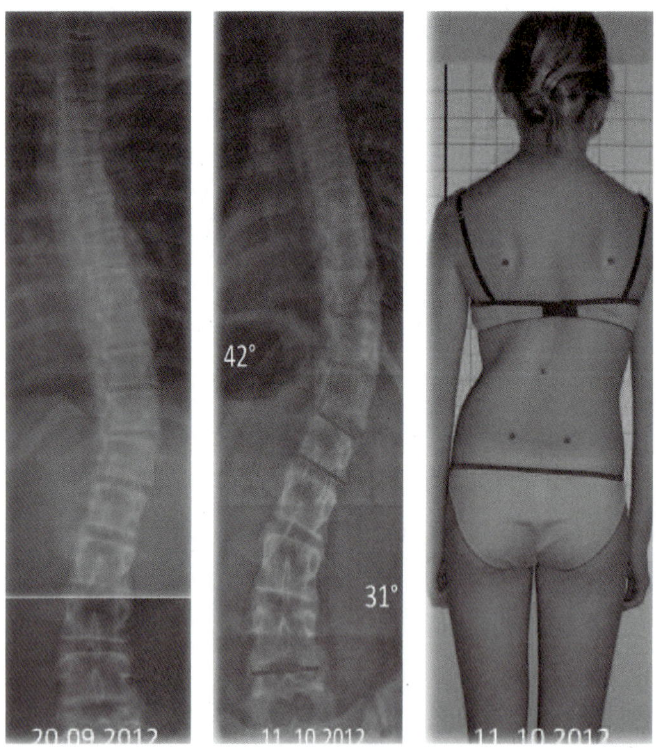

그림 9.32 미성숙한 15세 소녀의 3주 간의 빠른 진행. 첫 번째 저자의 사무실에서 약속을 기다리는 동안 만곡이 20도 증가했다. 급성장기 동안 물리치료만으로는 측만증의 진행이 멈추지 않을 것이다.

이런 이유로, 설명된 'Best Practice' 프로그램과 'Best Practice' 표준(겐징겐 보조기)과 일치하는, 개인별 만곡 형태에 해당하는 특화된 보조기 치료가 가장 최신의 증거에 기반한 개발 그리고 풍부한 임상 경험을 뒷받침한다.

Schroth 'Best Practice' 프로그램에 따르는 보존적 측만증 치료는 환자들에게 탁월한 인정을 받고, 시간을 절약해주며, 간단하고, 가장 중요하게는 효과적인 치료방법이다(Weiss and Seibel 2010, Borysov and Borysov 2012, Pugacheva 2012, Lee 2014).

그러나 급성장기 동안 보조기는 주된 치료 수단으로 고려되어야 하고, 물리치료만으로 빠르게 진행되는 측만증을 멈출 수가 없다는 사실을 잘 알고 있어야 한다(그림 9.32).

◈ 참고문헌

Appelgren G, Willner S. End Vertebra Angle - A Roentgenographic Method to Describe a Scoliosis. A Follow-up Study of Idiopathic Scoliosis Treated with the Boston Brace. Spine. 1990; 15:71-74.

Asher MA, Burton DC. Adolescent idiopathic scoliosis: natural history and long-term treatment effects. Scoliosis. 2006;1(1):2.

Bettany-Saltikov J, Weiss HR, Chockalingam N, et al.. Surgical versus non-surgical interventions in people with adolescent idiopathic scoliosis. Cochrane Database Syst Rev 2015; 4(4): CD010663.[PMID: 25908428].

Borysov M, Borysov A. Scoliosis short-term rehabilitation (SSTR) according to 'Best Practice' standards - are the results repeatable? Scoliosis. 2012 Jan 17;7(1):1.

Cheuk DKL, Wong V, Wraige E, Baxter P, Cole A. Cochrane Review (Group): Surgery for scoliosis in Duchenne muscular dystrophy. OA Musculoskeletal Medicine 2014 Apr 10;2(1):7.

Danielsson AJ, Hasserius R, Ohlin A, Nachemson AL. A prospective study of brace treatm-n'l versus observation alone in adolescent idiopathic scoliosis: a followup meaiVf_6 years after maturity. Spine. 2007 Sep 15;32(20):2198-2207.

Güth V, Abbink F, Götze HG, Heinrichs W. [Kinesiologic and electromyographic studies on the effects of the Milwaukee corset]. Z Orthop Ihre Grenzgeb. 1976 Aug;114(4):480-3.

Güth V, Abbink F, Götze HG, Heinrichs W. [Investigation of gait of patients with idiopathic scoliosis and the influence of the Milwaukee brace on gait (author's transl)]. Z Orthop Ihre Grenzgeb. 1978;116(5):631-40.

Hopf C, Heine J. [Long-term results of the conservative treatment of scoliosis using the Cheneau brace]. Z Orthop Ihre Grenzgeb. 1985 May-Jun;123(3):312-322.

Landauer F, Wimmer C, Behensky H. Estimating the final outcome of brace treatment for idiopathic thoracic scoliosis at 6-month followup. Pediatr Rehabil. 2003;6(3- 4):201-207.

Lee SG. Improvement of curvature and deformity in a sample of patients with Idiopathic Scoliosis with specific exercises. OA Musculoskeletal Medicine. 2014; Mar 12;2(1):6.

Negrini S, Minozzi S, Bettany-Saltikov J, Zaina F, Chockalingam N, Grivas TB, Kotwicki T, Maruyama T, Romano M, Vasiliadis ES. Braces for idiopathic scoliosis in adolescents. Cochrane Database Syst Rev. 2010 Jan 20;(1):CD006850.

Pugacheva N. Corrective exercises in multimodality therapy of idiopathic scoliosis in children - analysis of six-weeks efficiency - pilot study. Stud Health Technol Inform. 2012; 176:365-371.

van Loon PJ, Kühbauch BA, Thunnissen FB. Forced lordosis on the thoracolumbar junction can correct coronal plane deformity in adolescents with double major curve pattern idiopathic scoliosis. Spine. 2008 Apr 1;33(7):797-801.

Weinstein SL, Dolan LA, Spratt KF, Peterson KK, Spoonamore MJ, Ponseti IV. Health and function of patients with untreated idiopathic scoliosis: A 50 Year Natural History Study. JAMA 2003;289(5):559-567.

Weinstein SL, Dolan LA, Wright JG, Dobbs MB. Effects of bracing in adolescents with idiopathic scoliosis. N Engl J Med. 2013; 369:1512-1521.

Weiss HR, Rigo M, Chêneau J. Praxis der Chêneau-Korsettversorgung in der Skoliosetherapie. Georg Thieme Verlag, Stuttgart, 2000.

Weiss HR: Das "Sagittal Realignment Brace" (physio-logic® brace) in der Behandlung von erwachsenen Skoliosepatienten mit chronifiziertem Rückenschmerz. MOT 2005; 125:45-54.

Weiss HR. Differentialindikation der Rumpforthesen in der Skoliosebehandlung, MOT, 2007;127: 66-70.

Weiss HR, Seibel S. Scoliosis short-term rehabilitation (SSTR) - a pilot investigation. The Internet Journal of Rehabilitation 2010; 1 Number 1.

Weiss HR. Korsettversorgung bei Skoliose. Orthopedie Technik 62: 7. 488-498 July, 2011.

Weiss HR, Werkmann M. Rate of surgery in a sample of patients fulfilling the SRS inclusion criteria treated with a Chêneau brace of actual standard. Stud Health Technol Inform. 2012; 176:407-410.

Weiss HR. Brace treatment in infantile/juvenile patients with progressive scoliosis is worthwhile. Stud Health Technol Inform. 2012, 176:383-386.

Weiss HR. History of soft brace treatment in patients with scoliosis: a critical appraisal. Hard Tissue. 2013 Jul 01;2(4):35.

Weiss HR, Moramarco M. Remodeling of trunk and back-shape deformities in patients with scoliosis using standardized asymmetric computer-aided design/computer- aided manufacturing braces. Hard Tissue. 2013a Feb 26;2(2):14.

Weiss HR, Moramarco M. Scoliosis-treatment indications according to current evidence. OA Musculoskeletal Medicine. 2013b Mar 01;1(1):1.

Weiss HR, Seibel S. Region of Interest in the radiological followup of patients with scoliosis. Hard Tissue. 2013 Jun 01;2(4):33.

Winter RB. Classification and terminology In: Lonstein J, Bradford D, Winter R, Ogilvie J, editors. Moe's textbook of scoliosis and other spinal deformities. Philadelphia: WB Saunders 1995 p39-44

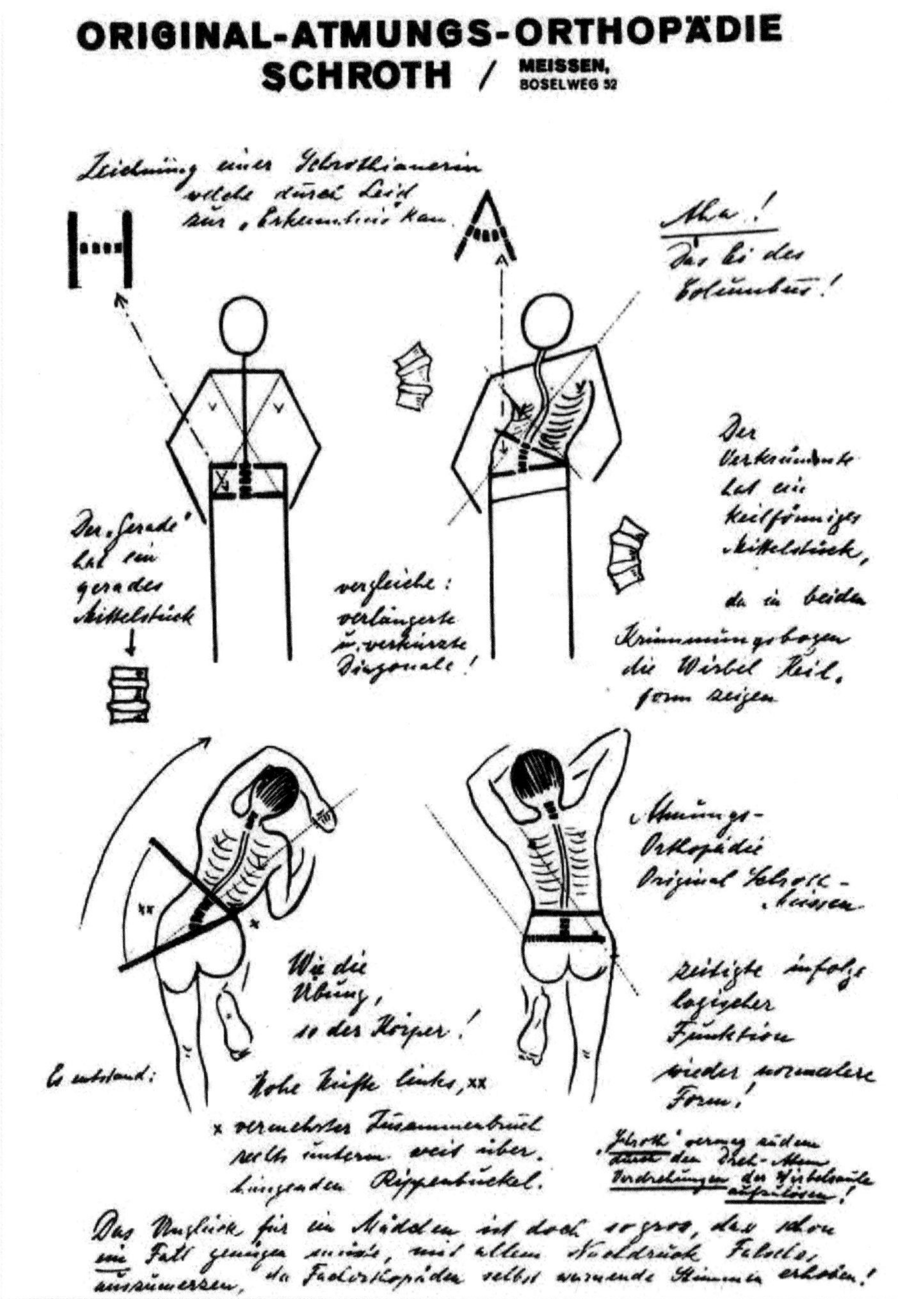

Original manuscript by Katharina Schroth

The Augmented Lehnert-Schroth (ALS) classification:

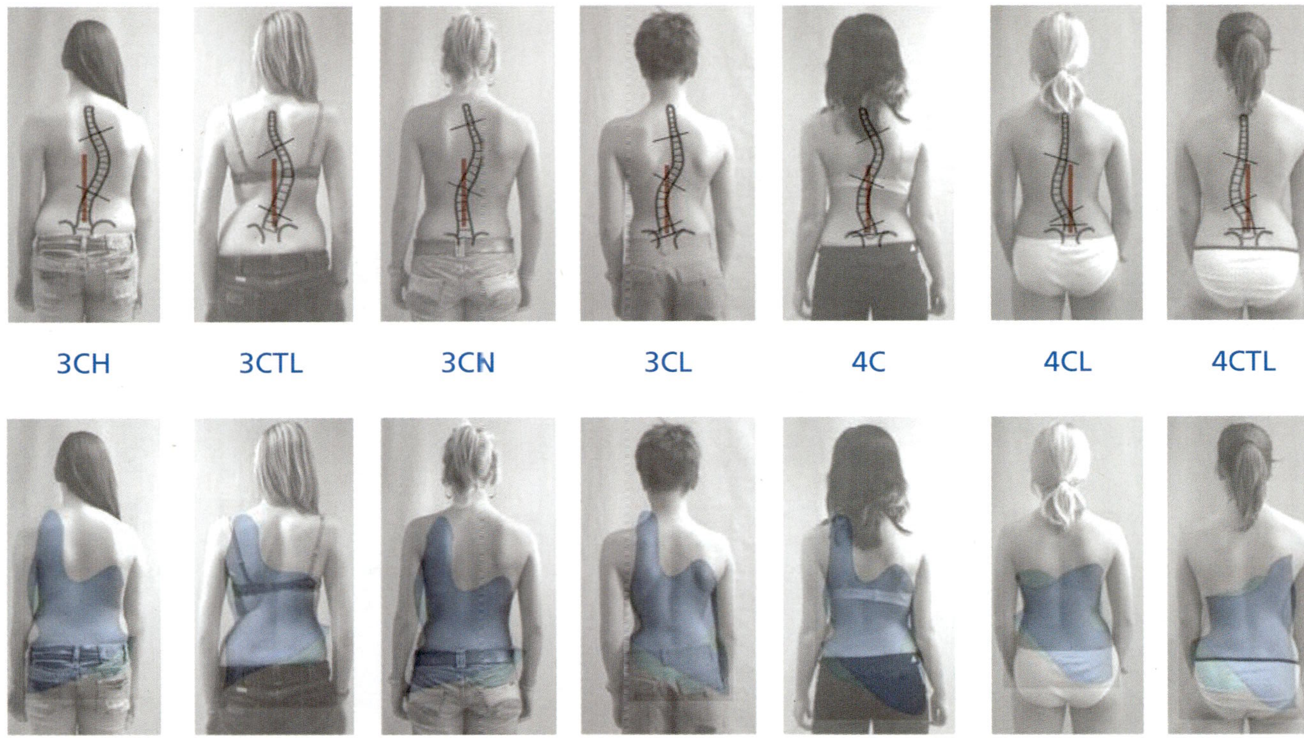

From left to right: 3CH (3-curve with Hip prominence), 3CTL (3-curve thoracolumbar with hip prominence), 3CN (3-curve Neutral with a more balanced pelvis), 3CL (3-curve with long Lumbar countercurve), 4C (4-curve double major), 4CL (4-curve single lumbar) and 4CTL (4-curve single thoracolumbar).

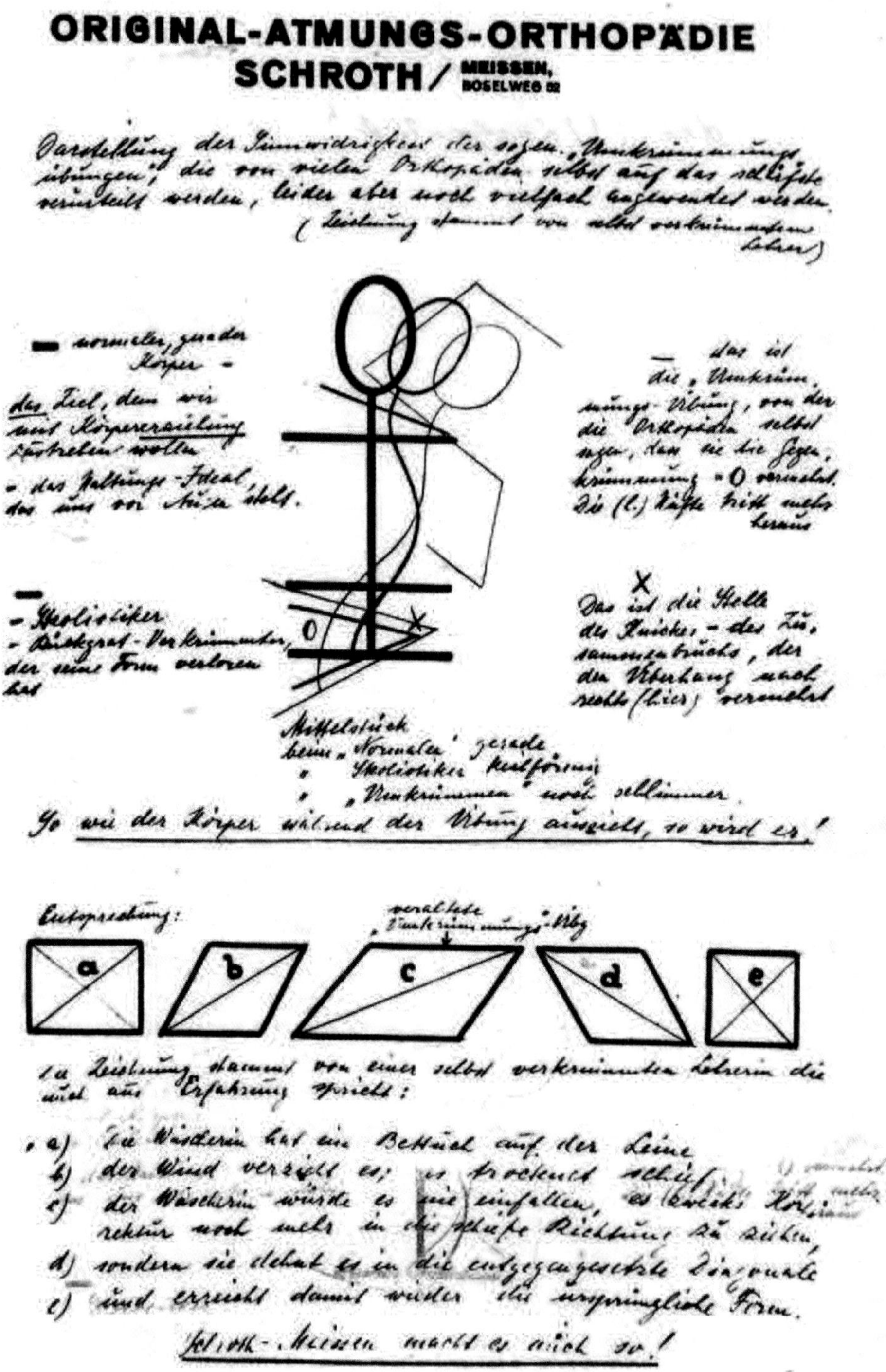

ORIGINAL-ATMUNGS-ORTHOPÄDIE
SCHROTH / MEISSEN, BOSELWEG 22

Darstellung der Sinnwidrigkeit der sogen. „Umkrümmungsübungen", die von vielen Orthopäden selbst auf das schärfste verurteilt werden, leider aber noch vielfach angewendet werden. (Zeichnung stammt von selbst verkrümmtem Lehrer)

— normaler, gerader Körper — das Ziel, dem wir mit Körpererziehung zustreben wollen — das Haltungs-Ideal, das uns vor Augen steht.

— das ist die „Umkrümmungs-Übung", von der die Orthopäden selbst sagen, daß sie die Gegenkrümmung = 0 vermehrt. Die (l.) Hüfte tritt mehr heraus

— Skoliotiker — Rückgrat-Verkrümmter, der seine Form verloren hat

X Das ist die Stelle des Knickes, — des Zusammenbruchs, der den Überhang nach rechts (hier) vermehrt

Mittelstück
beim „Normalen" gerade
" Skoliotiker keilförmig
" „Umkrümmen" noch schlimmer.

So wie der Körper während der Übung aussieht, so wird es!

Entsprechung:

veraltete „Umkrümmungs"-Weg

a b c d e

Zu Zeichnung stammt von einer selbst verkrümmten Lehrerin die auch aus Erfahrung spricht:

a) Die Wäscherin hat ein Bettuch auf der Leine
b) der Wind verzieht es; es trocknet schief;
c) der Wäscherin würde es nie einfallen, es („Korrektur") noch mehr in die schiefe Richtung zu ziehen,
d) sondern sie dehnt es in die entgegengesetzte Diagonale
e) und erreicht damit wieder die ursprüngliche Form.

Schroth-Meissen macht es auch so!

Original manuscript by Katharina Schroth

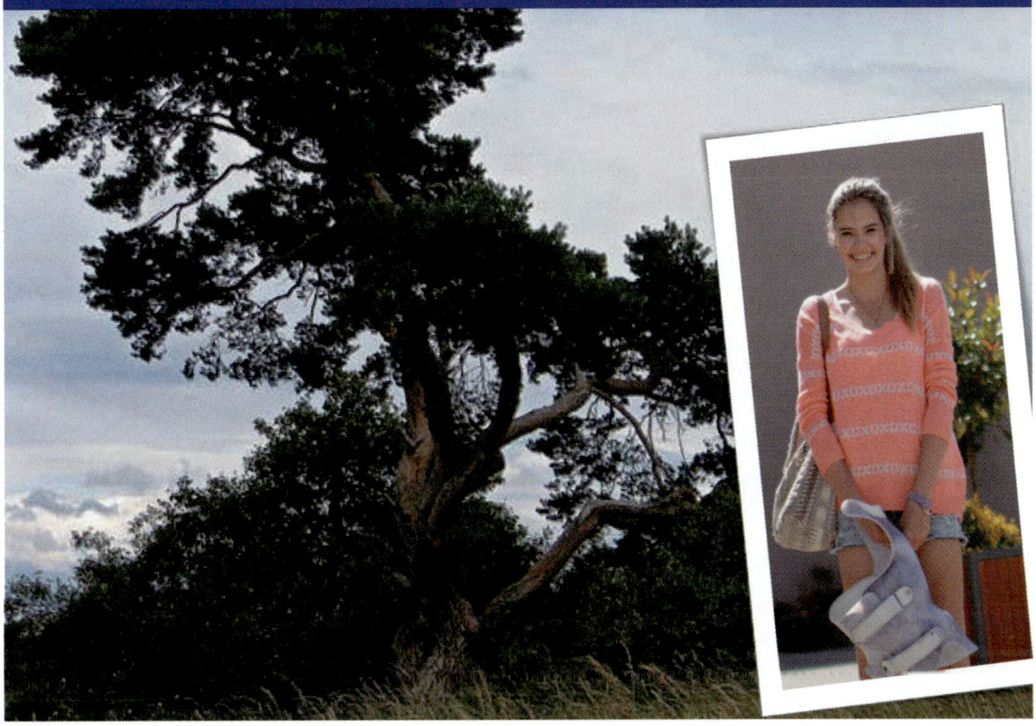

Dr. med Hans-Rudolf Weiss 지음
이 상 길 옮김

난 척추측만증이 있어요!

환자와 가족 그리고 치료자를 위한 가이드북

I Have Scoliosis

A Guidebook for Patients, Family Members, and Therapists

9th revised edition

신흥메드싸이언스

"Best Practice"
in Conservative Scoliosis Care

척추측만증

Schroth(슈로스) 관점에서 본 보존적 척추측만증 치료

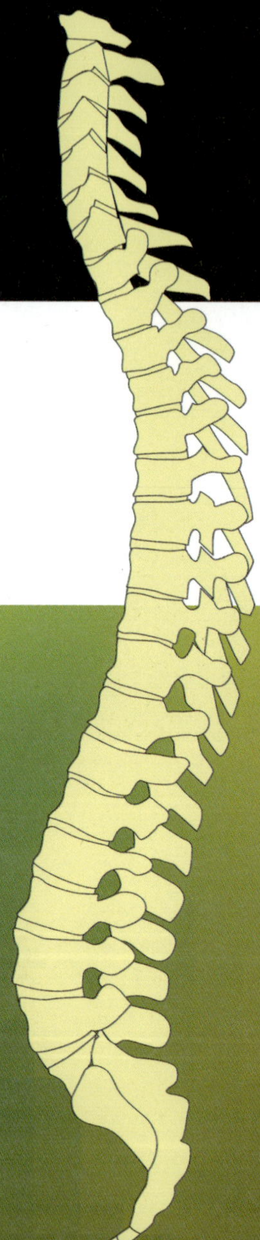

Hans-Rudolf Weiss
이 상 길 옮김

신흥메드싸이언스